말과학 |제2판|

최철희, 최성희, 이경재 지음

∑ 시그마프레스

말과학, 제2판

발행일 | 2020년 9월 25일 1쇄 발행

지은이 | 최철희, 최성희, 이경재
발행인 | 강학경
발행처 | ㈜ 시그마프레스
디자인 | 김은경
편 집 | 이호선

등록번호 | 제10-2642호
주소 | 서울특별시 영등포구 양평로 22길 21 선유도코오롱디지털타워 A401~402호
전자우편 | sigma@spress.co.kr
홈페이지 | http://www.sigmapress.co.kr
전화 | (02)323-4845, (02)2062-5184~8
팩스 | (02)323-4197

ISBN | 979-11-6226-286-3

이 도서의 국립중앙도서관 출판예정도서목록(CIP)은 서지정보유통지원시스템 홈페이지(http://seoji.nl.go.kr)와 국가자료공동목록시스템(http://www.nl.go.kr/kolisnet)에서 이용하실 수 있습니다. (CIP제어번호 : CIP2020035161)

저자 서문

말과학 제1판이 세상에 나온 지도 벌써 5년이 지났습니다. 여러 대학의 언어치료학과 또는 언어청각치료학과에서 이 책을 전공교재로 사용해 주신 많은 교수님들께 진심으로 감사를 드립니다. 더불어 학생들에게 말과학 또는 음성에 대한 기본적인 음향학적 특성에 대한 이해를 돕는 길잡이로서 학부 및 대학원 교재이자, 언어재활사 국가자격시험, 민간자격인 청능사 자격시험 등의 이론서로 이 책이 사용되어 온 것도 진심으로 감사할 따름입니다. 이 책을 통해 언어재활사 또는 청능사의 경력과 관련된 학생 및 전문가들과 함께할 수 있는 기회를 주신 모든 분들에게 깊은 감사를 드립니다.

이 책의 목적은 인간의 의사소통에서 가장 중요한 말의 산출, 전달, 지각 과정에 대한 종합적인 이해를 돕고 과정별 세부적인 전문지식을 제공하는 것입니다. 그럼에도 불구하고 강의의 교재로 사용해 보니 부족한 부분들을 종종 발견할 수 있었습니다. 이 때문에 저자들은 이 책을 사용한 모든 분들께 큰 마음의 빚을 졌다고 생각합니다. 너그러운 마음으로 용서를 부탁드립니다.

이제 5년이 흘러간 이 시점에 더욱 겸손한 마음으로 독자의 관점에서 세심하게 살펴 개정판을 내고 싶었지만 코로나19로 정상적인 대면 수업이 불가한 전례 없는 상황과 여러 제약 속에 여전히 부족한 점 죄송하게 생각합니다.

제2판에서는 제1판의 오류를 수정하였습니다. 또한 제3장 소리의 합성과 분석에는 정상 레벨에서의 진폭의 변화가 시간적으로 반복해서 일어나는 파인 펄스열파, 펄스파 및 사람의 목소리(음성) 분석에서 정상적인 음성과 비정상적인 음성 분석에 사용되는 음향 지표에 대한 내용을 보충하였습니다. 이러한 음향 지표는 소리에 대한 음향학적 분석이 비정상적인 음성 분석을 위해 사용되는 실례를 보여줍니다.

제2판을 출간하면서 학부생이나 대학원생들의 눈높이에 맞춰 잘 설명하고자 하는 저자들의 바람이 얼마나 잘 실현되었는지는 독자들의 피드백을 통하여 확인하고자 합니다. 수정이 필요한 부분에 대해 언제든지 피드백을 주시면 열린 마음으로 바로잡을 것을 약속드립니다.

마지막으로 제2판이 나오기까지 도움을 주신 여러분들께 심심한 감사를 드립니다. 보이지 않는 곳에서 모든 편집 과정을 도와주신 (주)시그마프레스의 이호선 선생님과 부산지사의 문정현 부장님께도 깊은 감사를 드립니다.

2020년 8월

저자 대표 최철희

차례

 제1장 기초 물리

제2장 소리의 특성

제3장 소리의 합성과 분석

제4장 공명

제5장 튜브의 음향학

제6장　호흡과 말산출

제7장　발성과 말산출

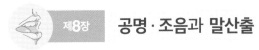

제8장 공명·조음과 말산출

제9장 신경계와 말산출

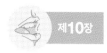

제10장 자음의 음향학적 특성

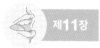

제11장 모음의 음향학적 특성

제12장 초분절적 요소 및 기타 특성

제13장 발화산출이론과 분석 프로그램

제14장 말지각

기초 물리

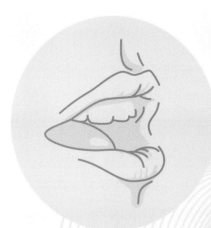

머리말

일반적으로 **말과학**(speech science)은 뇌 기관이 아닌 혀, 입술, 비강, 성대, 호흡기관 등과 같은 주변적 기관들이 언어를 산출하는 데 어떻게 사용되는 것인지를 과학적으로 밝히는 학문이다. 의사소통을 목적으로 인간의 조음기관을 통해 생산되는 말(speech)은 더욱 포괄적인 의미에서 소리(sound)이다. 소리는 공기를 매체로 공기 밀도, 즉 압력의 변화에 의해 조음기관에서 청각기관인 귀에 전달된다. 귀에 전달된 소리는 청각기관에서의 생리학적 변화(physiological changes)를 통해 뇌에 전달된다. 뇌에 전달된 말과 소리는 인간의 경험이나 상황에 따라 다르게 해석될 수 있다. 이처럼 말이나 소리가 인간의 지각에 미치는 영향을 연구하는 학문을 **심리음향학**(psychoacoustics)이라고 한다. 그러므로 말과 소리에 관련된 생리학과 심리음향학은 말과 소리의 물리적 특성에 대한 이해, 즉 **음향학**(acoustics)에 대한 이해를 토대로 한다. 음향학은 특히 언어의 산출과 지각뿐만 아니라 음성 분석의 기초가 된다. 제1부에서는 말과학의 기초가 되는 기초 물리학 또는 기초 음향학을 비교적 자세하게 설명하고자 한다. 언어병리학 또는 언어재활에 관심을 가지고 대학에 오는 대부분의 학생들이 상대적으로 기초 음향학에 어려움을 호소하는 경우가 많이 있어 이러한 학생들이 쉽게 이해하도록 여러 장을 나누어서 비교적 상세하게 설명할 것이다. 이러한 목적에서 제1장에서는 소리의 특성을 이해하는 데 필요한 기초와 유도 물리량 및 일과 에너지를 소개하고자 한다.

1. 기초 물리량

현재 물리학에서 사용되고 있는 모든 물리량은 양적 기준에 의해 측정 가능한 단위로 나타난다. 이 단위를 미터계라고 부른다. 미터계는 미국을 제외한 전 세계에서 사용되고 있고 국제단위체계(international system of units)로 알려져 있다. 이 미터계는 질량(mass), 길이(length), 그리고 시간(second)의 세 가지 기초 물리량에 의해 측정되고 MKS는 meter/kilogram/second를 나타내고 cgs는 centimeter/gram/second를 나타낸다.

1.1 질량

질량(mass)은 물체의 양을 나타낸다. 질량의 단위는 MKS체계에서는 킬로그램이고 cgs체계에서는 그램이다. 킬로그램은 프랑스 국제도량형국에 아치형 용기 속에 보존되어 있는 하나의 플래티늄 실린더의 질량을 나타낸다. 종종 질량은 무게와 혼동되기 쉽다. 한 물질의 무게는 질량과 직접적으로 비례하지만 질량과는 서로 다른 개념이다. 무게는 힘을 나타내지만 질량은 물체의 양을 나타낸다. 게다가 질량은 불가피하게 관성(inertia)과 불가분의 관계가 있어 한 물체가 가지는 관성의 양을 나타내기도 한다. 즉, 한 대상의 질량이 크면 클수록 그것의 관성도 크다. 관성의 법칙은 '움직이는 물체는 계속 움직이려 하고 움직이지 않는 물체는 움직이지 않으려고 하는 성향'을 나타낸다는 뉴턴의 운동 제1법칙이다.

1.2 길이

길이(length)는 두 점 사이의 공간적인 거리를 나타낸다. 길이의 단위는 MKS체계에서는 미터이고 cgs체계에서는 센티미터이다. 최종적으로 미터에 대한 정의는 1983년 파리에서 열린 국제도량형국에서 결정되었는데, 빛의 속도는 초당 299,792,458미터이고 1미터는 진공 상태에서 1/299,792,458초 동안 빛의 이동 거리이다. 길이를 나타낼 때 항상 언급되는 것이 인치인데, 1인치는 2.54 cm이고 1피트는 0.3048미터이다. 미터체계에 있어 길이는 그리스어로 표기되는 접두어로 10의 거듭제곱을 사용한다. 과학적 표기법을 사용하는 미터 단위계는 〈표 1-1〉에 나타냈다.

- 과학적 표기법 : 1~10 미만까지의 적당한 한 수에 10의 거듭제곱을 곱한 것으로 표기하는 것을 말한다. 예를 들면, 1,100을 1.1×10^3으로 표현하고, 0.011을 1.1×10^{-2}으로 표현한다. 3억 2,700만(327,000,000)은 3.27×10^8으로 표현되고 0.000042는 4.2×10^{-5}으로 표현된다. 과학적 표기법에서는 곱셈과 나눗셈에서 사용하는 일반적인 대수법칙을 따른다.

1.3 시간

역사적으로 **시간**(second)은 평균 태양일의 1/86,400으로 정의되었으나 1967년에 세슘(Cs)−133 원자시계로부터 나오는 특정 마이크로파가 9,192,631,770번 진동하는

표 1-1 그리스 접두어를 사용하는 과학적 표기법

숫자	과학적 표기법(읽기)	접두사(상징)
1,000,000,000,000	10^{12}(1조)	tera(T)
1,000,000,000	10^{9}(10억)	giga(G)
1,000,000	10^{6}(100만)	mega(M)
1,000	10^{3}(1,000)	kilo(K)
100	10^{2}(100)	hecto(h)
10	10^{1}(10)	deca(da)
0.1	10^{-1}(10분의 1)	deci(d)
0.01	10^{-2}(100분의 1)	centi(c)
0.001	10^{-3}(1,000분의 1)	milli(m)
0.000001	10^{-6}(100만 분의 1)	micro(μ)
0.000000001	10^{-9}(10억 분의 1)	nano(n)
0.000000000001	10^{-12}(1조 분의 1)	pico(p)

데 걸리는 시간으로 정의되었다. 하루는 24시간, 1시간은 60분, 그리고 1분이 60초인 것을 고려하면 하루는 8만 6,400초가 된다. 그러므로 1초는 하루의 1/86,400이 된다.

2. 유도 물리량

유도 물리량(derived physical quantities)은 앞에서 언급한 세 가지의 기초 물리량에서 파생되어 나온 물리량을 말하며 변위, 속도, 가속도, 힘, 압력, 그리고 일 등이 포함된다.

2.1 변위

변위(displacement)는 위치의 변화를 나타낸다. 기준점, 즉 출발점에서 종착점까지의 거리의 변화를 나타낸다. 변위에는 거리뿐만 아니라 방향(direction)의 개념도 포함된다. 오늘 아침 자동차로 집을 출발하여 동쪽 방향으로 10 km 떨어진 학교로 출근하고 다시 일을 끝내고 같은 길로 집으로 돌아 왔다면 거리와 변위를 구할 수 있다. 출근길에서의 거리는 10 km이고 10 km 동쪽은 변위이다. 그러나 퇴근길을 포함했을 경우, 거리는 20 km이지만 변위는 0 km가 된다. 왜냐하면 출퇴근에서 기준점에서의 위치 변화가 없었기 때문이다. 위의 예에서 길이의 크기를 나타내는 물리량을 스칼라(scalar)양이라 하고 크기와 방향을 함께 나타내는 물리량을 벡터(vector)양이라고 한다. 그러므로 유도된 물리량이 스칼라인지 벡터인지는 방향에 의해 결정된다. 스칼라는 시간, 질량, 온도와 같이 하나의 숫자로 나타낼 수 있지만 벡터는 공간에서의 위치를 표시할 수 있는 좌표계(coordinate system)에서 화살표로 표시된다.

2.2 속도

속력(speed)은 단위 시간당 이동한 거리이지만, **속도**(velocity)는 단위 시간당 변위의 양을 말한다. 속력은 크기만을 가지기 때문에 스칼라양이지만 속도는 크기와 방향을 가지므로 벡터양이다. 평균 속력은 다음의 간단한 공식을 통하여 얻을 수 있다.

$$평균 \ 속력(s) = \frac{거리(d)}{시간(t)}$$

(공식 1.1)

위의 공식에서의 $s =$ average speed(평균 속력), $d =$ distance(거리), 그리고 $t =$ time(시간)을 나타낸다. 한편, 평균 속도는 다음과 같이 정의된다.

$$평균 \ 속도(v) = \frac{변위의 \ 변화량(\Delta s)}{시간의 \ 변화량(\Delta t)}$$

(공식 1.2)

위의 공식에서 $v =$ average velocity(평균 속도), 그리스어인 대문자 델타(Δ)는 물리적인 변화량을 나타낸다. 시간의 순간순간마다 운동하는 각 물체의 변화하는 속도를 순간 속도(instantaneous velocity)라 하는데, 이것은 평균 속도와 구별되어야 한다. 특정 기간에서 순간 속도들의 평균값이 평균 속도이다. 순간 속도는 x축이 시간을 나타내고 y축이 위치를 나타내는 그래프에서는 특정 점에서의 접선의 기울기로 표현되고 평균 속도는 특정 기간의 기울기로 나타난다.

2.3 가속도

가속도(acceleration)는 단위 시간당 속도의 변화를 나타낸다. 속도와 마찬가지로 벡터양을 나타낸다. 평균 가속도는 다음과 같이 표현된다.

$$\text{평균 가속도}(a) = \frac{\text{속도의 변화량}(\Delta v)}{\text{시간의 변화량}(\Delta t)} \qquad \text{(공식 1.3)}$$

운동 중인 물체의 속도가 증가하면 가속도는 양(positive)의 값을 가지지만 속도가 감소하면 그 물체의 가속도는 음(negative)의 값을 가지게 된다. 음의 값을 가지는 가속도를 **감속도**(deceleration)라고 부른다. 한편, 가속도가 일정한 물체의 운동을 **등가속도 운동**(motion with constant acceleration)이라고 하는데, 등가속도 운동을 전제하면 변위, 속도, 가속도, 시간의 관계에 대한 다양한 수학적인 식을 유도할 수 있다. 속도에서 순간 속도를 정의한 것처럼 가속도에서도 유사하게 **순간 가속도**(instantaneous acceleration)를 정의할 수 있다. 지구 표면으로 떨어지는 모든 물체는 그것의 질량이나 기하학적 성질에 상관없이 낙하하는 물체의 가속도는 일정한데, 이것을 **중력의 가속도**(acceleration of gravity)라고 하며 $\frac{9.8\,m}{s^2}$ 로 표현된다.

2.4 힘

힘(force)은 가속도, 질량과 관계있는데, 뉴턴의 제2법칙은 "한 물체의 가속도는 그 물체에 작용하는 알짜 힘(net force)에 정비례하고 질량에는 반비례한다"고 설명한다. 이 운동 법칙을 수정하면 힘은 물체의 질량과 가속도에 각각 비례하고 힘은 다음과 같이 정의된다.

$$f = ma \qquad \text{(공식 1.4)}$$

f는 힘(force), m은 질량(mass), 그리고 a는 가속도(acceleration)를 나타낸다. 질량과 관성을 가진 한 물체를 가속화시키고 왜곡시키기 위해서는 힘이 필요하다. 즉, 가속도를 일으키는 근원은 힘이지만 그 반대는 성립되지 않는다. 그러므로 한 물체의 속도와 가속도를 알면 물체의 운동을 예측할 수 있고 모르는 힘이 물체에 작용할 경우에는 물체의 운동을 관찰함으로써 그 힘을 추측할 수도 있다. 힘이 가속도에 의해 결정되는 것과 같이 가속도는 방향을 가지는 벡터양이기 때문에 힘도 크기와 방향을 가

지는 벡터양을 나타낸다. 힘의 단위는 1 N(Newton)인데 1 kg의 질량을 1 m/s^2의 율로 가속시키는 데 필요한 힘을 나타낸다. 그러므로 1 N은 1 $kg \times m/s^2$이며 cgs의 단위로는 $dyne$을 사용하는데, 1 $dyne = 10^{-5}$ N이다.

질량에 대한 언급에서 무게를 언급한 것을 기억할 것이다. 질량은 관성에 비례하지만 무게는 질량(m)에 중력 가속도(g)를 곱한 것으로 표현된다. 즉, 질량은 우주의 어느 곳이나 똑같지만 무게는 중력과 비례하여 중력이 큰 곳에서는 크고 작은 중력에서는 작아진다. 그러므로 힘을 무게로 표현할 경우 힘은 다음과 같이 표현된다.

$$f = mg \tag{공식 1.5}$$

이 공식에서와 같이 무게로 힘을 표현할 경우, 힘은 질량에 가속도 중에서 중력가속도를 곱한다는 것이다. 그러나 분명히 해야 할 것은 "힘이 곧 무게이다"라기보다는 "무게가 힘 안에 속한다"라는 표현이 정확하다. 왜냐하면 힘이 무게보다 더 큰 범위를 가지기 때문이다.

힘에 대한 또 다른 중요한 사실은 뉴턴의 제3법칙에 표현되는데, 이 법칙은 작용과 반작용의 법칙이다. 즉, 모든 힘(작용)에는 반작용이 있는데 작용과 반작용은 같은 크기이며 방향은 서로 반대이고 서로 다른 물체에 작용한다. 뉴턴의 제3법칙을 보여 주는 실례들은 무수히 많은데 대표적인 실례로 야구선수가 야구방망이로 공을 때리면 야구방망이를 잡고 있는 손이 아리면서 그 충격을 받는다. 여기에서 야구공을 때리는 힘이 작용힘이고 손이 느끼는 힘이 반작용힘이다. 뉴턴의 제3법칙은 용수철과 같은 탄성체를 사용하여 힘을 측정할 때 사용된다. 용수철을 늘이거나 압축하면 용수철이 변형되는데 용수철을 늘어나게 하는 힘을 **장력**(tension force)이라 하고 압축시키는 힘을 **압축력**(compression force)이라 한다. 이 힘들은 용수철 끝에 작용하는 외적 힘과 같은 크기이며 반대 방향이다. 그러므로 용수철에 작용하는 힘은 늘어난 길이나 압축한 길이에 비례한다. 이 관계를 훅의 법칙이라고 하는데 용수철에 작용되는 힘은 다음과 같이 표현된다.

$$F = -kx \tag{공식 1.6}$$

x는 늘어나거나 압축된 길이를 나타내고, k는 용수철 상수이며 음의 부호는 힘이 늘어나거나 압축되는 용수철의 반대 방향을 나타낸다.

2.5 압력

압력(pressure)은 단위 면적당 힘의 양을 나타낸다. 압력은 스칼라양이고 귀의 고막에 가해지는 공기압, 자동차나 자전거 바퀴의 공기압, 대기압, 호흡 기관에서의 유체의 압력, 혈압, 피하주사바늘의 사용, 안압 등과 같이 일상 환경에서 친근하게 접할 수 있다. 압력(P)은 다음과 같다.

$$압력(P) = \frac{힘(f)}{면적(A)}$$

(공식 1.7)

공식 1.7에서 A는 면적(area)을 나타내고 MKS에서는 m^2이고 cgs에서는 cm^2이다. 압력의 단위는 파스칼(Pa)인데 1 Pa는 MKS에서는 N/m^2이고 cgs에서는 $dyne/cm^2$이다. 그러므로 1 $Pa = 1\ N/m^2 = 10\ dyne/cm^2$이 된다. 유체역학의 창시자는 프랑스의 수학자 파스칼인데 그는 "밀폐된 유체에 작용하는 압력은 압력의 감소 없이 유체의 모든 부분에 전달된다"는 유체역학의 기본 원리를 발견했다(기초물리학교재편찬위원회, 2004).

압력에 대한 앞의 공식은 고체, 액체, 그리고 기체에 적용되지만 액체와 기체를 통칭으로 유체(fluids)라고 부른다. 유체의 물리학적 특성은 지구상의 많은 생명체의 신체와 존재에 영향을 미치기 때문에 아주 중요하다. 액체와 기체에는 많은 공통적인 물리적 특성이 있지만 많은 점에서 차이점이 있다. 액체는 비압축성이지만 기체는 압축성이며 액체의 밀도가 기체보다 훨씬 큰 반면에 기체의 상태가 액체보다 고온이고 서로 떨어지기 쉽다(김인묵, 2004). 그러므로 이러한 물질의 상태에 따라 압력을 나타내는 다른 측정 단위들이 사용될 수 있다.

기체의 압력은 대기압(P_{atm})으로 측정된다. 일반적으로, 기체의 압력은 부피(V)와 반비례하는데 이 관계는 다음과 같이 표현된다.

$$P \propto 1/V$$

(공식 1.8)

이 공식은 "기체의 부피가 두 배로 증가하면 압력은 반으로 줄어들고 기체의 부피가 반으로 줄어들면 압력은 두 배로 증가한다"는 것을 보여 준다. 부피는 다시 물질의 밀도, 질량과 관계되는데 이 관계는 다음과 같이 표현된다.

$$V = \frac{m}{p}$$

(공식 1.9)

p는 밀도(density)를 말한다. 공식 1.5를 공식 1.7에 대입하면 압력을 무게를 사용하는 힘으로 표현할 수 있다. 그러므로 힘은 다음과 같이 나타난다.

$$P = \frac{mg}{A}$$

(공식 1.10)

공식 1.9를 공식 1.10에 대입하면 압력은 다음과 같이 다시 표현된다.

$$P = \frac{Vpg}{A}$$

(공식 1.11)

게다가 이것을 넓이가 A이고 높이 또는 깊이가 h인 직육면체의 공간을 생각하면 $V = hA$가 된다. 그러므로 유체 무게의 압력은 다음과 같다.

$$P = hpg$$

(공식 1.12)

이것은 직육면체의 유체의 압력이지만 모든 형태의 유체에 대하여 적용된다.

　일반적으로 압력을 측정하는 데 있어 압력은 대기압으로 표현되지만 대기압은 항상 일정하기 때문에 기체의 압력을 나타낼 경우에는 계기압력(gauge pressure, P_{gauge})을 사용하는데, 이 계기압력은 다음과 같이 표현되고, 전체압력(P_{tot}) 또는 절대압력에 대기압을 뺀 압력을 나타낸다.

$$P_{gauge} = P_{tot} - P_{atm}$$

(공식 1.13)

구멍 난 자동차 타이어의 압력을 측정할 경우, 측정하는 압력은 계기압력인데 전체압력과 대기압이 동일하므로 전체압력-대기압으로 계산하면 0이 된다. 유체의 압력은 혈압계를 사용하여 측정이 된다. 혈압계와 수은기압계에서는 측정 단위로 $mmHg$를 사용하고 있는데 760 $mmHg$가 1대기압(atm)과 같다. 물(H_2O)의 높이(수주)를 cm 스케일로 표시하는 유체압력계의 측정 단위로는 cmH_2O가 사용되는데, 1,033 cmH_2O가 1대기압과 같다. 이처럼 1대기압에 대한 수은주와 수주의 차이는 각각의 높이의 차이에 기인하며 높이의 차이는 그들의 비중량에 반비례한다. 수은의 비중은 대략 13.55이므로 물보다 단위 부피당 질량이 13.55배 무겁고 수은주는 수주의 1/13.55배

표 1-2 관습적으로 사용되어 온 압력 단위와 파스칼의 관계

관습적인 압력 단위	파스칼
1바(bar, b)	$10^5\ Pa = 0.1\ _{MPa}$
1밀리바($mbar$, mb)	$10^{-3}\ bar = 100\ Pa = 0.001\ _{MPa}$
1표준 대기압(atm)	$101{,}325\ Pa ≒ 0.1013\ _{MPa}$
1수은주 미터(mHg)	$(101{,}325/0.76)\ Pa ≒ 0.1333\ _{MPa}$
1수은주 밀리미터($mmHg$) $= 10^{-3}\ mHg$	$(101{,}325/760)\ Pa ≒ 133.3\ Pa$
1수주 미터(mH_2O)	$9.80665×10^3\ Pa ≒ 9.807\ kPa$
1수주 밀리미터(mmH_2O) $= 10^{-3}\ mH_2O$	$9.80665\ Pa ≒ 9.807\ Pa$
1토르($Torr$) $= 1\ mmH_2O$	$133.3\ Pa = 0.1333\ kPa$
1피에즈(pz)	$10^{-3}\ Pa = 1\ mPa$

가 된다. 기본적으로 압력의 단위는 파스칼(Pa)이라고 했는데, 실제적으로 각 분야에서는 관습적으로 다양한 압력의 단위들이 사용되고 있다. 〈표 1-2〉에서 현재 관습적으로 사용되고 있는 압력의 단위들을 파스칼로 정리해 보았다.

앞에서 언급한 기초와 유도 물리량의 단위들은 〈표 1-3〉에서와 같이 정리될 수 있다. 기초와 유도 물리량을 토대로 다양한 다른 물리량을 유도하거나 계산할 수 있다.

3. 일과 에너지

일반적으로 물리학에서는 에너지란 용어를 매우 많이 사용한다. 시계추의 운동에서와 같이 시계추가 움직이려면 어떤 곳으로부터 에너지를 공급받아야 한다. 에너지의 특징에 대하여 잘 모르던 시절에는 힘과 에너지의 관계를 명확하게 밝히려고 했지만 열역학의 발전과 더불어 힘과 에너지의 관계가 명확해지고, 일의 양을 기술하기 위하여 에너지란 용어가 1807년 영국의 과학자 영에 의해 개발되었으며, 스코틀랜드의 열과학자인 랜킨(W. J. M. Rankine, 1820~1872)에 의해 에너지 보존의 법칙이 만들어졌다(기초물리학교재편찬위원회, 2004). **에너지**란 물질의 변화를 만들 수 있는 어떤 것으로 정의될 수 있다. 물질의 변화가 만들어지면 일도 수행되었다고 할 수 있는

표 1-3 기초와 유도 물리량 측정 단위

물리량	MKS	cgs
길이(length)	미터(M)	센티미터(cm) $= 0.01\ m$
질량(mass, m)	킬로그램(Kg)	그램(g) $= 0.001\ Kg$
시간(time)	초(S)	초(s)
변위(displacement, x)	미터(방향)	센티미터(방향)
속도(velocity, c)	$\dfrac{m}{s}$	$\dfrac{cm}{s}$
가속도(acceleration, a)	$\dfrac{m}{s^2}$	$\dfrac{cm}{s^2}$
힘(force, F) $F = ma$	$\dfrac{kg \times m}{S^2} = \text{Newton}(NT)$ $1\ NT = 100{,}000\ dynes$	$\dfrac{g \times cm}{S^2} = dyne(d)$ $1\ dyne = 0.00001\ NT$
압력(pressure, P) $P = \text{force}/\text{area} = \text{Pascals}(Pa)$	$\dfrac{NT}{m^2} = 1\ Pa$	$\dfrac{dynes}{cm^2}$, $1\ Pa = 10\ \dfrac{dynes}{cm^2}$

데, 왜냐하면 에너지가 일을 할 수 있는 능력을 나타내기 때문이다(Speaks, 2005). 달리 표현하면 에너지는 한 물체가 소유하고 있는 어떤 것이라면 일은 그 물체가 행하는 어떤 것이라고 할 수 있다.

3.1 일

일(work)은 힘이 가해진 방향으로 물체가 이동하는 거리에 힘을 곱한 것을 말하며, 일은 다음과 같이 표현된다.

$$W = Fd \qquad \text{(공식 1.14)}$$

이 정의에서 만약 물체가 힘의 방향으로 움직인 거리가 없을 경우($d = 0$)에는 아무리 힘을 많이 사용하여도 한 일은 없다. 그러므로 공식 1.14에 따르면 물체에 작용한 힘은 반드시 물체를 이동시켜야 하며 일에 기여하는 힘은 반드시 변위의 방향에 평행해야 한다. 즉, 사람이 물체를 들어 올리고 한 발도 움직이지 않았다면 일을 한 것이 아니다. 일의 단위는 MKS에서는 줄(joule)을 사용하고 cgs에서는 *erg*를 사용한다. 따라서 1줄은 $1\ N \times m = 1\ Kg \times m^2/s^2$이고 $1\ N = 100{,}000\ dynes$이고 $1\ m = 100\ cm$이므로

1줄은 10,000,000, 즉 $10^7 \, ergs$이다. 일은 크기는 있지만 방향이 없으므로 스칼라양에 속한다.

3.2 에너지

에너지(energy)는 역학적, 화학적, 전기적, 그리고 열 에너지와 같이 다양한 형태를 가지고 일을 할 수 있는 능력 또는 잠재력을 나타낸다. 압축된 용수철은 원래의 상태로 돌아가려는 역학적 에너지를 가지고 있고 떨어지는 폭포는 물체를 아래로 떨어뜨리는 역학적 에너지를 가지고 화약은 폭발을 할 수 있는 화학적 에너지를 가진다. 게다가 에너지는 한 형태에서 다른 형태로 전환이 가능한데, 휘발유의 주입으로 자동차 엔진을 구동시켰다면 화학적 에너지가 역학적 에너지로 전환된 것이고 댐의 물이 떨어지면서 발전기를 돌렸다면 역학적 에너지가 전기 에너지로 전환된 것이며 손을 비벼서 손을 따뜻하게 하였다면 역학적 에너지가 열 에너지로 전환된 것이다(기초물리학교재편찬위원회, 2004). 역학적 에너지는 크게 운동 에너지(kinetic energy, *KE*)와 위치 에너지(potential energy, *PE*)로 구분된다. 운동 에너지는 운동하는 물체가 가지는 에너지로, 마찰이 없는 수평면에 정지해 있는 물체에 수평으로 힘이 작용하면 물체가 가속하게 되는데 이때 물체에 한 일이 모두 물체의 운동 에너지로 전환된다. 따라서 운동 에너지는 다음과 같이 표현된다.

$$KE = \frac{1}{2} \, mv^2 \qquad\qquad \text{(공식 1.15)}$$

위치 에너지는 물체의 모양이나 위치에 따라 물체가 가지는 에너지로, 물체를 수직 방향으로 들어올릴 때 물체에 작용한 힘과 물체가 이동한 높이 또는 거리는 같은 방향으로 위치에너지는 다음과 같이 표현된다.

$$PE = mgh \qquad\qquad \text{(공식 1.16)}$$

상자를 높은 데서 아래로 떨어뜨리면 위치 에너지에서 운동 에너지로 전환되고 떨어진 상자가 바닥과 부딪혀 마찰력이 생기면 운동 에너지가 열 에너지로 전환된다(김인묵, 2004). 물체의 운동 에너지와 위치 에너지의 합은 물체의 전체 역학적 에너지를 나타내는데, 전체 역학적 에너지는 다른 힘이 작용하지 않는다면 항상 일정하다. 전체 역학적 에너지(E)는 다음과 같이 표현된다.

$$E = KE + PE$$

(공식 1.17)

위치 에너지와 운동 에너지는 항상 변할 수 있지만 전체 역학적 에너지는 변하지 않고 일정하다. 이것을 에너지 보존의 법칙이라고 부른다.

　화학 에너지는 인간이 먹는 음식물, 휘발유, 그리고 천연가스와 같이 화학적으로 저장된 에너지를 말하며 음식물의 에너지양은 킬로칼로리($kcal$)의 단위로 사용된다. 에너지양은 열량으로도 불리며 단위 질량당(g) 킬로칼로리로 표현되는데, $1\ kcal = 4,186\ J$이다. 현대에서 많이 사용되는 음식물의 열량은 탄수화물이 $4.1\ kcal/g$, 단백질이 $4.1\ kcal/g$, 그리고 지방이 $9.3\ kcal/g$를 가지며 아이스크림은 $2.22\ kcal/g$, 버터는 $7.2\ kcal/g$, 초코렛은 $5.28\ kcal/g$, 설탕은 $4.00\ kcal/g$, 그리고 삼겹살은 $9.3\ kcal/g$를 가진다(김인묵, 2004). 다이어트를 통한 식이요법에서는 섭취한 음식물의 에너지양을 확인하여 음식 에너지양을 줄이는 것으로 운동을 하면 섭취된 음식물 에너지 일부가 일로 전환된다. 그러므로 반드시 일을 통해서 저장된 음식의 에너지를 소모해야 한다. 전기 에너지를 저장하는 장치를 축전기라고 부르고 빛도 전자기파로서 또 다른 형태의 전기 에너지이다. 열 에너지는 마찰력과 같이 물체와 표면의 원자나 분자의 막운동 에너지가 커져서 온도를 올리는 에너지를 말한다.

　앞에서 언급한 전체 역학적 에너지는 운동 에너지와 위치 에너지에 국한하여 설명했지만, 총에너지 보존의 법칙은 모든 에너지 형태에 적용된다. 총에너지는 역학 에너지, 화학 에너지, 전기 에너지, 그리고 열 에너지 등을 포함하는 모든 에너지의 합이다. 총에너지의 합은 항상 변하지 않고 일정하게 보존되기 때문에 이를 에너지 보존의 법칙이라 한다. 에너지 보존의 법칙은 "어떤 에너지도 생성되거나 소멸될 수 없으며 항상 형태만 바뀔 뿐이다"라는 사실을 나타낸다.

맺음말

이 장은 말과학의 기초가 되는 기초 물리학에 대하여 간략하게 소개했다. 이 장에서는 기초물리량으로 질량, 길이, 그리고 시간에 대하여 소개하였고 유도 물리량으로 변위, 속도, 가속도, 힘, 압력 등에 대하여 간단하게 기술하였다. 마지막으로 일과 에너지에 대하여 소개하였고 에너지의 다양한 종류에 대하여 언급하였다. 총에너지양은 항상 변하지 않고 일정해서 새로 생성되거나 소멸되지 않지만, 한 에너지의 형태는 다른 형태로 전환되어 에너지의 전체 양은 항상 보존된다는 에너지 보존의 법칙도 소개하였다. 얼핏 보면 이런 기초 물리학이 말과학이나 음성장애연구에 무슨 도움이 될까 싶을 수도 있지만 자세히 검토하면 말과학에 아주 도움이 된다. 이러한 것을 토대로 말과학의 기본적인 개념들을 다시 공부하거나 연구한다면 이러한 지식들이 얼마나 유용한 정보인지를 알게 될 것이다.

소리의 특성

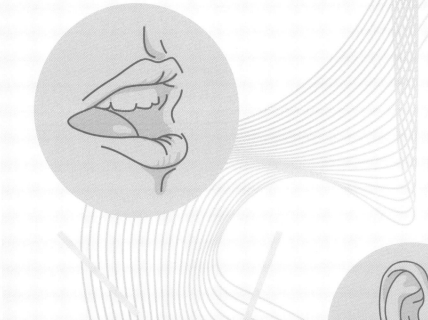

머리말

소리는 공기의 진동에 의해 발생되는 공기 압력의 변화를 일으키고 그 압력의 변화는 귀에 전달되어 소리나 말로 지각된다. 귀에 전달되는 소리는 다양한 물리적 속성들을 가진다. 이 장에서는 소리의 다양한 물리적 또는 음향학적 특성들을 소개하고자 한다. 소리의 물리적 또는 음향학적 특성들을 소개하기에 앞서 그것의 기초가 되는 진동 운동을 설명할 것이다. 진동 운동의 대표적인 실례는 단순조화운동이다. 단순조화운동은 사인파 운동으로 불리며 획일적인 원 운동으로 나타난다. 진동 운동의 토대 위에 소리의 물리적 특성을 나타내는 가장 중요한 요인들인 진폭, 주파수, 위상, 그리고 파장을 소개할 것이며 마지막으로 소리를 측정하는 방법에서 측정의 척도, 소리강도, 압력을 계산하는 방법과 소음계를 사용하는 방법을 논의할 것이다. 따라서 이 장은 소리의 특성들을 쉽게 이해하도록 진동 운동을 나타내는 단순조화운동, 소리의 물리적 특성을 나타내는 요인들, 그리고 소리 측정의 순서로 소리의 특성과 측정에 대한 주제들을 다룰 것이다.

1. 단순조화운동

용수철에 매달린 저울추에 힘이 가해지면 저울추는 진동 운동(vibratory motion)을 한다. 즉, 외부의 힘이 정지되어 있는 저울추에 가해지면 평형 상태(equilibrium)에 있는 저울추가 힘이 가해진 한쪽 방향으로 최대한 이동했다가 다시 평형 상태로 돌아오고 다시 힘과 반대되는 다른 쪽 방향으로 다시 이동했다가 원 상태인 평형 상태로 돌아온다. 공기의 마찰력이 없다면 이런 진동 운동은 끝없이 반복된다. 그러나 실제에서는 공기의 마찰력으로 인해 저울추의 진동 운동은 점차 줄어들고 마침내 정지한다. 이러한 진동 운동을 **단순조화운동**(simple harmonic motion)이라고도 부른다. 단순조화운동은 물체가 평형 상태로부터 변위에 비례하는 복원력을 받을 때 일어나는 운동이다(일반물리학 교재연구회 역, 2002). 이러한 힘은 수학적으로 공식 1.6에서와 같이 $F = -kx$로 표현된다. 이 공식에서 음의 부호는 복원되는 힘을 말하는데, 물체가 평형 상태에서 한 방향으로 이동하면 복원하려는 힘은 반대 방향으로 향한다.

단순조화운동은 **등속원 운동**(uniform circular motion)으로도 나타날 수 있다. 등속원 운동은 물체가 구심력을 받아 초당 일정한 속력으로 원의 둘레를 따라 회전하는 원 운동을 말한다. 등속원 운동에서 물체는 항상 일정한 가속도로 움직이며 힘의 방향은 원의 중심을 향한다. 예를 들어, 한 물체가 1회의 원 운동을 하는데 1초가 걸린다면 이 물체는 1/360초에 1도의 등속을 가진다. 일정한 속력으로 원의 둘레를 움직이는 이 원 운동은 피스톤의 왕복운동, 용수철에 매달려 있는 저울추, 그리고 벽시계의 시계추의 왕복운동과 밀접한 관계가 있다.

〈그림 2-1〉에서와 같이, A의 용수철에 매달려 있는 저울추의 운동은 B의 원 운동으로 전환된다. 이러한 보기는 자동차의 엔진에서 볼 수 있는데, 가솔린의 연소로부터의 압력에 의한 피스톤의 상하 운동이 연결막대를 통해 엔진 크랭크 축의 원 운동으로 바뀐다. 반대로 전기모터의 회전 운동은 재봉틀 바늘의 상하 운동으로 바뀔 수 있다. 등속원 운동의 각각의 점들을 회전각(angle of rotation)의 함수로 변위의 크기를 나타낸다면 A와 같은 단순조화운동으로 표현된다. 이 단순조화운동을 다르게 사인 운동(sinusoidal motion) 또는 사인파(sine wave 또는 sinusoidal wave)로 부른다. 이 사인파는 초당 같은 회전의 각도로 원의 둘레를 움직이는 운동을 나타내는데, $0°$에서 $360°$까지 $\sin \theta$을 나타낼 수 있다. 즉, 사인파에서 x축은 각도이고 y축은 $\sin \theta$로 나타난다. 각에 따른 사인파의 값은 $\sin 0 = 0$, $\sin 90 = 1$, $\sin 180 = 0$, $\sin 270 = -1$, $\sin 360 = 0$이다.

관련 Tip

왜 단순조화운동을 사인파라고 하는가? 왜 코사인파나 탄젠트파로 부르지 않는가? 참고로 코사인 값($\cos 0 = 1$, $\cos 90 = 0$, $\cos 180 = -1$, $\cos 270 = 0$, $\cos 360 = 1$)과 탄젠트 값($\tan 0 = 0$, $\tan 90 = $ 무한대, $\tan 180 = 0$, $\tan 270 = $ 무한대, $\tan 360 = 0$)을 고려해 보면 정답을 추론할 수 있다.

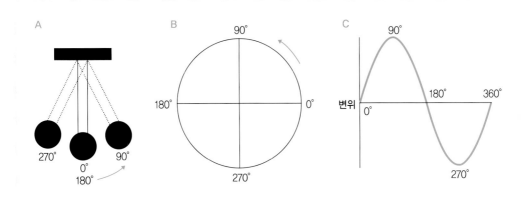

그림 2-1 단순조화운동(A), 등속원 운동(B), 그리고 사인파 운동(C)의 관계

2. 사인파의 물리적 특성

사인파의 물리적 또는 음향학적 특성은 네 가지 중요한 변인인 진폭, 주파수, 위상, 그리고 파장에 의해 결정된다. 언어청각치료 분야에서 이 변인들은 아주 기본적인 음향학적 개념으로 많은 다른 개념들을 유도하는 데 사용된다. 그러므로 이 네 가지 변인을 잘 이해하고 활용할 수 있다면 다음 장에서 다룰 복합파(complex waves)에 대한 이해가 훨씬 쉬워질 것이다.

2.1 진폭

진폭(amplitude)은 사인파 또는 소리파의 힘(strength) 또는 크기를 나타낸다. 용수철에 매달린 저울추의 운동에서 진폭은 평행 상태에서 힘이 적용되었을 때 저울추가 이동한 최대한의 값을 말한다. 일반적으로 진폭은 사인파나 소리파에 의해 영향을 받는 모든 물리적 성질에 대한 하나의 척도를 나타내는데 바다에서 파도의 높이, 소리파의 압력, 평행한 바이올린 줄로부터의 최대변위, 그리고 저울추의 최대한의 변위 등이 그 예에 속한다.

진폭은 일률(power)에 의해 표현된다. 일률은 단위 시간당 일$\left(\dfrac{일}{시간(s)}\right)$ 또는 단위 시간당 변형된 에너지$\left(\dfrac{변형된\ 에너지}{시간(s)}\right)$로 표현되며 단위 시간당 성취된 일의 양 또는 변형된 에너지의 양을 나타낸다. 이 정의에서 일률과 에너지는 서로 유사한 것으로 혼동될 수 있지만 분명한 것은 두 가지는 서로 다른 것을 의미한다. 즉, 일률은 에너지가 소비되는 비율(rate)을 나타내지만 에너지는 일(work)을 할 수 있는 능력을 나타낸다. 일률의 측정 단위로는 증기엔진을 발명한 제임스 와트(James Watt, 1736~1819)의 이름을 딴 와트(watt, W)가 사용되고 있다. 그러므로 1 W는 $\dfrac{1joule}{s} = \dfrac{10^7 ergs}{s}$로 표현된다. 소리파에 있어 일률은 절대적 일률과 상대적 일률로 구분되는데 **절대적 일률**(absolute power)은 에너지가 소비되거나 전이되는 비율을 나타내고, **상대적 일률**(relative power, P_x)은 결정하는 준거 또는 기준에 근거한 어떤 일률의 크기를 나타낸다. 일반적으로, 일률의 크기를 말할 때 절대적인 일률을 말하기보다는 상대적인 일률을 말한다. 상대적인 일률에서 일률의 레벨(level of power)은 두 가지 일률의 비율$\left(\dfrac{P_x}{P_r}\right)$로 표시되는데 분모가 되는 **준거 일률**(reference power, P_r)의 값이 자세하게 진술되지 않으면 상대적인 레벨은 결정될 수 없고 무의미하게 된다. 기본적으로 일률의 레벨을 1,000이라고 할 때 그 기준 일률이 10^{-3} $watt$와 10^{-4} $watt$로 서로 다를 경우 P_x는 달라진다. 그러므로 일률의 레벨이 정해지려면 기준 일률의 값이 정해지는 것이 아주 중요하다. 그것이 정해지지 않을 경우 일률의 레벨은 무의미하게 된다. 일률은 단위 시간이 아니라 단위 평면을 토대로 기술될 수 있는데, 단위 평면당 일률을 강도(intensity)라고 한다. 강도는 구 면적(area of sphere)에서의 에너지가 밖으로 전파되는 양을 나타낸다. 강도의 단위는 $watt/m^2$이다. 일률에서와 마찬가지로 소리의 강도레벨(level of intensity)은 상대적인 강도를 나타낸다. 상대적인 강도에서는 기준 강도(reference intensity, I_r)와 하나의 다른 강도(another relative intensity, I_x)의 비율$\left(\dfrac{I_x}{I_r}\right)$로 표현되는데, 이 비율에서도 기준 강도의 값이 정해져야 상대적인 강도의 레벨이 결정된다.

다른 한편으로 진폭은 압력에 의해서도 표현된다. 제1장에서 언급된 것과 같이 압력은 단위 면적당 힘의 양으로 표현되며 측정 단위로는 N/m^2, $dyne/cm^2$, Pa 또는 bar가 사용된다. 일률, 강도에서와 같이 압력의 레벨도 상대적인 압력을 나타낸다. 상대적인 압력의 레벨은 기준압력(reference pressure, P_r)과 하나의 다른 압력(another relative pressure, P_x)의 비율$\left(\dfrac{P_x}{P_r}\right)$로

관련 Tip

소리의 압력과 강도에 대한 관계는 어떤 수학적인 공식에 의해 유도되는지를 생각해 보자.

표현되는데, 이때 P_r의 값이 먼저 결정되어야 압력의 레벨도 결정된다. 소리의 압력(P)은 소리의 강도(I)와 관계가 있는데, 소리의 강도는 압력의 제곱에 비례하고 압력은 강도의 제곱근에 비례한다.

일률, 강도, 그리고 압력으로 표현되는 진폭을 나타내는 다양한 용어들이 있는데, 이러한 용어들을 통하여 진폭의 특성들을 알 수 있다. 진폭의 특성을 나타내는 그래프로 파형(waveform)이 있다. 파형은 시간에 따른 진폭의 변화를 보여 주는 그래프를 말한다. 즉, x축은 시간(s)을 나타내고 y축은 진폭을 나타낸다.

제1장에서 설명한 순간 속도의 개념과 같이 순간 진폭(instantaneous amplitude)은 순간의 특정 시간에 나타나는 진폭을 말하는데, 사인파나 소리파의 순간 진폭을 합하면 제로가 된다. 제로가 된 진폭으로는 진폭의 크기를 알 수 없다. 일반적으로 진폭의 크기는 최대 진폭(maximum amplitude), 정점 간 진폭(peak to peak amplitude), 평균 제곱근 진폭(root mean sqaure amplitude, rms), 그리고 평균 제곱 진폭(mean sqaure amplitude)에 의해 표현된다. 〈그림 2-3〉은 2의 진폭을 가진 1,000 Hz의 사인파의 최

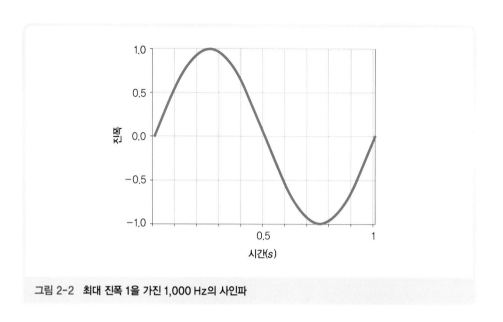

그림 2-2 최대 진폭 1을 가진 1,000 Hz의 사인파

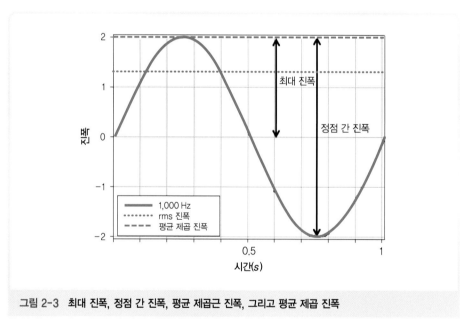

그림 2-3 최대 진폭, 정점 간 진폭, 평균 제곱근 진폭, 그리고 평균 제곱 진폭

대 진폭, 정점 간 진폭, 그리고 평균 제곱근 진폭을 보여 준다.

최대 진폭은 다른 말로 **정점 진폭**(peak ampltitude)이라고 부르기도 하는데, 〈그림 2
-3〉에서는 사인파의 90°에 해당하는 순간 진폭을 말하며 양의 최대 진폭과 음의 최
대 진폭으로 구분된다. 정점 간 진폭은 사인파의 90°와 270°에 해당하는 최대 진폭의

절대적인 차이, 즉 양과 음의 최대 진폭의 차이를 말한다. 평균 제곱근 진폭은 사인파의 모든 순간 진폭의 표준편차를 나타내는 것으로 순간 진폭의 값의 제곱들에 대한 산술평균의 제곱근(rms)으로 표현되는데 최대 진폭을 A로 나타낼 때 평균 제곱근 진폭은 A(0.707)이다. 사인파의 순간 진폭을 합하면 제로가 되는데 제로값은 사인파의 크기를 보여 주지 않기 때문에 이것이 사용된다. 평균 제곱 진폭은 평균 제곱근 진폭에서 표준편차를 사용하는 것 대신 변량(σ^2)을 사용하며, $\frac{A^2}{2}$으로 나타난다.

2.2 주파수

사인파의 특성을 나타내는 두 번째 변인은 **주파수**(frequency, f)이다. 주파수는 1초 동안 발생하는 주기 또는 사이클의 수, 즉 하나의 사인파가 스스로 반복되는 율(rate)을 나타내고 단위로는 Hz(Hertz)를 사용한다. 반면에 **주기**(period)는 한 사인파가 하나의 사이클을 완성하는 데 걸리는 시간의 양(Time, T)을 나타내고 단위로는 초를 사용한다. 그러므로 주파수는 주기와는 반비례하며 그 관계는 다음과 같이 나타난다.

$$f = \frac{1}{T} \qquad \text{(공식 2.1)}$$

공식 2.1을 사용하여 주파수를 구할 때 명심해야 할 부분이 있다. 주기는 대부분 milli-second(ms)으로 표현되는데 ms는 반드시 s로 변환한 후에 주파수를 구하여야 한다. 예를 들면, 한 주기가 1 ms인 사인파의 주파수를 구할 때 공식 2.1에서와 같이 T가 1 ms이므로 $f = 1/1 = 1$ Hz로 계산하면 바른 주파수를 구할 수 없다. 주기의 단위를 반드시 초(s)로 전환한 후에 주파수를 계산하여야 한다. 즉, 1 ms는 0.001 s이므로 주파수는 1/0.001 = 1,000 Hz가 된다. 주파수의 특성을 보여 주는 용어로 **스펙트럼**(spectrum)이 있는데, 이는 주파수에 따른 진폭의 변화를 보여 주는 그래프를 말한다. 즉, x축은 주파수(f)를 나타내고 y축은 진폭을 나타낸다. 〈그림 2-4〉는 같은 진폭을 가진 1,000, 2,000, 그리고 4,000 Hz의 사인파를 보여 준다.

용수철에 매달린 저울추와 같이 단순조화운동의 진동 주파수는 저울추의 질량과 강도(stiffness)에 의해 결정되는데, 이 주파수는 그 시스템의 고유한 특성을 반영하기 때문에 고유 **주파수**(natural frequency)라고도 한다. 기본적으로 고유 주파수는 질량이 증가하면 감소하고 강도가 증가하면 함께 증가한다. 게다가 용수철의 길이(length, L)

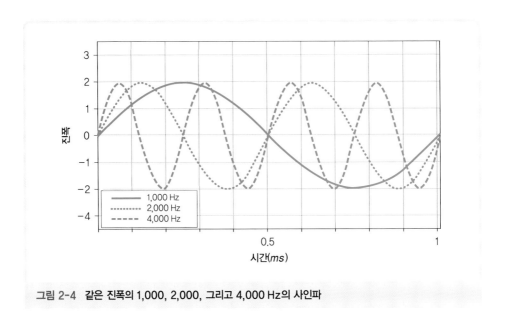

그림 2-4 같은 진폭의 1,000, 2,000, 그리고 4,000 Hz의 사인파

도 고유 주파수에 영향을 미치는데 이 관계는 다음과 같이 표현된다.

$$f = \frac{1}{2L} \sqrt{\frac{t}{m}}$$

(공식 2.2)

이 공식에서와 같이 기본적으로 고유 주파수는 길이에 반비례하고 질량의 제곱근에 반비례하고 강도의 제곱근에 비례한다. 예를 들어 기타와 바이올린 줄의 길이, 강도, 그리고 질량을 토대로 그 악기에서 만들어지는 음을 생각해 보면, 줄의 길이가 길면 저주파수의 음이 만들어지고 강도가 높으면 고주파수의 음이 생산되고 질량이 높은 굵은 줄을 사용하면 저주파수의 음이 생성되고 가는 줄은 고주파수의 음을 생성한다.

　　주파수를 Hz가 아닌 또 다른 방식, 즉 각속도(angular velocity, ω)로 표현할 수 있다(Speaks, 2005). 앞에서 단순조화운동은 등속원 운동으로 표현될 수 있음을 언급했다. 등속원 운동은 물체가 구심력을 받아 초당 일정한 속력으로 원의 둘레를 따라 회전하는 원 운동을 나타내는데, 주파수를 Hz가 아닌 초당 회전각으로 나타낼 수 있다. 즉, Hz를 사용하였을 경우, 한 주기 또는 사이클을 도는 데 1 *ms*가 걸리면 그 주파수는 1,000 Hz이다. 반면에 원 운동에서와 같이 한 주기를 360°로 가정한다면 초당 회전의 각을 주파수로 생각할 수 있다. 1초에 한 주기, 즉 360°를 회전하였다면 1 Hz가 되는 반면에 1 *ms*에 360°를 회전하였다면 1,000 Hz가 된다. 그런데 원의 반지름(radian, r)을 토대로 하면 원의 360°는 2 πr에 해당되는데 π = 3.14이므로 360°는 6.28 r에 해당된다. 즉, 1 Hz는 초당 360°에 해당되고 이것은 다시 초당 2 πr에 해당된다. 그러므로 주파수를 초당 반지름(r)으로 표현한다면 측정의 단위는 각속도(ω)로 표현되고 그 각속도는 다음과 같은 공식으로 얻어진다.

$$\omega = 2\,\pi\,f \qquad \text{(공식 2.3)}$$

즉, 1 Hz일 때 ω = 6.28 *rps*(radians per second)이고 100 Hz일 때는 ω = 628 *rps*이고 1,000 Hz일 경우에는 약 ω = 6,280 *rps*이다.

2.3 위상

위상(phase)은 주기 운동에 있어 어떤 위치를 나타내는 것으로 일반적으로 각도로 표현된다. 사인파의 위상의 차이는 시작 위상에 의해 결정되는데, 시작 위상(starting phase)은 진동이나 회전이 시작하는 순간에서의 위상각(phase angle)을 말한다. 〈그림 2-5〉는 주파수와 최대 진폭은 같지만 위상각에서 90° 차이가 나는 사인파의 몇 가지 예를 보여 준다.

두 사인파의 시작 위상이 같으면 **동위상**(in phase)이라고 하고 시작 위상이 일치하지 않는 경우를 **이위상**(out of phase)이라고 한다. 이위상에 속하지만 같은 주파수를

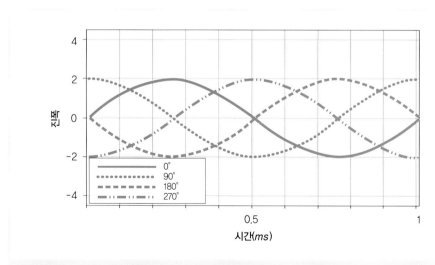

그림 2-5 같은 주파수의 다른 시작 위상각(0°, 90°, 180°, 270°)을 가진 사인파

가지고 있는 한 사인파가 최대 진폭을 가질 때 다른 것은 최소 진폭을 가지는 경우와 같이 시작 위상이 180°차이가 날 경우를 역위상(opposite phase)이라고 한다. 게다가 특정 시간에서의 회전각을 순간 위상(instantaneous phase)이라고 한다. 위상각은 각도로 표현될 수도 있지만 주파수의 다른 표현과 같이 반지름(radian, r)으로 표현될 수 있다. 회전각 360°는 2πr에 해당하기 때문에 0° = 0 r, 90° = 1/2 πr, 180° = πr, 270° = 3/2 πr, 그리고 360° = 2 πr에 일치한다.

이 세 가지 사인파의 특성을 토대로 사인파를 만들 경우 사인파(x(t))는 다음과 같이 표현된다.

$$x(\text{t}) = A\sin(2\,\pi ft + \text{radian})$$ (공식 2.4)

사인파의 최대 진폭은 A, 정점 간 진폭은 2 A, 주파수는 f, 각주파수는 2 πf, 그리고 시작 위상각은 radian이다. 시작 위상각 0 대신에 π/2을 대입하면 90°의 시작 위상각을 가진다.

2.4 파장

파장(wavelength, λ)은 하나의 진동 주기(period) 동안 사인파의 이동 거리, 또는 2개의 인접 사이클의 같은 위상각 사이의 거리를 나타낸다. 파장은 미터 또는 센티미터로 표현되고 주파수(f)와 소리의 속도(speed, s)에 의해 결정된다. 파장은 다음과 같이 표현된다.

$$\lambda = \frac{s}{f}$$ (공식 2.5)

파장은 소리의 속도에 직접적으로 비례하고 주파수에 반비례한다. 소리의 속도는 매질(medium)에 따라 달라지는데, 20℃의 공기에서는 약 344 m/s의 속도를 보이지만 물속에서는 약 1,493 m/s의 속도를 보인다. 즉, 물속에서의 소리의 속도는 공기의 것보다 약 4.3배 빠르다. 보기로 1,000과 2,000 Hz의 주파수들을 가지고 있고 공기와 물을 매체로 하는 파장은 공식 2.5를 사용하여 구할 수 있다(그림 2-6).

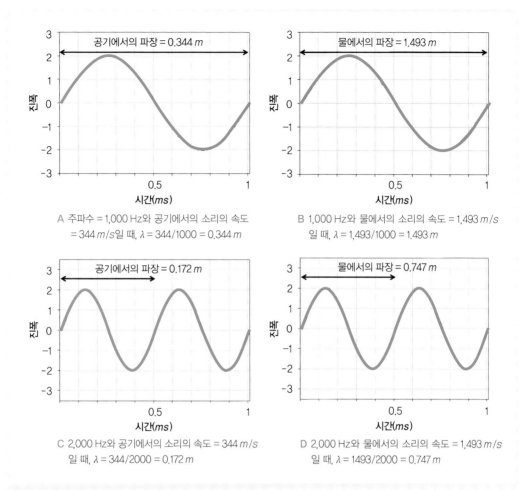

그림 2-6 1,000과 2,000 Hz의 주파수의 공기와 물에서의 파장

3. 소리의 측정

3.1 측정의 척도

소리의 크기를 측정하려고 할 때 어떤 척도 또는 자를 사용하는지는 아주 중요하다. 어떤 척도나 자를 사용하는지에 따라서 측정하려고 하는 것을 제대로 측정하는지 알 수 있기 때문이다. 측정의 목적에 따라 적절한 척도를 사용하여야 한다. 일반적으로 어떤 특징을 측정하려고 할 때 측정의 타당도와 신뢰도를 알아야 한다. **타당**

도(validity)는 측정하고자 하는 것을 어느 정도로 잘 측정하고 있는지를 나타내는 것으로, 도구의 적합성을 언급한다. **신뢰도**(reliability)는 측정하고자 하는 것을 얼마나 일관성 있게 측정하는지를 말하며 측정의 오차를 근거로 측정의 정확성을 나타낸다. 측정의 타당도와 신뢰도를 알기 위해서는 우선 측정의 척도 또는 자의 종류를 알아야 한다. 일반적으로 척도는 네 가지, 즉 명명척도(nominal scale), 서열척도(ordinal scale), 등간척도(interval scale), 그리고 비율척도(ratio scale)로 크게 분류된다.

- **명명척도** : 측정 대상이 가지고 있는 상호배타적인 특성을 토대로 범주로 분류하여 이름을 부여하는 척도로 성별 또는 성인과 아동의 범주가 해당되며 범주별 빈도분석이 가능한 척도이다.
- **서열척도** : 측정 대상이 속하는 범주를 나타낼 뿐만 아니라 상대적인 순서를 나타내는 척도로 대학생이 선호하는 대기업 순위와 같이 측정 대상의 순위를 나타내는 척도이다. 이 척도에서는 측정 단위들 사이의 등간성은 존재하지 않는다.
- **등간척도** : 측정 단위들 사이에 등간격이 존재하는 척도로 임의 영점과 임의 단위를 가지고 있다. 임의 단위는 어느 정도의 변화에 얼마의 수치를 임의적으로 부여한다는 것을 말한다. 덧셈 법칙은 성립하나 곱셈 법칙은 성립하지 않고 측정값의 전체적인 분포를 보여 주는 평균과 분산을 얻을 수 있어 모수통계분석이 가능하다.
- **비율척도** : 등간격이 존재하고 절대 영점과 임의 단위를 가지고 있고 덧셈과 곱셈 법칙이 성립된다. 수학에서의 지수와 로그도 비율척도에 속하며 소리의 측정도 비율척도를 사용한다.

3.2 소리 강도와 압력

진폭에 대한 설명에서 소리 강도는 제곱미터의 면적에 초당 전달되는 에너지의 양으로 표현되는데, 소리 강도의 레벨(level)은 일반적으로 상대적 강도를 나타내고 두 가지 상대적 강도의 비율로 결정된다. 즉, 강도의 레벨은 다음과 같이 표현된다.

$$\text{Level} = \frac{I_x}{I_r}$$

(공식 2.6)

여기서 I_x는 하나의 상대적인 강도, I_r은 기준 강도를 나타낸다. 소리의 상대적 강도는 $watt/m^2$의 단위로 표현되는 기준 강도의 값에 의해 결정되므로 그 값을 분명하게 설정하는 것이 중요하다. 상대적인 강도의 단위는 벨(bel)로 전화를 처음 발명한 알렉산드 그레이엄 벨의 이름에서 유래되었다. 벨은 $\log_{10} \frac{I_x}{I_r}$로 표현되는데, 벨의 단위가 너무 커서 그것의 10의 1인 데시벨(decibel, dB)을 강도의 단위로 사용하고 있다. 그러므로 데시벨은 다음과 같이 표현된다.

$$dB = 10 \log_{10} \frac{I_x}{I_r} \qquad \text{(공식 2.7)}$$

이 공식에서 기준 강도의 값이 정해지면 어떤 혼란도 없이 dB은 정의된다. 관습적으로 기준 강도로는 $10^{-12} \, watt/m^2$(MKS)가 강도 레벨(intensity level, dB IL)로 사용되는데 이것이 사용될 때 I_x가 10^{-12}이면 dB IL = 0, I_x가 10^{-11}이면 dB IL = 10, I_r가 10^{-10}이면 dB IL = 20, I_x가 10^{-9}이면 dB IL = 30, I_x가 10^{-8}이면 dB IL = 40이 된다. 그러나 I_r이 $10^{-10} \, watt/m^2$이고 I_x가 10^{-12}이면 dB IL = −20, I_x가 10^{-11}이면 dB IL = −10, I_x가 10^{-10}이면 dB IL = 0, I_x가 10^{-9}이면 dB IL = 10, I_x가 10^{-8}이면 dB IL = 20, I_x가 10^{-7}이면 dB IL = 30이 된다.

데시벨은 제1장에서 다루어진 것과 같이 Pa을 단위로 사용하는 소리 압력으로 표현될 수 있다. 소리 압력으로 데시벨을 얻기 위해서는 음향 임피던스(acoustic impedance, Z_c)를 먼저 알아야 한다. 평면진행파(plane progressive wave)에서 음향 임피던스는 다음과 같이 표현된다.

$$Z_c = P_o S \qquad \text{(공식 2.8)}$$

여기서 Z_c는 특정 임피던스(characteristic impedance), P_o는 밀도(kg/m^3), 그리고 S는 소리의 속도를 나타낸다. 즉, 음향 임피던스는 밀도와 소리 속도의 곱이다. 그런데 강도(I)는 제곱미터당 초당 에너지로서 정의된 것과 같이 특정 임피던스(Z_c)에 대한 제곱근 압력(P)의 제곱(P^2)의 비율로 정의된다. 즉, 강도는 다음과 같이 표현된다.

$$I = \frac{P^2}{P_o S} \qquad \text{(공식 2.9)}$$

이 공식에 공식 2.8을 대입하면 다음과 같다.

$$I = \frac{P^2}{Z_c} \qquad \text{(공식 2.10)}$$

이 공식을 공식 2.7에 대입하면 다음과 같다.

$$dB = 10 \log \frac{\left(\dfrac{P_x^2}{Z_c}\right)}{\left(\dfrac{P_r^2}{Z_c}\right)} = 10 \log \frac{P_x^2}{P_r^2} = 10 \log\left(\frac{P_x}{P_r}\right)^2 = 10 \times 2 \log \frac{P_x}{P_r}$$

$$dB = 20 \log_{10} \frac{P_x}{P_r} \qquad \text{(공식 2.11)}$$

데시벨은 강도로 표현하면 공식 2.7이 되지만 압력으로 표현하면 공식 2.11이 된다. 그러므로 데시벨(dB)은 다음과 같다.

$$dB = 10 \log_{10} \frac{I_x}{I_r} = 20 \log_{10} \frac{P_x}{P_r} \qquad \text{(공식 2.12)}$$

압력으로 표현된 데시벨은 dB SPL(sound pressure level)로 제시된다. 즉, 엄밀하게 표현하면 강도로 표시되는 데시벨 소리강도레벨(dB IL)은 다음과 같이 표현된다.

$$dB\ IL = 10 \log_{10} \frac{I_x}{I_r} \qquad \text{(공식 2.13)}$$

표 2-1 dB IL과 dB SPL의 관계

dB IL 또는 dB SPL	watt/m²에서 I_x	μPa에서 P_x
0	10^{-12}(기준 강도)	2×10^1(기준 압력)
10	10^{-11}	6.32×10^1
20	10^{-10}	2×10^2
30	10^{-9}	6.32×10^2
40	10^{-8}	2×10^3
50	10^{-7}	6.32×10^3
60	10^{-6}	2×10^4
70	10^{-5}	6.32×10^4
80	10^{-4}	2×10^5
90	10^{-3}	6.32×10^5
100	10^{-2}	2×10^6

데시벨 음압레벨(dB SPL)은 다음과 같이 표현된다.

$$dB\ SPL = 20 \log_{10} \frac{P_x}{P_r}$$

(공식 2.14)

이 공식에서 절대기준압력(P_r)의 값이 정해지면 측정된 P_x의 상대적인 음압레벨이 결정된다. 관습적으로 사용되는 절대음압레벨(P_r)로는 20 μPa이 사용된다. 이것이 사용될 때 P_x가 2×10^1이면 dB SPL = 0, P_x가 2×10^2이면 dB SPL = 20, P_x가 2×10^3이면 dB SPL = 40, P_x가 2×10^4이면 dB SPL = 60, P_x가 2×10^5이면 dB SPL = 80, P_x가 2×10^6이면 dB SPL = 100이 된다.

관련 Quiz

소리의 강도레벨이나 음압레벨이 두 배로 증가된다면 dB는 각각 얼마나 증가되는지를 구하시오.

다양한 환경에서의 소리 강도를 소리의 데시벨 강도레벨(dB IL) 또는 데시벨 음압레벨(dB SPL)로 나타낼 수 있는데 소음 환경에서의 소리 강도는 〈표 2-2〉에서 볼 수 있다(Durrant & Lovrinic, 1995).

3.3 소음계

소음계(sound level meter, SLM)는 소리를 포착하여 전기회로로 분석될 수 있는 전기신호로 바꿔주고 데시벨 음압레벨에서 소리의 크기를 보여 주는 고급 마이크를 장착한 장비이다(Gelfand, 1997). 이것은 청력 손실에 대한 정보를 얻기 위하여 하나의 사

표 2-2 dB IL 또는 SPL과 소음의 환경

dB IL 또는 SPL	소음의 환경
0	인간의 가청역치
20	속삭이는 소리
40	조용한 주거환경 또는 도서관에서의 소리
60	일상적인 대화의 소리
80	시끄러운 거리 또는 라디오 소리
100	지하철의 소리 또는 전기톱의 소리
120	비행기 소리 또는 클럽에서의 밴드 소리
140	비행기가 이륙하는 소리 또는 총소리

인파로 구성된 순음(pure tone)을 사용하는 순음청력검사기(pure tone audiometer)의 보정(calibration)을 위해 사용된다. 보정은 순음청력검사기의 출력이 원래 제공하고자 하는 순음을 왜곡됨이 없이 제공하는지를 점검하는 것을 말한다(ASHA, 2005). 보정은 검사 전 매일 실시될 수도 있고 6개월이나 1년에 한 번 이상 전문가에 의해 실시될 수도 있는데, 이어폰, 스피커, 그리고 골도발진기(bone oscillator)와 같은 출력변환기(transducers)가 왜곡 없이 순음의 주파수와 강도를 정확하게 산출하고 강도조절기(attenuator)를 통한 강도의 변화가 일정한지를 평가하는 과정이다(ANSI, 1996; 한우재, 2014).

소음계는 기본적으로 송화기, 가중 필터(weighting filters) 또는 망(network), 그리고 시간반응기(time response)로 구성되어 있다. 소음계의 선형적인 설정(linear setting)에서는 마이크에 의해 포착된 모든 소리의 종합적인 데시벨 음압레벨이 측정되지만 가중 필터나 망에서는 주파수의 특징에 따라 강조점이 다를 수 있다. 가중 필터나 망은 크게 A, B, C의 세 가지 가중치로 분류되는데, 이들은 마이크를 통해 소음계에 들어오는 소리가 어떻게 변화하는지를 보여 준다. A가중치(A-weighting)에서는 상대적인 음압레벨(relative SPL)이 1,000 Hz 이하의 주파수 지역에서는 점차 감소되는 현상을 보이는데, 500 Hz에서는 −4 dB, 200 Hz에서는 −11 dB, 100 Hz에서는

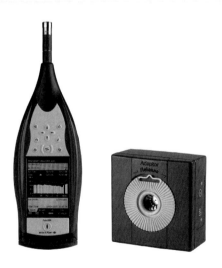

그림 2-6　소음계와 보정기(Type 2250-Land calibrator, Brüel & Kjær)

−19 dB, 그리고 50 Hz에서는 −30 dB을 보인다. 이는 저주파수의 인간이 보여 주는 청력 역치와 상당히 비슷하다. B가중치(B-weighting)는 A가중치보다 저주파수에 대한 감소가 더욱 적어 100 Hz에서 −6 dB을 보이는 반면 C가중치(C-weighting)는 B가중치보다 저주파수에 대한 감소가 더욱 적고 마치 선형적인 가중치와 비슷하다. 가중 필터의 종류에 따라 데시벨 음압레벨을 표시하기 위해서 dBA, dBB, 그리고 dBC를 사용하는데, 소음의 측정에서는 대부분 dBA가 선호된다. 소음계의 시간 반응은 소음 발생 간격이 1초 미만으로 지속적으로 발생하는 소음을 측정할 때 사용된다. 소음계는 목소리의 크기가 아주 작은 신경학적 질환을 가진 음성장애 환자들의 음성 산출의 강도를 측정하고 뇌성마비 아동과 같이 불안정한 발성자세와 호흡근의 약화로 인한 말 명료도 저하를 보이는 아동의 음성 산출 강도를 측정하는 데 사용될 수 있다.

맺음말

이 장은 말과학의 기초가 되는 소리의 특성에 대하여 간략하게 소개했다. 단순조화운동을 기초로 사인파의 유래를 설명하였고, 사인파의 물리적 특성을 나타내는 네 가지 중요한 변인들인 진폭, 주파수, 위상, 그리고 파장의 단위와 계산하는 방법을 비교적 자세히 설명하였다. 이러한 변인들은 언어병리학과 청각학에 있어 기초적인 지식이다. 또한 일반적인 측정의 척도들과 소리파 또는 사인파는 비율척도에 속하고 상대적인 소리의 강도와 음압레벨을 구하는 방법들에 대하여 소개하였고 강도레벨과 음압레벨의 관계도 설명하였다. 마지막으로 소리의 음압레벨을 측정하는 방법으로 소음계를 사용하는 방법을 소개하였다. 소음계는 소음의 강도를 측정하는 유용한 도구로 언어치료와 청각학에서 유용하게 사용될 수 있음을 소개했다. 소리의 강도레벨과 음압레벨에서 같은 근원 또는 다른 근원의 소리 강도를 계산하는 방법들도 있는데, 분량 때문에 소개할 수 없었다. 추후에 이 부분을 더욱 자세하게 설명할 기회가 있기를 바란다.

소리의
합성과 분석

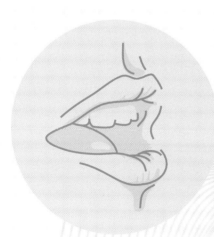

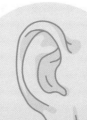

머리말

진폭, 주파수, 그리고 위상의 차이에 따라 사인파의 특징이 다르다고 할지라도 사인파는 하나의 주파수로 구성된 순음이다. 사인파는 매일의 일상생활 환경에서 만나는 복합적인 소리파의 기본 요소이기 때문에 사인파에 대한 이해는 아주 중요하다. 환경이나 주변에서 만나는 대부분의 소리들은 사인파보다 훨씬 복잡하고 다양한 소리들로 구성되어 있어 이를 복합파라고 부른다. 다시 말하면 **복합파**(complex waves)는 하나 이상의 사인파의 합성으로 구성된 소리파이다. 하나의 주파수로 구성된 사인파에 다른 주파수로 구성된 사인파를 합성하면 복합파를 만들 수 있고 복합파는 여러 다른 주파수를 가진 여러 사인파로 분석이 가능하다. 이러한 과정을 소리의 합성(synthesis)과 분석(analysis)이라고 한다. 따라서 이 장에서는 복합파와 사인파가 어떤 관계를 가지는지를 설명하고 그 관계를 토대로 소리 합성과 분석의 과정을 밝히고자 한다. 게다가 서로 다른 특성을 가진 두 가지의 사인파를 합성할 때 나타나는 독특한 현상으로 맥놀이에 대하여 소개하고 합성과 관련된 음질의 변화도 소개하려고 한다.

1. 복합파와 사인파의 관계

프랑스 나폴레옹 시대에서 수학자이자 물리학자인 조셉 푸리에(Joseph Fourier, 1768~1830)는 모든 복합파는 소리의 세 가지 특성(진폭, 주파수, 위상)에서 다른 일련의 사인파들로 구성되어 있다는 수학적 공리를 처음 발표하였다. 그의 공리는 복합파와 사인파의 관계를 정확하게 보여 주는 것으로 진폭, 주파수, 그리고 위상에서 다른 두 가지 이상의 사인파를 결합하면 하나의 복합파가 만들어진다는 것이다. 하나의 복합파를 만들기 위하여 결합되는 하나의 사인파 시리즈는 푸리에 시리즈로도 불린다. 그러므로 진폭, 주파수, 그리고 위상에서 다른 하나 이상의 사인파를 합하면 복합파를 만들 수 있고 구성된 사인파들의 특성을 잘 이해하면 복합파의 특성도 잘 알 수가 있는데, 이 과정을 **푸리에 합성**(Fourier synthesis)이라고 부른다. 또한 복합파는 구체적으로 그것을 구성하는 사인파의 진폭, 주파수, 그리고 위상으로 분석될 수 있는데, 이것을 **푸리에 분석**(Fourier analysis)이라고 한다.

　복합파나 사인파와 같은 소리의 특성을 분석하는 데 있어 중요한 변인은 소리파의 주기성이다. 소리파의 주기성은 소리파의 파형에서 일정한 시간의 간격에 따라 반복되는 파형이 존재하느냐에 따라 결정된다. 일정 시간의 간격으로 파형이 반복된다면 주기파(periodic wave)이고 반복되지 않으면 비주기파(aperiodic wave)이다. 사인파는 단순조화운동에서 결과하는 주기파에 속하지만 복합파는 사인파가 아니므로 주기파 또는 비주기파가 될 수 있다. 인간이 생산하는 모음은 대부분 복합파이고 진동의 한 사이클 동안 대부분의 파형의 특성을 반복적으로 보여 주는 준주기파(quasi-periodic wave)에 속한다. 〈그림 3-1〉은 1,000 Hz의 주파수를 가진 사인파의 주기적인 파형, 모음의 /아/와 /이/의 준주기적인 파형, 그리고 참새의 울음소리의 비주기적인 파형, 그리고 기차의 기적 소리의 비주기적인 파형을 보여 주고 있다.

푸리에의 공리는 수학적으로 연속적인 주기적 파형을 가진 사인파에만 해당된다. 연속적인 파형, 즉 아날로그 영역의 신호(시간 차원에 대한 신호)에 대하여 주파수 성분에 대한 크기와 각 주파수에 대한 위상을 분석할 때 푸리에 변환이 사용된다. 즉, **푸리에 변환**(Fourier transform)은 복합파의 파형을 기본주파수와 그 정배수의 각 주파수로 분해하는 것을 말한다. 〈그림 3-1〉에서와 같이 인간이 생산하는 모음들은 대부분 준주기파(quasi-periodic wave)로 주기적인 사인파에 해당되지 않기 때문에 푸리에 변환을 적용하는 데 무리가 따를 수 있다. 이것을 해결하는 방안으로 **이산 푸리에 변환**(discrete fourier transform, DFT)이 사용된다. 이산 푸리에 변환은 디지털 신호에 대하여 주파수 성분을 분석할 때 사용될 수 있으므로 푸리에 변환이 가지고 있는 문제점을 해결할 수는 있지만 그대로 사용할 경우 무한대의 복소수 곱셈의 적분을 수행해야 하는 과도한 연산량으로 발생하는 오랜 수행 시간과 낮은 효율성으로 인하여 사용에는 한계가 있다. 이것을 극복하고 빠른 시간 내에 수행이 가능하도록 여러 가지 알고리즘을 사용하는 것을 **고속 푸리에 변환**(fast fourier transform, FFT)이라 한다. 그러므로 FFT는 고속으로 DFT를 처리하며 그 처리 결과도 DFT와 아주 유사하여 효율적으로 DFT를 대신하여 사용할 수 있다. 그러므로 FFT는 오늘날의 컴퓨터에서 유용하고 효율적으로 신호를 처리하기 위해 사용되고 있다(강석환, 2007).

푸리에의 공리를 토대로 할 때 복합 주기파를 구성하고 있는 사인파 간의 관계는 조화의 관계(harmonic relation)에 있다. 즉, 복합파는 그 구성 주파수들 중 가장 낮은 사인파와 그 정배수의 사인파들로 구성되어 있다는 것이다. 가장 낮은 주파수의 사인파가 100 Hz라면 복합파는 100 Hz의 주파수와 더불어 200, 300, 400, 500 Hz, 그

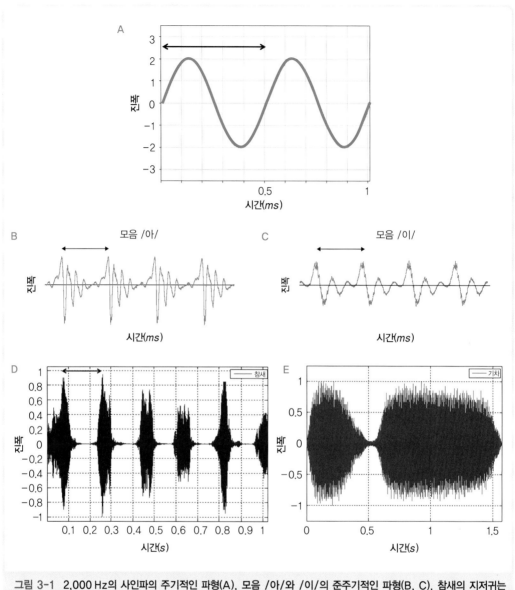

그림 3-1 2,000 Hz의 사인파의 주기적인 파형(A), 모음 /아/와 /이/의 준주기적인 파형(B, C), 참새의 지저귀는 소리(D)와 기차의 기적 소리의 비주기적인 파형(E)

리고 기타 등등의 100의 정배수의 주파수로 구성된다는 것이다. 만약 가장 낮은 주파수가 200 Hz라면 복합파는 200 Hz의 주파수와 400, 600, 800, 1,000 Hz, 그리고 기타 등등의 200의 정배수의 주파수로 구성된다. 복합 주기파에서 가장 낮은 주파수는 제1조화음(1st harmonic)이라고 하며 또는 기본주파수(fundamental frequency, f_0)라

표 3-1 **조화음, 부분음, 배음, 그리고 옥타브의 상호관계**

주파수	조화음	부분음	배음	옥타브
100 Hz (f_0)	1	1		
200 Hz	2	2	1	1
300 Hz	3	3	2	
400 Hz	4	4	3	2
500 Hz	5	5	4	
600 Hz	6	6	5	
700 Hz	7	7	6	
800 Hz	8	8	7	3

고도 불린다. 그러므로 위의 첫 번째 보기에서 100 Hz는 제1조화음 또는 기본주파수로 불리고 200 Hz는 제2조화음, 300 Hz는 제3조화음, 400 Hz는 제4조화음, 500 Hz는 제5조화음으로 불린다. 조화음과 같은 의미로 부분음이 사용되는데, **부분음**(partial tone)은 복합파를 구성하고 있는 순음을 나타낸다. 또한 복합파는 기본주파수와 그 정배수의 주파수로 구성되는데, 이 정배수를 배음(over tone)이라고 한다. 음악에서는 이 배음을 **옥타브**라 하며 주파수가 배로 증가 또는 감소할 때 옥타브를 사용하지만 그 차이는 〈표 3-1〉에서와 같다. 〈표 3-1〉은 복합파를 구성하고 있는 기본주파수와 정배수의 주파수를 토대로 조화음, 부분음, 배음, 그리고 옥타브의 상호관계를 나타낸다(Speaks, 2005). 기본주파수는 인간의 발성 기관이 만들어 내는 가장 낮은 주파수를 지칭하기도 하는데, 성별에 따른 발성 기관의 구조의 차이에 따라 기본주파수도 차이가 나타난다.

2. 사인파의 합성과 복합파의 분석

사인파의 합성으로 만들어지는 복합파는 그것을 구성하고 있는 사인파의 진폭, 주파수, 그리고 위상의 특징에 의해 결정된다. 일반적으로 소리파를 분석할 때 사용되는 것은 파형과 스펙트럼이다. 제2장에서 설명한 바와 같이 파형은 시간에 따른 진폭의

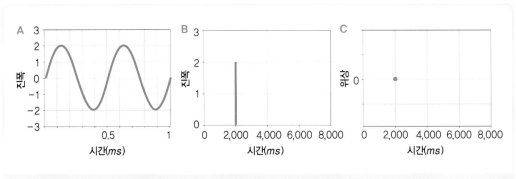

그림 3-2 2,000 Hz의 주파수를 가지고 있는 사인파의 파형(A), 진폭 스펙트럼(B), 위상 스펙트럼(C)

변화를 나타낸다면 스펙트럼은 주파수에 따른 진폭의 변화를 보여 준다. 스펙트럼에는 진폭 스펙트럼과 위상 스펙트럼이 있다. 진폭 스펙트럼은 주파수에 따른 진폭의 변화를 보여 주는 반면, 위상 스펙트럼은 주파수에 따른 위상의 변화를 보여 준다. 일반적으로 스펙트럼이라고 말할 땐 위상 스펙트럼이 아니라 진폭 스펙트럼을 말한다. 다음의 〈그림 3-2〉는 2,000 Hz의 주파수를 가지고 있는 사인파의 파형, 진폭 스펙트럼, 그리고 위상 스펙트럼을 보여 준다.

사인파의 합성은 진폭, 주파수, 그리고 위상이 서로 다른 2개 이상의 사인파가 서로 결합되면서 다양한 형태의 복합파를 구성한다. 일반적으로 복합파의 특성은 푸리에 분석의 결과로 얻어지는 진폭 스펙트럼으로 파악될 수 있다. 사인파의 합성으로 얻어지는 복합파의 파형과 스펙트럼의 특성을 구체적으로 설명하고자 한다. 가장 먼저 복합파를 구성하는 사인파가 같은 주파수의 다른 진폭을 가질 경우, 합성된 복합파의 파형과 진폭 스펙트럼을 살펴볼 수 있다.

2.1 진폭이 다른 사인파의 합

〈그림 3-3〉의 A는 주파수와 위상이 같고 진폭이 다른 두 사인파를 보여 주고 B는 그 두 사인파가 결합했을 때 나타나는 사인파의 합을 보여 준다. 결과로 나타나는 사인파의 파형에는 진폭이 증가되었다.

2.2 위상이 다른 사인파의 합

〈그림 3-4〉의 A는 주파수와 진폭은 같지만 위상이 90° 차이가 나는 두 사인파를 보

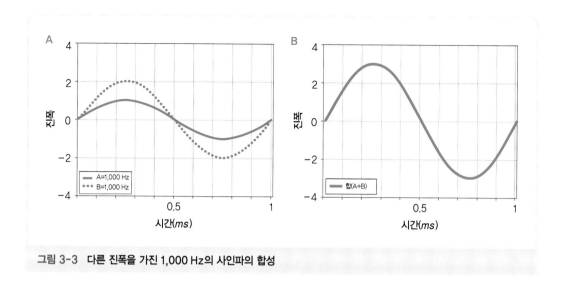

그림 3-3 다른 진폭을 가진 1,000 Hz의 사인파의 합성

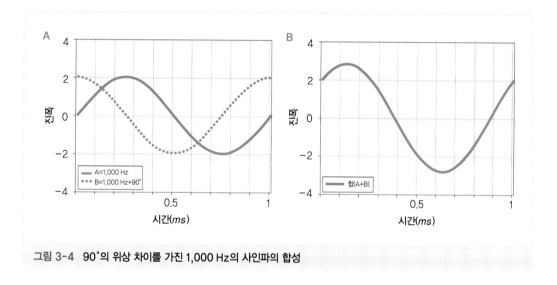

그림 3-4 90°의 위상 차이를 가진 1,000 Hz의 사인파의 합성

여 주고, B는 그 두 사인파가 결합하였을 때 결과로 나타나는 사인파의 파형을 보여 준다.

〈그림 3-5〉의 A는 주파수와 진폭은 같지만 위상이 180° 차이가 나는 두 사인파를 보여 주고, B는 그 두 사인파가 결합하였을 때 결과로 나타나는 사인파의 파형을 보여 준다. 위상이 180°로 다른 두 사인파의 합은 제로가 된다.

〈그림 3-6〉의 A는 주파수와 진폭은 같지만 위상이 270° 차이가 나는 두 사인파를

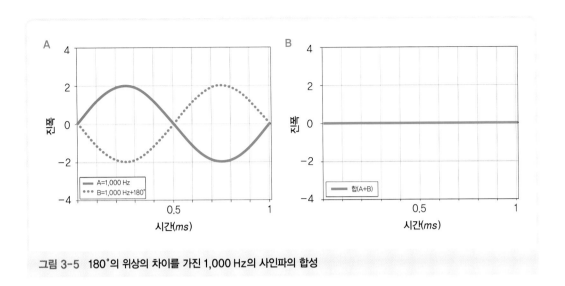

그림 3-5 180°의 위상의 차이를 가진 1,000 Hz의 사인파의 합성

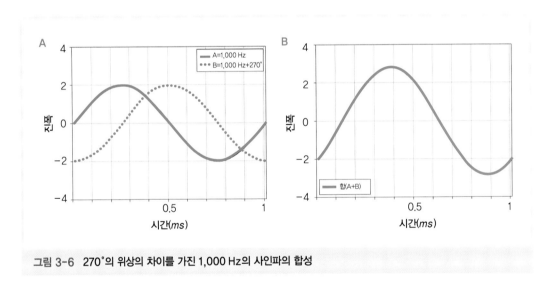

그림 3-6 270°의 위상의 차이를 가진 1,000 Hz의 사인파의 합성

보여 주고, B는 그 두 사인파가 결합하였을 때 결과로 나타나는 사인파의 파형을 보여 준다.

2.3 주파수가 다른 사인파의 합

다음의 그림들은 진폭과 위상은 같지만 주파수가 다르고 서로 조화의 관계에 있는 여러 가지의 사인파들의 다양한 합의 보기를 보여 준다. 여기에 사용된 주파수는 1,000,

2,000, 3,000, 4,000, 5,000 Hz이다. 각 그림의 A는 주파수가 다른 사인파들을 보여 주고 각 그림의 B는 두 주파수의 결합으로 결과하는 사인파의 합을 보여 주며 각 그림의 C는 진폭 스펙트럼을 보여 준다.

〈그림 3-7〉의 A는 각각 1,000 Hz의 사인파와 2,000 Hz의 사인파를 보여 주며 중간 그림은 두 사인파의 합을 보여 주는 복합파의 파형을 보여 주고 C는 복합파를 구성하고 있는 주파수의 스펙트럼을 보여 주고 있다. 두 사인파의 합은 최대 진폭에서 최소 진폭으로 점차 기울어지는 특징을 보인다.

〈그림 3-8〉의 A는 각각 1,000 Hz의 사인파와 3,000 Hz의 사인파를 보여 주고 B는 두 사인파의 합을 보여 주며 C는 복합파를 구성하고 있는 1,000과 3,000 Hz의 스펙트럼을 보여 주고 있다. 두 사인파의 합은 2개의 최대 진폭과 최소 진폭이 나란히 나열되어 있는 특징을 보이고 있다.

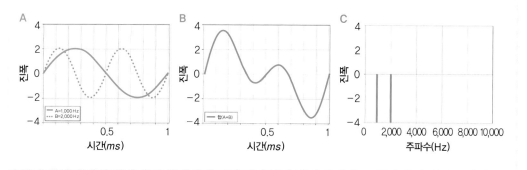

그림 3-7 같은 진폭과 위상을 가진 1,000과 2,000 Hz의 사인파의 합성과 분석 스펙트럼

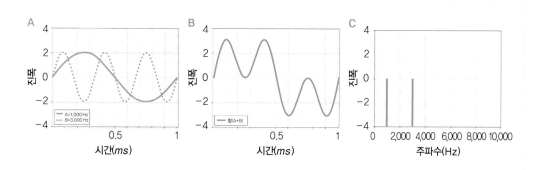

그림 3-8 같은 진폭과 위상을 가진 1,000과 3,000 Hz의 사인파의 합성과 분석

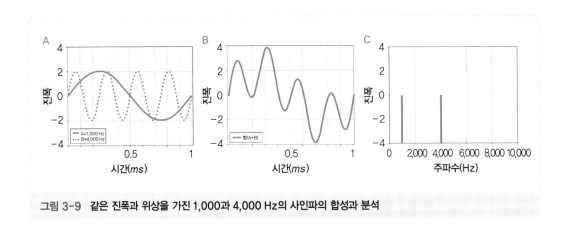

그림 3-9 　같은 진폭과 위상을 가진 1,000과 4,000 Hz의 사인파의 합성과 분석

〈그림 3-9〉의 A는 각각 1,000 Hz의 사인파와 4,000 Hz의 사인파를 보여 주고 B는 두 사인파의 합을 보여 주며 C는 복합파를 구성하고 있는 1,000과 4,000 Hz의 스펙트럼을 보여 주고 있다. 두 사인파의 합은 앞의 두 그림에서 보여 주는 특징들을 혼합적으로 보여 주고 있다.

〈그림 3-10〉의 A는 각각 1,000 Hz의 사인파와 5,000 Hz의 사인파를 보여 주고 B는 두 사인파의 합을 보여 주며 C는 복합파를 구성하고 있는 1,000과 5,000 Hz의 스펙트럼을 보여 주고 있다. 두 사인파의 합은 앞의 두 그림 1,000과 4,000 Hz의 합에서 보여 주는 것과 유사한 특징들을 보이고 있다.

다음의 그림들은 1,000 Hz의 기본주파수와 더불어 2,000~10,000 Hz 사이에서 그의 정배수인 사인파들로 구성되는 있는 복합파의 파형을 보여 주고 있다.

〈그림 3-11〉의 A는 1,000 Hz의 기본주파수의 홀수정배수의 합이다. 구체적으로

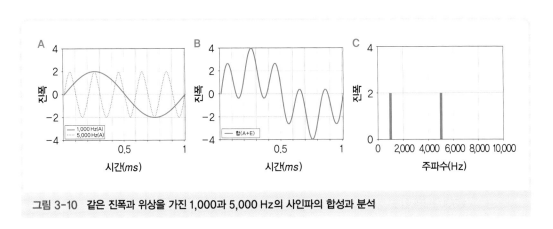

그림 3-10 　같은 진폭과 위상을 가진 1,000과 5,000 Hz의 사인파의 합성과 분석

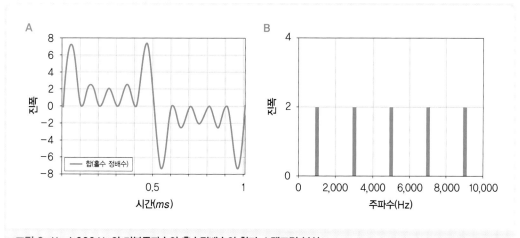

그림 3-11 1,000 Hz의 기본주파수의 홀수정배수의 합과 스펙트럼 분석

1,000, 3,000, 5,000, 7,000, 9,000 Hz의 사인파의 합으로 기본주파수의 홀수정배수에 에너지를 가지는 복합주기파의 형태를 보인다. B는 복합파를 구성하고 있는 홀수정배수인 1,000, 3,000, 5,000, 7,000, 9,000 Hz의 스펙트럼을 보여 주고 있다.

〈그림 3-12〉의 A는 1,000 Hz의 기본주파수의 짝수정배수의 합을 보여 주는 파형이고 B는 복합파를 구성하고 있는 짝수정배수인 2,000, 4,000, 6,000, 8,000, 10,000 Hz의 스펙트럼을 보여 주고 있다.

〈그림 3-13〉의 A는 1,000 Hz의 기본주파수의 홀수와 짝수 정배수에서 같은 진폭

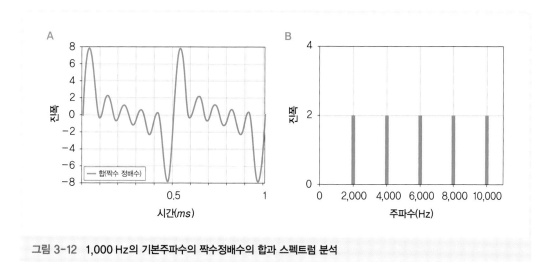

그림 3-12 1,000 Hz의 기본주파수의 짝수정배수의 합과 스펙트럼 분석

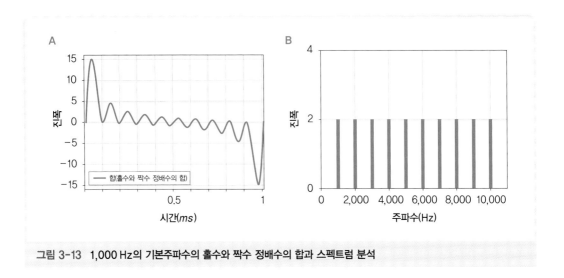

그림 3-13 1,000 Hz의 기본주파수의 홀수와 짝수 정배수의 합과 스펙트럼 분석

을 가진 복합파의 파형을 보이고 B는 복합파를 구성하고 있는 홀수와 짝수 정배수인 1,000, 2,000, 3,000, 4,000, 5,000, 6,000, 7,000, 8,000, 9,000, 10,000 Hz의 스펙트럼을 보여 주고 있다.

〈그림 3-14〉의 A는 톱니파(sawtooth wave)의 파형을 보이고 B는 각 주파수의 제곱근 진폭의 크기와 C는 각 주파수의 dB의 크기를 보여 주는 스펙트럼 분석이다. 톱니파는 옥타브당 −6 dB의 스펙트럼 포락선(envelop)의 기울기를 가지고 기본주파수의 홀수와 짝수 정배수에 에너지를 가지는 복합 주기파이다.

〈그림 3-15〉의 A는 사각파(square wave)의 파형을 보이고 B는 각 주파수의 제곱근 진폭의 크기와 C는 각 주파수의 dB의 크기를 보여 주는 스펙트럼 분석이다. 사각파

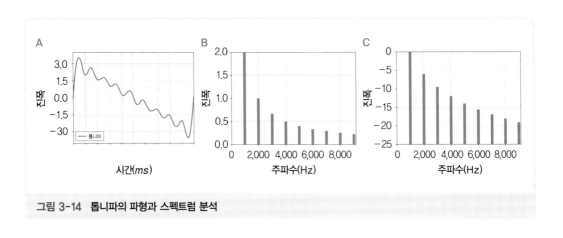

그림 3-14 톱니파의 파형과 스펙트럼 분석

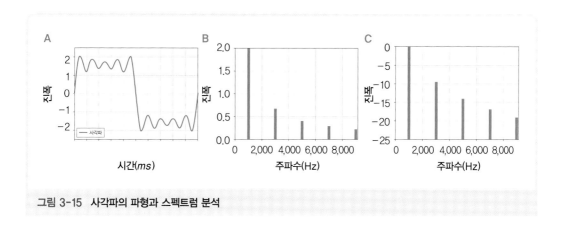

그림 3-15 사각파의 파형과 스펙트럼 분석

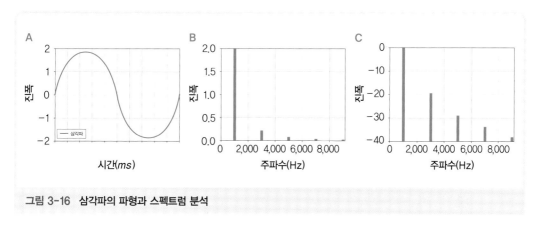

그림 3-16 삼각파의 파형과 스펙트럼 분석

는 옥타브당 −6 dB의 스펙트럼 포락선의 기울기를 가지고 기본주파수의 홀수정배수에 에너지를 가지는 복합 주기파이다.

〈그림 3-16〉의 A는 삼각파(triangular wave)의 파형을 보이고 B는 각 주파수의 제곱근 진폭의 크기와 C는 각 주파수의 dB의 크기를 보여 주는 스펙트럼 분석이다. 〈그림 3-16〉에서는 1,000~9,000 Hz까지의 주파수로 구성되어 삼각파처럼 보이지 않지만 홀수정배수를 무한대로 증가시키면 삼각파의 파형을 보여 준다. 삼각파는 옥타브당 −12 dB의 스펙트럼 포락선의 기울기를 가지고 기본주파수의 홀수정배수에 에너지를 가지는 복합 주기파이다.

〈그림 3-17〉은 펄스 트레인(pulse train)을 보여준다(Speaks, 2005). 펄스 트레인은 일정한 폭 또는 지속시간을 가지는 직사각형 형태인 펄스가 반복적인 연속되는 파형(A)과 스펙트럼(B)을 보여준다. 이러한 반복은 일정률에 따라 일어나는데 펄스가 반

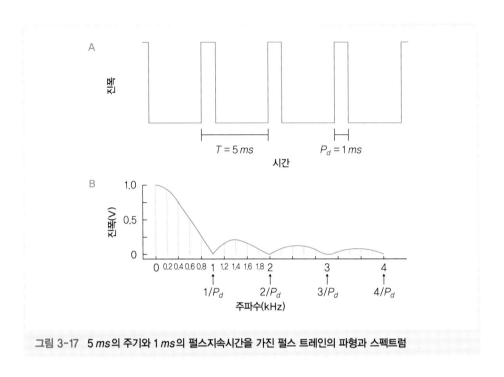

그림 3-17　5 *ms*의 주기와 1 *ms*의 펄스지속시간을 가진 펄스 트레인의 파형과 스펙트럼

복되는 주기(period, *T*)는 5 *ms*이고 펄스의 지속시간(pulse duration, P_d)은 1 *ms*인 파형을 보여주고 있다. 이 펄스 트레인의 주기는 한 펄스의 시작과 그다음 펄스의 시작의 간극을 나타내며 이 주기의 역수(1/*T*)는 주파수를 나타낸다. 이 주파수를 **펄스반복주파수**(pulse repetition frequency)라 한다. 따라서 〈그림 3-17〉에서 *T*가 5 *ms* 이므로 펄스반복주파수는 200 Hz가 된다. 펄스 트레인은 복합주기파형을 보이기 때문에 펄스반복주파수의 조화음에만 에너지가 나타난다. 그러므로 〈그림 3-17〉의 스펙트럼(B)에서 펄스반복주파수를 기본주파수로 하는 조화음이 200 Hz, 400 Hz, 600 Hz, 800 Hz 및 기타 등등으로 나타났다.

위의 그림에서 언급되어야 하는 특성은 펄스지속시간(P_d)의 파형과 스펙트럼이다 (Speaks, 2005). 〈그림 3-17〉의 스펙트럼(B)에서는 배(antinode)와 마디(node)를 가진 비규칙적인 형태의 스펙트럼 포락선(spectral envelope)을 보여주고 있는데 각 마디는 펄스지속시간의 역수의 정배수에서 일어나고 있다. 펄스지속시간은 1 *ms*으로 역수의 정배수는 1,000 Hz, 2,000 Hz, 3,000 Hz, 4,000 Hz 및 기타 등등이다.

〈그림 3-18〉은 〈그림 3-17〉에서 보여준 것과 같은 1 *ms*의 펄스지속시간을 가지고 있는 한 펄스파의 파형(A)과 스펙트럼(B)을 보여준다. 이 그림에서는 하나의 펄스

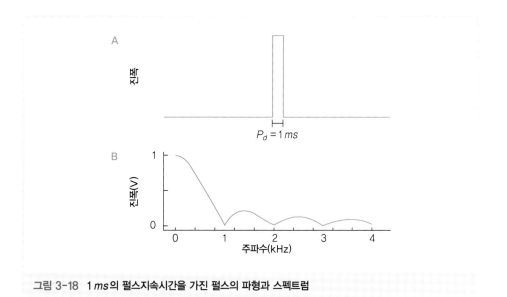

그림 3-18 1ms의 펄스지속시간을 가진 펄스의 파형과 스펙트럼

파로만 구성되어 있어 펄스파의 주기성이 보이지 않는다. 즉 펄스 트레인의 반복되는 주기가 없기 때문에 스펙트럼에서도 펄스반복주파수는 사라지고 배와 마디로 구성된 비규칙적인 형태의 스펙트럼 포락선이 보이고, 특히 이 포락선의 마디가 펄스지속시간의 역수의 정배수인 1,000 Hz, 2,000 Hz, 3,000 Hz, 4,000 Hz 및 기타 등등에서 나타나고 있다.

3. 맥놀이

2개의 사인파를 합성할 때 언급해야 하는 재미있는 현상 중의 하나가 **맥놀이**(beats)이다. 맥놀이는 진폭과 위상은 같지만 주파수가 약간 다른 두 사인파를 합성했을 때 서로 간섭이 일어나서 결과하는 복합파의 진폭이 주기적으로 팽창과 수축을 반복하는 현상을 말한다.

맥놀이는 하나의 사인파의 음량(loudness)의 맥동으로 들린다. 맥동(pulsation)은 사인파가 팽창과 수축을 반복하면서 진동하는 것을 나타낸다. 구체적으로 다시 설명하면 맥놀이는 같은 진폭과 위상을 가지지만 주파수의 차이가 7 Hz 이내인 두 사인파를 합성하면 결과한다. 즉, 결과로 나타나는 복합파는 마치 하나의 사인파의 음량이 주기적으로 팽창과 수축을 반복하는 것처럼 보이고 그렇게 들린다. 이것을 음악에서는 박자라고도 한다. 두 사인파의 주파수의 차이가 7 Hz보다 작다면 맥놀이 또는 박자는 쉽게 들리지만, 7 Hz보다 크면 맥놀이 또는 박자는 쉽게 구별되지 않기 때문이다 (Mullin et al., 2003).

〈그림 3-19〉의 A는 진폭이 2이고 위상각이 90°에서 시작하며 주파수가 각각 20 Hz와 25 Hz를 가진 2개의 사인파를 보여 주고, B는 두 사인파를 합성하였을 때 결과하는 복합파를 보여 준다.

결과하는 맥놀이 현상에서 0.1초에서는 진폭이 0이 되고 0초에서와 0.20초에서의 두 사인파의 최대 진폭의 합인 4가 되었다. 이처럼 두 사인파가 합성되었을 때 결과하는 복합파의 진폭이 최소 진폭인 0으로 나타나는 현상을 파괴적인 간섭(destructive interference), 즉 **상쇄 진폭**(cancellation interference)이라 하고 합성된 복합파의 진폭이 두 구성파의 진폭의 합인 최대 진폭 4를 보이는 현상을 건설적인 간섭(constructive interference), 즉 **보강 간섭**(reinforcement interference)이라 한다.

게다가 복합파의 한 주기는 0.20초를 보이고 있는데 이것을 주파수로 환산하면 $\frac{1}{0.2} = 5\,Hz$가 된다. 이 5 Hz는 두 사인파의 주파수 차이(25 − 20 = 5 Hz)와 같다. 그러므로 맥놀이 또는 박자 주파수(beat frequency)는 복합파를 구성하는 큰 주파수에서 작은 주파수를 빼면 얻을 수 있다. 이 차이가 7 Hz보다 작으면 맥놀이가 잘 들리지만 그것보다 크면 들리지 않아 구별할 수가 없다. 맥놀이 주파수가 5 Hz이고 맥놀이의

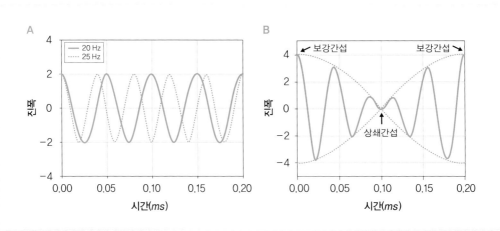

그림 3-19 같은 진폭과 위상각을 가지지만 주파수가 다른 두 사인파의 합성과 결과하는 맥놀이

주기는 0.2초이며 0.2초 안에서 20 Hz는 4주기(cycles)를 가지고 25 Hz는 5주기를 가지며 두 사인파는 0.2초에서 정확하게 동위상에 도달한다.

4. 음질

주파수가 다른 2개의 사인파를 합성하면 결과적으로 복합파는 만들어지는데, 복합파를 구성하는 사인파의 위상에 변화를 주어도 그 미묘한 차이를 복합파의 지각에서 감지할 수 없지만 그 구성파의 주파수나 진폭을 변화한다면 복합파의 지각에서는 그 변화를 감지할 수 있다(Mullin et al., 2003). 이러한 변화를 소리의 질, 즉 음질(timbre)의 변화로 표현한다. 영어로 음질은 timbre, tone quality, tone color(음색)로 표현되는데, 음질은 물리적인 소리파에 대한 지각이나 이해에 의존하는 심리음향학적인 용어이다. 따라서 음질은 주파수에 대한 심리음향학적 용어인 음고(pitch)와 소리의 강도를 나타내는 심리음향학적 용어인 음량(loudness)과 같이 소리의 청지각적인 특성을 나타내는 용어이다.

음성장애의 청지각적인 평가에 사용되는 우리말로 음질을 나타내는 용어들은 심현섭(2003)에 의해 정리되고 요약되었다. 음질을 나타내는 우리말로는 무발성의(aphonic), 두음도의(biphonic), 바람 새는 소리의(breathy), 둔탁한 소리의(covered), 목 잠긴 소리의(creaky), 이중음도의(diplophonic), 가늘게 떨리는 소리의(flutter), 성대가 막혔다가 터지는 소리의(glottalized), 쉰 목소리의(hoarse), 콧소리의(honky), 음도가 불안정한 소리의(jitter), 목에 힘을 주는 소리의(pressed), 끓는 목소리의(pulsed), 거친 소리의(rough), 강도가 불안전한 소리의(shimmer), 쥐어짜는 소리의(strained), 떨리는 소리의(tremerous), 걸걸한 소리의(ventricular), 흔들리는 소리의(wobble), 그리고 갈라지는 목소리의(pitch break) 등이 있다.

이러한 음질의 용어는 일반적으로 복합파를 구성하는 사인파의 주파수와 진폭에 있어서의 미묘한 변화에 의해 만들어진다고 할 수 있다. 특히 음질의 변화는 다른 악기에 의한 연주에서 잘 지각되는데, 같은 음정을 연주하더라도 악기에 따라 다르게 지각될 수 있다. 이와 같은 악기의 특성의 차이는 그 악기의 기본주파수와 조화음의 차이, 연주되는 방법의 차이, 그리고 다른 상대적인 진폭의 차이 등에서 기인될 수 있다. 따라서 소리의 음향학적 특성 또는 물리적인 특성에 따른 변화가 음질에 대한 지각의 변화와 어떻게 상관되는지는 앞으로 지속적으로 연구되어야 한다.

맺음말

이 장은 푸리에 공식을 토대로 소리의 합성과 분석 방법들에 대하여 소개하였다. 소리의 합성은 사인파의 진폭, 위상, 그리고 주파수에 의해 결정되며 다양한 결합에 의해 다양한 복합파가 만들어진다. 사인파의 합성에 의해 톱니파, 사각파, 삼각파, 펄스 트레인 및 펄스파와 같은 복합파가 만들어질 수 있음을 보여주었다. 이들 복합파는 기본주파수의 홀수 또는 짝수 정배수의 합에 의해 결정된다. 또한 복합파는 스펙트럼 분석, 정확히 표현하면 진폭 스펙트럼에 의해 분석된다. 이러한 사인파의 합성과 복합파의 분석은 수학적으로 표현될 수도 있는데, 관심 있는 독자들은 이 분야를 더욱 공부하기를 바란다. 한편, 소리의 합성과 분석은 MATLAB(matrix laboratory)를 사용하여 시뮬레이션을 수행할 수 있다. 복합파를 구성하는 사인파의 주파수의 차이가 7 Hz 이하일 때 발생하는 맥놀이 현상을 설명하였고 그 맥놀이 현상으로 보강 간섭과 상쇄 간섭도 소개하였다. 마지막으로 사인파의 물리적 변화가 음질에 미치는 효과와 특히 음질을 나타내는 한국어도 소개하였다. 현대에 사용되고 있는 다양한 소리 합성과 분석을 이해하는 데 중요한 토대가 될 것이다.

공명

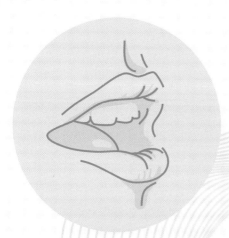

머리말

우리는 놀이터에서 그네타기를 해 본 경험이 있다. 놀이터에서 아이들과 함께 놀다 보면 아이들이 좋아해서 그네타기를 자주한다. 그네타기에서 그네를 미는 데 힘을 많이 소비하여 지치게 되면 보다 쉽고 적은 힘으로 그네를 밀어주는 방법을 찾게 된다. 이런저런 방법을 시도하다가 그네가 충분히 높은 곳에 도달했을 때 밀어 주면 힘이 적게 들고 매우 높은 곳까지 밀려 올라가지만 그네가 충분한 높이에 도달하기 전에 밀어 주면 힘이 많이 들고 쉽게 지친다는 사실을 발견한다. 이처럼 특정 높이, 다르게 말하면 특정 주파수에서 진폭이 크게 증가하는 현상을 **공명**(resonance)이라고 한다. 모든 물체는 각자 고유의 주파수를 가지고 있는데, 이 주파수를 **공명 주파수**(resonant frequency)라고 한다. 공명 주파수에서는 작은 힘으로 큰 진폭 및 에너지를 아주 쉽게 전달할 수 있다. 이 공명 현상은 역학, 음향학, 광학, 양자역학, 그리고 분광학에서 발견되는데, 말과학에서 공명은 말이 생성되어 전달되는 과정에서 중요한 역할을 하는데, 그것은 소리를 조작하는 필터와 같은 기능이다. 말과학에서 폐에서 나오는 숨이 입이나 코로 나오기까지의 경로를 성도(vocal tract)라 하는데, 이 성도는 성문파(glottal wave)에서 특정 주파수의 진폭을 증폭시키는 공명기(resonator)처럼 기능한다. 그러므로 이 장에서는 일상생활에서의 공명의 원리를 적용한 실례, 공명의 음향학적인 특성, 필터 역할으로서의 공명, 그리고 말과학 또는 청각학에서의 다양한 적용 등을 다루고자 한다.

1. 일상생활에서의 공명

우리의 일상생활에서도 공명의 원리는 다양하게 관찰될 수 있는데, 그중 하나는 날카로운 고주파 소리에 유리창이 깨지는 현상이다. 귄터 그라스의 원작이며 1979년 서독에서 개봉된 영화인 '양철북'에서는 주인공 꼬마 오스카가 교회 종탑에 올라가 소리를 지르면 그 마을의 모든 유리창이 깨지는 장면이 나온다. 오래전 TV 프로그램에 가수들이 나와서 노래를 불러 유리컵을 깨거나 호텔에서 전설적인 오페라 가수 카루소가 노래를 부르자 호텔의 유리창이 깨져 그의 노래 연습이 중단되었다는 이야기를 들어 보았을 것이다. 게다가 외부에서 힘이 젓가락을 통해 가해지면 유리잔은 진동하면서 고유의 소리를 낸다. 이 고유의 소리에 일치하는 진동수를 찾으면 그 진동수로 유리컵을 깨뜨릴 수 있다. 유리컵이 만드는 그 고유의 진동수를 공명이라고 한다. 라디오의 주파수를 맞추거나 TV 채널을 바꾸는 것도 공명의 원리를 적용한 사례들이다. 집에 있는 라디오의 주파수나 TV 채널이 방송국의 주파수와 채널과 일치될 때 간섭이 적어 소리가 크게 된다. 소리에서의 공명은 어떤 물체에서 발생하는 그 물체 고유의 주파수와 같은 소리를 만나면 저절로 울리는 현상이라고 할 수 있다.

공명의 원리를 가장 분명하게 보여 주는 사건은 1940년 11월 7일 미국 워싱턴주 타코마 해협에 당시 최고의 신기술이며 신공법으로 건설된 현수교의 붕괴이다. 타코마의 현수교는 원래 시속 190 km 속도의 초강풍에도 잘 견딜 수 있도록 거대한 철 구조물로 건축되었지만 완공 후 석달 만에 시속 70 km의 산들바람에 가운데 부분부터 좌우로 꽈배기 형태로 꼬이더니 엿가락처럼 힘없이 무너져 내렸다. 붕괴의 원인으로 다양한 현상이 조사되었지만 현수교 다리 자체의 고유한 진동수(주파수)와 일치한 산들바람이 주요 원인으로 밝혀졌다. 즉, 바람의 세기보다는 다리의 고유 주파수에 해당하는 공명이 다리를 붕괴시킨 것이다. 이처럼 공명은 작은 힘으로 거대한 철 구조물을 쉽게 파괴할 수 있다.

이러한 공명의 원리를 일상에 적용한 사례는 전자레인지의 발명이다. 전자레인지에서는 약 1.2 cm의 마이크로파가 생성되는데, 이 파에 의해 음식물 속의 물 분자가 열 에너지로 전환되어 가열되거나 데워지게 되지만 수분이 없는 음식물은 물 분자가 적어 데워지거나 조리가 되지 않는다. 게다가 의료장비로 사용되고 있는 자기공명단층촬영(magnetic resonance imaging, MRI)도 공명의 원리에 의해 작동되는데, 자기장을 발생하는 자기공명 촬영 장치에 인체를 넣고 고주파를 발생시키면 인체의 수소 원사핵이 자기장 내에서 자기장과 상호작용하며 특정 주파수의 전자파를 흡수·방출하는 패턴을 측정함으로써 인체 내의 질병 여부를 판별한다.

위의 사례들을 근거로 볼 때 우리는 공명의 원리를 추론할 수 있다. 첫 번째의 원리로는 유리, 유리컵, 강철, 콘크리트, 다리 등 이 세상에 존재하는 모든 물질은 그 나름대로의 특정한 진동, 즉 특정 주파수를 가지고 있다는 것이다. 또한 주기적으로 진동하는 힘이 탄성을 가진 물체에 적용되면 그 탄성의 물체는 적용된 힘의 주파수에서 강제로 진동하며 적용된 힘의 주파수가 탄성 물체의 고유 주파수에 가까우면 가까울수록 결과하는 진동의 진폭은 크다(Speaks, 2005). 진폭이 크다는 것은 에너지가 가장 효율적으로 전달된다는 것을 의미한다. 게다가 공명에 의한 진폭의 증가는 외부에 의해 가해지는 힘의 방향과 진동하는 물체의 속도 방향과의 관계에 의해 영향을 받는데, 그 관계가 서로 반대 방향이면 공명은 일어나지 않지만 서로 같은 방향이면 공명이 만들어져 진폭이 커진다.

2. 공명과 음향 임피던스

공명에 의한 진폭의 증가는 에너지 또는 소리 전달의 효율성과 밀접한 관계를 가진다. 즉, 공명에서는 에너지 또는 소리가 가장 효율적으로 전달된다. 에너지 또는 소리가 효율적으로 전달된다는 것은 에너지의 흐름에 대한 방해나 저지를 나타내는 임피던스(impedance, Z)가 적다는 뜻이다. 이와 같이 공명과 임피던스는 서로 밀접한 관련이 있는데, 그 구체적인 관계는 임피던스에 대한 정확한 기술에서 시작된다.

음향 임피던스(acoustic impedance)는 에너지, 소리의 흐름 또는 운동에 대한 종합적인 방해나 저지를 나타내는 용어로, 에너지의 전달을 용이하게 하는 수용, 즉 어드미턴스(admittance)와 반대되는 개념이다. 음향학적으로 속도(소리의 흐름)에 적용된 힘(소리 압력)의 비율로 임피던스를 설명할 수 있지만 일반적으로 임피던스는 크게 두 가지 요인, 즉 저항(resistance, R)과 리액턴스(reactance, X)에 의해 결정된다. 수학적으로 임피던스는 복소수로 표현되는데 복소수의 실수 부분은 저항을, 허수 부분은 리액턴스를 나타낸다. 저항은 임피던스의 동위상 요소(in phase component)인 반면 리액턴스는 임피던스의 이위상 요소(out of phase component)이다. 음향학적으로 저항(R)은 메시 스크린(mesh screen)에 의해 설명될 수 있지만 전기적 또는 기계적인 시스템으로 설명할 경우 훨씬 이해가 쉽다. 전기적으로 전류가 저항을 통과할 때 전기에너지가 열 에너지로 전환되어 소멸되는데, 이것을 저항이라 말하고 기계적으로는 두 물체의 표면을 문지르면 열이 발생하는데, 이때 결과하는 마찰력은 운동 에너지를 열로 전환시켜 소멸시킨다. 그러므로 저항은 에너지의 소멸을 나타낸다. 이 저항은 주파수와는 무관하다. 저항의 단위로는 **ohms**를 사용한다.

힘이 단순조화진동체에 가해지면 적용된 힘과 연합된 에너지의 일부는 저항 때문에 열 에너지로 전환되어 소멸되지만 다른 일부는 운동 에너지나 위치 에너지로 저장된다. 저항과는 달리 에너지나 소리를 소멸시키는 것이 아니라 일정 기간 에너지나 소리를 저장하면서 에너지나 소리의 흐름을 방해하는 것을 **리액턴스**(neactance)라 한다. 리액턴스는 저항과 달리 주파수에 의존한다. 더욱 자세하게 설명하면 임피던스는 주파수와 상관없는 저항과 주파수에 의존하는 리액턴스로 구성되어 있다. 주파수 선택적인 리액턴스는 시스템의 질량과 경직성(stiffness, s)에 의존하는데, 질량에 의존하는 리액턴스는 **질량 리액턴스**(mass reactance, X_m)로 불리고 경직성에 의존하는 리액턴스는 **경직성 리액턴스**(stiffness reactance, X_s)로 불린다. 반면에 경직성과 반대되는 유연성(compliance, c)을 포함하는 **유연성 리액턴스**(compliance reactance, X_c)는 경직성 리액턴스와 반대되는 개념이지만 모든 리액턴스는 같은 단위인 ohms를 사용한다. 질량 리액턴스(X_m)는 다음과 같이 표현되고 주파수와 비례한다.

$$X_m = 2\pi f m \tag{공식 4.1}$$

경직성 리액턴스(X_s)는 다음과 같이 표현되고 주파수에 반비례한다.

$$X_s = s/2\pi f \tag{공식 4.2}$$

또한 유연성 리액턴스(X_c)도 다음과 같이 표현되고 주파수에 반비례한다.

$$X_c = \frac{1}{2\pi f c} \tag{공식 4.3}$$

공명 주파수(resonant frequency, f_r) 또는 고유 주파수는 질량과 경직성 리액턴스가 같을 때 일어나는데, 공식 4.1과 4.2를 사용할 때 공명 주파수는 다음과 같이 표현되고 공식 4.1~4.3에서와 같이 공명 주파수는 경직성에는 비례하고 질량에는 반비례한다.

$$f_r = (1/2\pi)\sqrt{s/m} \tag{공식 4.4}$$

위의 공식에서와 같이 질량 리액턴스는 주파수에 비례하지만 경직성 또는 유연성 리액턴스에는 주파수에 반비례한다. 전체 임피던스를 계산하는 공식에서 경직성과 유연성 리액턴스는 모두 주파수에 반비례하기 때문에 상호 교환적으로 사용될 수 있다.

앞에서 언급한 질량과 유연성 리액턴스는 음향학적 분류이지만 전기적으로도 설명될 수 있다. 직류회로일 경우에는 일반 저항(R)으로만 구성되지만 교류일 때는 일반 저항과 리액턴스가 존재한다. 음향학적인 질량적 리액턴스는 전기회로에서는 유도성 리액턴스(inductive reactance)를 말하고, 코일이나 인덕터(inductor)에서 발생하며 전압이 전류보다 위상이 빠르지만 음향학적인 유연성 리액턴스는 전기회로에서는 용량성 리액턴스(capacitive reactance)를 말하고 콘덴서에서 발생하며 전류가 전압보다 위상이 빠르다.

위의 공식들을 더욱 쉽게 설명하기 위하여 그림을 사용할 수 있는데 임피던스는 주파수와 무관한 저항(R)과 주파수에 의존하는 리액턴스(X)의 합으로 구성되고, 리액턴스는 다시 질량 리액턴스(X_m)와 경직성 리액턴스(X_s) 또는 유연성 리액턴스(X_c)로 구별된다. 임피던스는 질량 리액턴스과 경직성 리액턴스(또는 유연성 리액턴스)를 나타내는 x축과 저항(R)을 나타내는 y축의 삼각함수로 〈그림 4-1〉과 같이 표현된다.

위의 그림에서와 같이 네트 리액턴스(net reactance)는 질량과 경직성 또는 유연성 리액턴스의 차이로 표현되는데, $X_m = 1,000$ ohms이고 X_s 또는 $X_c = 500$ ohms일 때 리액턴스는 $1,000 - 500 = 500$으로 질량 리액턴스이지만 반대로 $X_m = 500$ ohms이고 X_s 또는 $X_c = 1,000$ ohms일 때 리액턴스는 $500 - 1,000 = -500$으로 경직성 또는 유연성 리액턴스가 된다. 또한 임피던스(Z)는 복소수로 표현되는데, 실수 부분은 저항(R) 그리고 j를 포함하는 허수 부분은 리액턴스를 나타내고 일반적인 형태는 다음과 같이 표현된다.

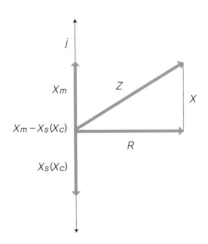

그림 4-1 저항(R)과 질량 리액턴스(X_m)와 경직성(X_s) 또는 유연성(X_c) 리액턴스로 구성된 임피던스
출처 : Choi et al. (2012).

$$Z = R \pm jX \qquad \text{(공식 4.5)}$$

그러므로 삼각함수에 의하여 임피던스(Z)는 다음과 같이 표현된다.

$$Z = \sqrt{R^2 + (X_m - X_s)^2} \qquad \text{(공식 4.6)}$$

임피던스의 주파수 특징은 리액턴스에 의해 결정되는데, $X_m > X_s$ 또는 X_c일 때는 질량에 의해 지배되는 시스템이지만 반대로 $X_m < X_s$ 또는 X_c일 때는 경직성 또는 유연성에 의해 지배되는 시스템이 된다. 그러나 $X_m = X_s$ 또는 X_c일 때는 고유 주파수, 즉 공명 주파수를 얻을 수 있다. 공명 주파수일 때 $X_m - X_s$ (또는 X_c) = 0이 되므로 임피던스는 오직 저항에 의해 결정된다. 질량 리액턴스와 경직성 또는 유연성 리액턴스가 같을 때 공명 주파수는 저항에 의해 결정되는데, 임피던스의 반대 개념인 어드미턴스를 사용하여 임피던스와 저항의 관계는 〈그림 4-2〉와 같이 표현된다.

 질량 리액턴스와 경직성 리액턴스가 동일 지역인 약 2,500 Hz에서 공명 주파수가 만들어지고 공명 주파수 지역의 임피던스는 저항에 의해 결정되지만 공명 주파수 아래는 경직성 또는 유연성에 의해 지배되지만 공명 주파수 위는 질량에 의해 영향을 받는다. 음향학적으로 저항은 **감폭**(damping)이란 용어로 대체될 수 있다. 감폭(저항)이 적을 때 임피던스도 적지만 반대 개념인 어드미턴스는 크고 그 형태는 예리하며

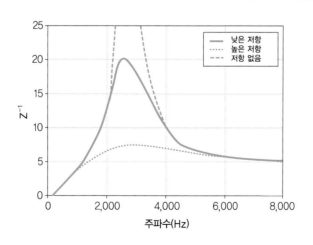

그림 4-2 주파수에 따른 다른 정도의 임피던스를 나타내는 어드미턴스 그래프
출처 : Choi et al. (2012).

대역폭이 작은 필터처럼 보이는 반면, 높은 감폭(저항)일 때 임피던스는 크지만 반대 개념인 어드미턴스는 작고 그 형태는 넓고 대역폭이 넓은 필터처럼 보인다. 그러므로 임피던스 또는 어드미턴스를 토대로 볼 때 공명은 마치 필터처럼 기능한다.

Wiley와 Fowler(1997)가 요약한 것과 같이 주파수가 증가되거나 감소될 때 질량과 유연성(또는 경직성) 리액턴스는 서로 반대되는 방향으로 변화한다. 즉, 주파수가 증가하면 질량 리액턴스는 증가하지만 유연성(또는 경직성) 리액턴스는 감소하고 반대로 주파수가 감소하면 질량 리액턴스는 감소하지만 유연성(또는 경직성) 리액턴스는 증가한다. 특정 주파수에 있어 질량과 유연성(또는 경직성) 리액턴스가 같을 경우 두 리액턴스는 이위상으로 서로 취소되어 결과적으로 종합 리액턴스는 0이 된다. 즉, 서로 같지만 다른 위상인 요소들이 0 ohms의 음향 리액턴스를 결과하고 그 특정 주파수에서 그 시스템은 공명된다고 말할 수 있다. 이처럼 공명이 일어나는 특정 주파수를 공명 주파수라 부른다. 전체 음향 리액턴스는 공명 주파수에서 0 ohms이므로 전체 음향 임피던스는 그 시스템이 제시되는 음향 저항과 같게 된다. 단지 음향 저항이 전체 음향 임피던스에 공헌함으로 음향 임피던스의 위상각은 0°이다. 공명 주파수에 있어서 음향 임피던스는 가장 적은 값을 가지고 검사 중인 그 시스템이 제공하는 음향 저항과 같아진다. 그러므로 공명 주파수는 음향 리액턴스 0 ohms이고 음향 임피던스의 위상각이 0°일 때의 주파수를 나타낸다고 할 수 있다(Wiley & Fowler, 1997).

3. 여과기(필터)

공명은 특정 주파수에서는 임피던스가 적고 어드미턴스는 큰 것이 특징이다. 그러므로 공명은 주파수 선택적인 특성을 보인다. 주파수 선택성이란 특정 주파수에서는 이득이 커서 결과하는 산출이 크고 다른 주파수에서는 이득이 작아서 결과하는 산출이 작은 특징을 가진 필터로 설명될 수 있다.

〈그림 4-3〉의 A는 음향 시스템에 들어가기 전의 주파수별 같은 진폭을 보여 주는 음향 신호의 특성을 보여 주는 그래프로 일반적으로 백색소음(white noise)의 음향학적 특성을 보여 주고 있지만 B, C 음향 시스템의 필터를 통과한 후 결과하는 음향학적 산출을 보여 주는 그래프이다. 이들 그래프는 공명 시스템의 음향학적인 특성을

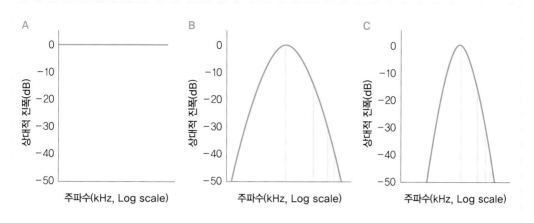

그림 4-3 공명의 특성을 보여 주는 필터 그래프. A는 공명, 즉 필터가 사용되기 전의 주파수별 동일한 진폭을 보여 주는 입력 그래프이지만 B, C는 필터를 통과한 출력, 즉 공명을 보여 주는 그래프이다.

보여 준다. 그래프의 x축의 특정 주파수에서는 상대적인 진폭이 최고 출력을 보이지만 특정 주파수를 벗어나면 옥타브당 상대적인 진폭이 하락한다. 필터의 특징은 대역폭(bandwidth)에 의해 결정되는데, B의 대역폭은 상당히 넓지만(broad-band) C는 좁다(narrow-band). 다른 말로 표현하면 좁은 대역폭은 짧게 튜닝(narrowly-tuned)되었다고 하고 넓은 대역폭은 넓게 튜닝(broadly-tuned)되었다고도 한다.

공명을 나타내는 필터의 개념은 말과학이나 청각학에서는 아주 중요한 개념이다. 필터 또는 여과기는 복합파를 구성하는 사인파에 대한 조작이 가능하게 한다. 즉, 필터는 복합파를 구성하고 있는 어떤 주파수의 사인파는 통과시키고 다른 주파수의 사인파는 통과하지 못하도록 여과하는 장치를 말한다. 일반적으로 건설 현장에서는 다양한 크기의 모래나 자갈을 걸러내기 위하여 가는 철사로 만든 그물채를 사용하여 작은 모래나 자갈은 통과시키지만 큰 모래나 자갈은 통과시키지 않는 것처럼 필터는 복합파를 구성하는 사인파의 주파수 특성에 따른 선택적인 시스템(selective system)이다. 필터의 특징은 다섯 가지 중요한 변인들(parameters)에 의해 결정되는데, 그 변인들은 고유 주파수를 나타내는 중심 주파수(center frequency, f_c), 상위절단 주파수(upper cutoff frequency, f_u), 하위절단 주파수(lower cutoff frequency, f_l), 대역폭(bandwidth, BW 또는 $\triangle f$), 그리고 감쇠율(attenuation rate)이다. 중심 주파수는 필터에서 상대적 진폭(relative amplitude)이 가장 큰 주파수를 말하며 다른 말로는 공명 주파수라고도 한다. 공명 주파수는 시스템의 질량과 탄력성에 의해 결정되는데, 다음 장에서 더욱 구체적으로 논의될 것이다. 상위절단 주파수와 하위절단 주파수는 가장 큰 진폭에서 3 dB 아래에 해당하는 주파수를 말하는데 제2장에서 언급한 바와 같이 데시벨을 구하는 공식을 사용하면, $10 \log_{10} \frac{1}{2} = -3$ dB이 된다. 그러므로 -3 dB은 음향학적인 일률(power)이 반이 되는 진폭을 말한다. 상위절단 주파수는 저주파대역통과필터(low-pass filter)에서 나타나고 하위절단 주파수는 고주파대역통과필터(high-pass filter)에서 보인다. 대역폭($\triangle f$)은 상위절단 주파수에서 하위절단 주파수를 뺀 차이를 말하며 $\triangle f = f_u - f_l$로 표현된다. 대역폭을 사용하는 필터를 대역통과필터(band-pass filter)라고 한다. 대역통과필터는 저주파대역통과필터와 고주파대역통과필터를 결합한 필터이다. 마지막으로 감쇠율은 필터의 기울기를 나타내고 옥타브당 dB의 변화, 즉 dB/octave로 표현된다. 기울기가 크면 클수록 필터는 더욱 가파른 경사를 보인다.

　필터는 주파수의 선택적인 특징에 따라 구별되는데, 저주파대역통과필터(low-pass filter), 고주파대역통과필터(high-pass filter), 대역통과필터(band-pass filter), 그리고 대역제거필터(band-reject filter)로 크게 나뉜다.

　〈그림 4-4〉는 전형적인 저주파대역통과필터의 예로 가장 큰 진폭에서 -3 dB 아래 위치한 상위절단 주파수는 1 kHz에 놓여 있다. 게다가 10 dB/octave와 20 dB/octave의 다른 두 가지 감쇠율을 가진 저주파대역통과필터가 보인다.

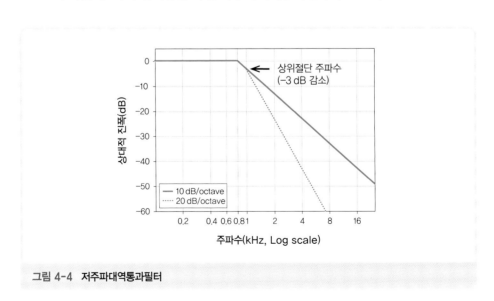

그림 4-4　저주파대역통과필터

〈그림 4-5〉는 전형적인 고주파대역통과필터의 예로 가장 큰 진폭에서 −3 dB 아래 위치한 하위절단 주파수는 16 kHz에 놓여 있고 10 dB/octave와 20 dB/octave의 다른 두 가지 감쇠율을 가진 고주파대역통과필터가 소개되어 있다.

〈그림 4-6〉은 전형적인 대역통과필터로 f_c에 중심 주파수가 있고 중심 주파수의 가장 큰 진폭에서 −3 dB 아래 위치한 $f_u - f_l$의 대역폭을 가지고 있는 필터이다. 대역폭의 크기에 따라 크면 광대역통과필터(broad-band pass filter)가 되고 좁으면 협대역통과필터(narrow-band pass filter)가 된다. 대역통과필터의 반대는 대역제거필터인데,

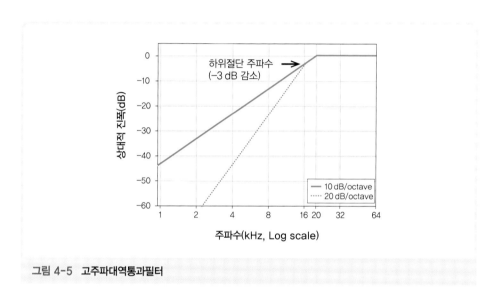

그림 4-5 고주파대역통과필터

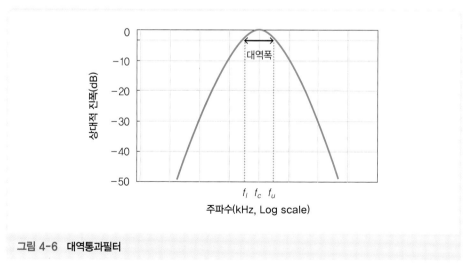

그림 4-6 대역통과필터

대역통과필터가 상위절단 주파수와 하위절단 주파수 사이에서 통과하는 주파수를 말하는 반면에 대역제거필터는 상위절단 주파수와 하위절단 주파수 사이에서 제거되는 주파수를 말한다. 그러므로 특정 주파수 지역이 통과되거나 제거되는 것을 나타내는 필터는 공명의 특징을 아주 잘 보여 준다고 할 수 있다.

4. 임상적 적용

제3장에선 소리의 합성과 분석에 대하여 자세히 설명하였다. 푸리에 공리에 의해 여러 사인파를 합성하여 복합파를 만들 수 있고 복합파는 구성하고 있는 여러 가지의 사인파로 분석될 수 있음을 밝혔다. 인간이 성대(vocal fold)에서 음성을 생성할 때 그 음은 무의미하지만 입술, 혀, 그리고 이를 포함하는 조음기관을 통과할 때 의미 있는 소리로 만들어진다. 의미 있는 소리인 말은 제3장에서 언급한 것과 같이 복합파에 속한다. 그러므로 인간의 음성은 다양한 사인파가 합성되고 필터되어 만들어진 소리이기 때문에 그 음향학적 특징은 푸리에 분석을 기초로 CSL(Computerized Speech Lab)과 같은 컴퓨터 프로그램을 사용하여 분석 가능하다. CSL은 임상적인 말 분석과 연구를 위해 미국 KayPENTAX사가 제조한 제품으로, 말 분석, 음성 측정, 그리고 음향 음성학(acoustic phonetics)이 가능한 말과 신호 처리가 가능한 소프트웨어와 하드웨어로 통합된 컴퓨터 프로그램이다. 게다가 인간의 음성을 변조하거나 합성이 필요한 경우 음향학적인 필터를 사용하여 다양한 조작이 가능하게 된다. 그러므로 필터에 대한 지식은 음성 평가, 진단, 치료에 아주 중요한 지식이다.

말과학뿐만 아니라 음성을 지각하는 청각학에도 필터 또는 공명의 지식은 아주 유용하게 사용된다. 청각기관인 귀의 해부 및 생리학적 구조는 인간의 소리나 말에 대한 지각(perception)에 영향을 미치는데, 외이도는 음향학적으로 소리가 고막으로 전달되는 채널의 역할을 하며 공명에 있어 중요한 역할을 수행하고 있다(Pickles, 1988; Shaw, 1974). 외이도의 소리압력이득(sound pressure gain) 분석에 따르면 2~7 kHz에서 약 10~20 dB의 이득을 보이고 공명 주파수는 약 2.6 kHz에서 나타나며 약 20 dB의 최대한 이득을 보인다. 게다가 귀의 해부 생리학적 구조에 대한 분석에서 중이(middle ear)와 와우(cochlea), 와우 내의 코르티기관(organ of Corti)을 구성하는 개막

(tectorial membrane), 기저막(Basilar membrane), 그리고 유모세포(hair cells) 등의 특성도 공명 주파수와 같은 개념인 특성 주파수(characteristic frequency)에 의해 분석될 수 있다. 게다가 필터의 개념은 보청기(hearing aids)의 기능에 대한 분석이나 적합(fitting)에 아주 유용하게 사용된다(이정학, 이경원, 2005). 보청기에서 필터의 개념은 증폭(amplification)의 방법에 따라 선형(linear)과 비선형(nonlinear) 보청기로 구별되어 난청인의 청력 상실의 정도와 유형에 따른 적합한 증폭의 양과 방법을 찾는 데 아주 유용하게 적용된다.

맺음말

공명의 원리는 우리 일상생활과 아주 밀접하게 연결되어 있기도 하지만 말과학과 청각학에서도 아주 유용하게 적용되고 있다. 공명은 음향학적으로 설명이 가능하기도 하지만 전기적으로 설명이 가능하다. 이 장에서는 공명을 알기 쉽게 설명하기 위하여 음향학적 설명을 토대로 간단하게 전기적인 설명도 부연했다.

음향학적으로 공명은 임피던스와 밀접한 영향을 가지고 있는데, 임피던스는 주파수와 무관한 저항(R)과 주파수에 의존하는 리액턴스(X)의 합으로 구성되고 리액턴스는 다시 질량 리액턴스(X_m)와 경직성 리액턴스(X_s)로 구성된다. 리액턴스에서 경직성 리액턴스는 유연성 리액턴스(X_c)로 표현되는데, 둘은 서로 상반되는 개념들이다.

공명은 질량 리액턴스와 경직성 리액턴스가 같아서 네트 리액턴스가 제로가 되어 저항에 의해 임피던스가 결정될 때 발생한다. 즉, 임피던스가 가장 적을 때 공명이 발생하는데 공명은 주파수 선택적인 필터, 즉 여과기의 특성을 가진다.

필터는 그 특징에 따라 저주파대역통과필터, 고주파대역통과필터, 대역통과필터, 그리고 대역제거필디로 나뉘며, 말과학과 청각학에서 이주 유용하게 사용되고 적용된다. 말과학에서는 음성장애 분석, 평가, 치료에 아주 유용하게 사용되고 음성의 분석과 합성에도 유용하게 사용될 수 있으며 청각학에서는 청각기관의 해부 생리학적 구조의 특성에서 외이도, 중이, 와우 내의 개막, 기저막, 그리고 유모세포의 특성을 분석하는 데 사용되고 있으며 특히 난청인을 위한 보청기의 적합과 분석에도 유용하게 사용되고 있다.

게다가 공명에서 공명 주파수는 이 장에서 언급한 것과 같이 다양한 변인들과 상관되지만 관(tube)의 길이와도 밀접한 연관이 있는데 공명에 영향을 미치는 관의 길이의 효과는 다음 장에서 구체적으로 설명하고자 한다.

마지막으로 공명의 원리는 수학적으로도 표현될 수 있는데, 수학적 표현은 어려운 개념들을 이해하는 데 아주 유용하기 때문에 관심 있는 사람들은 공명에 대한 수학적 표현들을 찾아보기를 바란다.

튜브의 음향학

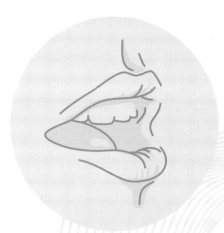

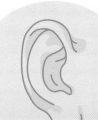

머리말

제4장에서 논의했던 공명과 공명 주파수는 튜브의 길이와 밀접한 상관관계가 있다. 튜브의 길이가 길면 공명 주파수는 낮아지고 길이가 짧으면 공명 주파수는 높아진다. 튜브의 길이와 공명 주파수의 반비례 관계를 알기 위해서는 튜브의 음향학(acoustics of tubes)을 심도 있게 알아야 한다. 다시 튜브의 음향학을 알기 위해서는 현의 음향학을 알아야 하고 그것을 알기 위해서는 현에서의 파의 전달과 반사에 대한 정보도 알아야 한다. 현을 매체로 하는 파의 전달과 반사를 토대로 음향학에서 많이 사용되는 정상파(standing wave)에 대한 이해도 병행해야 한다. 일반적으로 정상파는 현악기(string musical instruments), 인간의 말(human speech), 그리고 다른 음향학적 현상들을 이해하는 데 아주 중요하다. 그러므로 이 장에서는 구체적으로 파장이 현 또는 줄(string)을 매체로 전달되거나 반사되는 현상을 설명할 것이고 정상파의 생성 원리를 설명할 것이다. 현의 끝이 묶여 있거나 묶여 있지 않을 경우에 따라 달라지는 현의 전달과 반사를 추가적으로 설명할 것이다. 이러한 설명을 토대로 인간의 성대를 설명할 수 있는 튜브의 음향학을 세심하게 소개할 것이다. 인간의 성도는 말 생성에 결정적으로 관여하는 입술에서 성문까지의 관을 의미하며, 입술과 성문의 열림과 닫힘은 양 끝이 열려 있거나 닫혀 있는 관이 아니라 한쪽 끝은 열리고 다른 쪽의 끝은 닫혀 있는 튜브에 비유될 수 있다. 양 끝이 열려 있거나 한쪽 끝은 닫히고 다른 쪽의 끝이 열려 있는 튜브의 공명 주파수의 특성을 설명하고 이것이 청각기관과 말기관에 어떻게 적용되고 사용될 수 있는지를 다룰 것이다. 더불어 임상적인 적용의 또 다른 예로 비상적인 음성 분석에 사용되는 음향지표들을 다루고자 한다.

1. 현에서의 파의 전달과 반사

파 또는 파장이 진행하다가 건물의 벽과 같은 장애물을 만나거나 공기와 물처럼 성질이 다른 두 물질의 경계면(boundary)을 만나면 파의 일부는 경계를 지나 전달되거나 흡수되지만 나머지는 원래의 방향으로 되돌아온다. 이렇게 원래의 방향으로 되돌아오는 현상을 **반사**(reflection)라고 한다. 파의 반사 현상은 산 정상에서의 외침이 다시 돌아오는 산울림 현상, 교실이나 공연장에서의 되돌아오는 소리나 공명, 말 생성

(speech production), 그리고 악기의 음향학을 이해하는 데 아주 중요한 요인이다. 하나의 현 또는 성질이 다른 2개의 현들이 사용되었을 때 파가 진행되는 양상은 다르게 나타난다(Mullin et al., 2003). 다음 두 그림들은 현 왼쪽 끝이 경계면에 묶여 있는지 아닌지에 따른 충격파(impulsive wave)의 반사의 방향과 크기를 보여 준다.

〈그림 5-1〉은 한 충격파가 한쪽 끝이 왼쪽 벽에 묶여 있는 줄(fixed end)에 전달되고 반사되는 현상을 보여 주는 것이다. 충격파가 실선의 화살표처럼 오른쪽에서 왼쪽 위로 진행하다가 왼쪽 벽의 경계면에 부딪히자 그 파는 점선의 화살표처럼 왼쪽에서 오른쪽 아래로 반사된다. 이것은 묶여진 현의 부분이 그 파의 정상적인 당김(normal pullback)보다 크기 때문에 발생한다.

〈그림 5-2〉는 왼쪽 끝이 왼쪽 벽에 묶여 있지 않는 줄(loose end)에 전달되고 반사되는 충격파를 보여 주는 것으로 반사파를 보여 주는 점선의 화살표는 실선의 화살표와 같은 크기로 방향만 왼쪽에서 오른쪽으로 진행된다. 〈그림 5-1〉과 〈그림 5-2〉에서 보여 주는 것과 같이, 왼쪽 끝이 왼쪽 경계면에 묶이느냐 아니냐의 차이는 반사파의 방향과 진폭에 영향을 미친다. 즉, 묶여 있지 않는 한쪽 끝의 경계면에 부딪히자 반사파는 충격파의 정상적인 아래로의 당김보다 작아서 충격파의 진폭보다 두 배 크다가 처음과 같은 방향과 크기로 되돌아온다.

다음의 그림들은 충격파가 성질이 서로 다른 두 경계면에 도달할 때 일어나는 파의 전달과 반사의 특징을 드러낸다. 〈그림 5-3〉은 한쪽은 가늘고 다른 쪽은 두꺼운 줄이

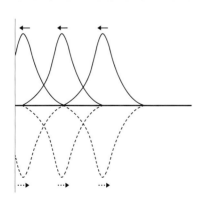

그림 5-1 왼쪽 끝이 고정된 충격파의 아래로 반사

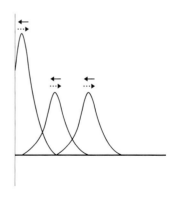

그림 5-2 왼쪽 끝이 고정되지 않은 충격파의 위로 반사

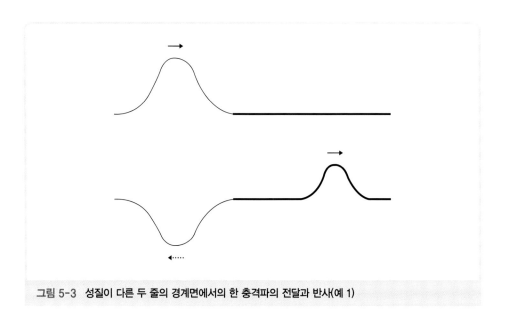

그림 5-3 성질이 다른 두 줄의 경계면에서의 한 충격파의 전달과 반사(예 1)

경계면에서 충돌하기 전과 후의 충격파의 진행과 반사를 보여 준다. 가는 쪽의 줄이 두꺼운 줄과 경계면에서 충돌하면 반사파는 두 방향으로 만들어지는데, 가는 줄에서는 충돌 전과 다른 아래 방향으로 반사되는 반면 굵은 줄에서는 충돌 전과 같은 방향으로 상대적으로 작은 크기로 진행한다. 〈그림 5-4〉는 두꺼운 줄이 가는 줄과 경계면에서 부딪히는 충격파의 보기를 보여 준다.

두꺼운 쪽의 줄이 가는 줄과 경계면에서 부딪히면 반사파도 두 방향으로 만들어지

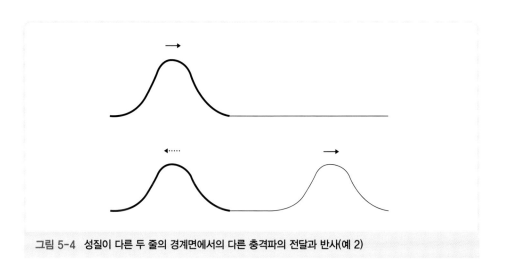

그림 5-4 성질이 다른 두 줄의 경계면에서의 다른 충격파의 전달과 반사(예 2)

는데, 두꺼운 줄에서는 충돌 전과 같은 위 방향으로 반사되는 반면, 가는 줄에서는 충돌 전과 같은 방향으로 진행한다. 〈그림 5-3〉과 〈그림 5-4〉에서 전달되는 파는 항상 오른쪽 위로 진행되는 반면에 반사파는 줄 두께의 변화에 따라 진행이 달라지는데, 줄의 두께가 가는 것에서 두꺼운 것으로 변화하면 아래 방향으로 뒤집히는 반면 줄이 두꺼운 것에서 가는 것으로 변화하면 충돌 전과 같은 위 방향으로 진행한다. 가는 줄에서의 충격파는 두꺼운 줄에서의 것보다는 훨씬 높은 속도로 진행한다. 〈그림 5-3〉과 〈그림 5-4〉에서 볼 때 줄이 묶여 있는지의 여부는 줄의 두께와 상당한 관련이 있다. 즉, 한쪽 끝에 묶여 있는 충격파의 반사는 가는 줄이 두꺼운 줄과 경계를 가지는 것과 아주 유사한 반면, 한쪽 끝에 묶여 있지 않은 충격파의 반사는 두꺼운 줄이 가는 줄과 경계를 가지는 반사파와 유사하다. 게다가 반사파는 한쪽 끝의 묶임의 유무와 줄의 두께에 따라 방향이 바뀌는 반면에 전달된 파는 충돌 전의 충격파와 항상 같은 방향으로 진행되지만 진폭은 점차 줄어드는 특징을 가진다.

만약 2개의 다른 파들이 하나의 줄 위에서 동시에 제시된다면 2개의 파는 서로 중첩 또는 누적(superposition)되거나 간섭 또는 방해(interference)를 받을 수 있다. 진행하는 2개의 다른 파가 겹쳐지면 결과되는 파는 중첩되거나 누적이 되어 2개의 다른 파의 합이 되는 것을 중첩 또는 누적이라 하지만 2개의 파가 서로 상쇄되어 사라진다면 그것을 간섭 또는 방해라 한다. 다른 말로 중첩은 건설적인 간섭(constructive interference) 또는 보강간섭(reinforcement interference)이라고도 하고 방해는 파괴적인 간섭(destructive interference) 또는 상쇄간섭(cancellation interference)이라고도 한다.

〈그림 5-5〉는 역행하는 2개의 양의 충격파가 서로 중첩되어 2개의 합으로 결과하는 건설적인 간섭을 나타내는 보기를 보여 준다. 2개의 양의 충격파는 줄을 위 방향으로 이동시키고 결과하는 파는 2개의 다른 파들의 합으로 최대한의 진폭을 보여 주다가 각각 다른 방향으로 진행된다. 〈그림 5-6〉은 역행하는 2개의 파 중 하나는 양인 반면 다른 하나는 음으로 서로 방해되어 2개의 차이로 결과하는 파괴적인 간섭을 보여 준다. 2개의 충격파는 서로 반대 방향으로 상쇄되어 결과하는 파는 2개의 다른 파들의 차이로 최소한의 진폭인 0을 보여 주다가 각기 다른 방향으로 진행된다.

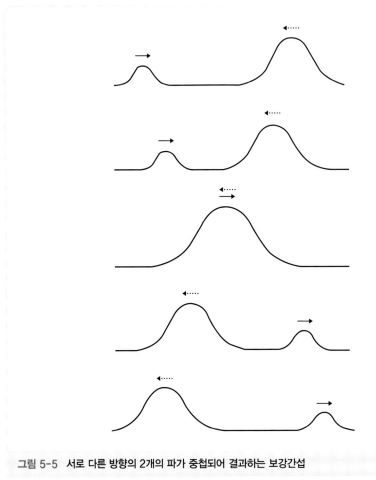

그림 5-5　서로 다른 방향의 2개의 파가 중첩되어 결과하는 보강간섭

2. 현의 음향학적 특성

서로 반대 방향에서 달려오는 같은 진폭과 주파수를 가지는 2개의 파가 중첩되면 두 파의 합으로 결과하는 파가 발생하는데, 이것을 **정상파**(standing wave)라 부른다. 이 정상파를 **정지파**(stationary wave)라고도 한다. 이런 정상파 또는 정지파는 서로 다른 방향에서 진행되는 같은 높이와 진동수를 가진 파도가 만나 부딪힐 때 마치 공간에 파도가 머물고 있는 듯이 두 배의 크기로 솟아 오르는 현상에서 관찰된다. 정지파는 2개의 파의 중첩이 일어날 때 결과하는 반사파의 마루(peaks)와 골(valleys)이 왼쪽이나 오른쪽으로 이동하지 않기 때문에 붙여진 이름이다. 정상파가 만들어지면 줄이 조

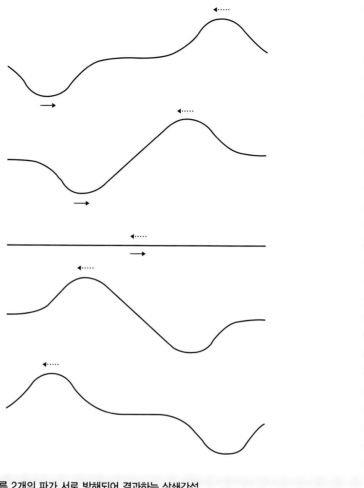

그림 5-6   서로 다른 2개의 파가 서로 방해되어 결과하는 상쇄간섭

금도 움직이지 않는 지점과 최대한 이동하는 지점들이 발생하는데, 이것들은 각각 마디 또는 파절(node)과 배 또는 배복(antinode)으로 불린다. 정지파의 마디와 배는 양쪽 끝이 묶여 있는 줄을 토대로 할 때 쉽게 설명되지만 정지파에 해당하지 않는 한쪽 끝은 닫혀 있고 다른 쪽은 열려 있는 곳에서도 적용할 수도 있다. 즉, 정지파가 아닌 상황에서는 마디(node)는 어떤 폐쇄된 지점이나 묶여 있는 끝에서 일어나는 0의 진폭을 말하지만 배(antinode)는 어떤 개방된 지점이나 열린 끝에서 일어나는 최대한의 진폭을 말한다.

〈그림 5-7〉에서와 같이 마디와 배를 사용하여 줄의 음향학을 살펴보기 위해서는 제

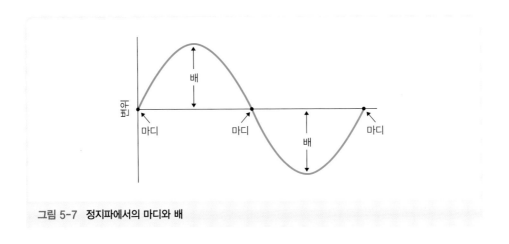

그림 5-7 정지파에서의 마디와 배

2장의 공식 2.5에서 소리의 속력(s) 대신에 v를 사용하면 다음과 같이 다시 표현된다.

$$v = f\lambda$$

(공식 5.1)

이 공식에서 v = 속도(velocity), f = 주파수(frequency), 그리고 λ = 파장(wavelength)을 나타낸다. 위의 공식에서 정상파가 전달되는 매체(medium)에 의해 결정되는 유일한 음향학 특징은 파의 속도이다. 일반적으로 파의 속도는 소리의 속력(s)에 의해 표시되는데, 소리의 속력은 대략적으로 340 m/s이다. 현에서 만들어지는 소리의 주파수는 파장에 의해 결정되는데, 양 끝이 묶여 있는 줄의 음향학은 〈그림 5-8〉과 같이 나타난다. 먼저 첫 번째 줄인 실선(─)은 2개의 마디와 하나의 배로 구성된다.

이때 실선의 파장(λ)은 2 L이 된다($\lambda = 2 L$). 이것은 실선의 파장은 줄의 길이의 두

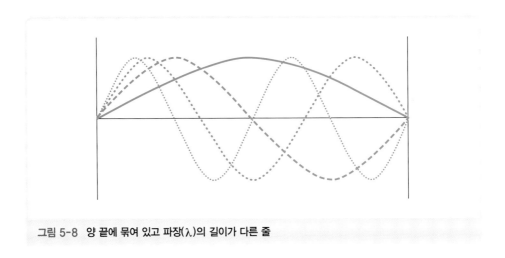

그림 5-8 양 끝에 묶여 있고 파장(λ)의 길이가 다른 줄

배가 된다는 것을 의미하고 실선의 파장의 반이 줄의 길이 L에 적합하다는 것을 말한다. 공식 5.1을 변형하면 이 줄의 주파수는 다음과 같이 표현된다.

$$f = \frac{v}{2L}$$

(공식 5.2)

양 끝이 묶여 있는 두 번째 줄($----$)은 3개의 마디와 2개의 배로 구성되어 있는 경우일 때 파장은 $\lambda = L$이 된다. 양 끝이 묶여 있는 세 번째 줄($\cdots$)에 4개의 마디와 3개의 배로 구성되어 파장은 $\lambda = 2L/3$이 되고 마지막 줄($\cdots\cdots$)은 5개의 마디와 4개의 배로 구성되어 $\lambda = L/2$가 된다. 그러므로 앞의 공식들을 토대로 n번째 조화음의 파장은 다음과 같이 일반화될 수 있다.

$$\lambda = \frac{2L}{n} = \frac{\lambda_0}{n}$$

(공식 5.3)

이 공식에서 조화음의 파장은 첫 번째 조화음의 파장을 조화음의 수로 나눔으로써 얻을 수 있다. 공식 5.2를 사용하여 조화음의 주파수를 얻을 수 있는데, 그 첫 번째 조화음은 기본주파수를 나타내고 n번째의 조화음은 다음과 같이 일반화될 수 있다.

$$f_n = \frac{v}{\lambda} = \frac{v}{\lambda_0/n} = n\left(\frac{v}{2L}\right) = nf_0$$

(공식 5.4)

앞의 공식들은 모두 양쪽 끝이 묶여 있는 줄에 해당되는 것이다.

　〈그림 5-9〉와 같이 한쪽이 묶여 있고 다른 쪽은 열려 있는 현의 파장은 묶여 있는 쪽에서 마디가 형성되지만 열려 있는 곳에서는 배가 만들어진다. 그러므로 첫 번째 줄인 실선(—)은 하나의 마디와 하나의 배로 구성되기 때문에 파장은 $4L$이 된다($\lambda = 4L$). 두 번째($----$), 세 번째($\cdots$), 그리고 네 번째($\cdots\cdots$) 줄의 파장은 각각 $\lambda = \frac{4L}{3} = \frac{\lambda_0}{3}$, $\lambda = \frac{4L}{5} = \frac{\lambda_0}{5}$, 그리고 $\lambda = \frac{4L}{7} = \frac{\lambda_0}{7}$ 되고 n번째 조화음의 파장은 다음과 같이 표현된다.

$$\lambda = \frac{4L}{2n-1} = \frac{\lambda_0}{2n-1}$$

(공식 5.5)

이 공식을 기초로 조화음의 주파수 특징은 다음과 같이 일반화될 수 있다.

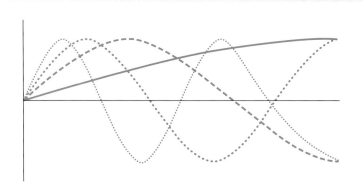

그림 5-9   한쪽 끝만 묶여 있고 파장(λ)의 길이가 다른 줄

$$f_n = \frac{v}{\lambda} = \frac{v}{(\lambda_0/2n-1)} = (2n-1)(\frac{v}{4\,L}) = (2n-1)f_0 \qquad \text{(공식 5.6)}$$

마지막으로 양 끝이 열려 있는 줄의 음향학적 특성은 〈그림 5-10〉에서 볼 수 있다.

〈그림 5-10〉은 양 끝에 묶여 있고 파장의 길이가 다른 줄을 보여 주는 〈그림 5-8〉과 모양은 다르지만 각각의 줄을 구성하는 마디와 배의 수는 동일하다. 따라서 양 끝이 열려 있는 줄의 파장과 조화음의 주파수를 구하기 위해서는 양 끝에 묶여 있고 파장의 길이가 다른 줄에서 사용된 공식 5.2, 5.3, 5.4가 동일하게 적용될 수 있다.

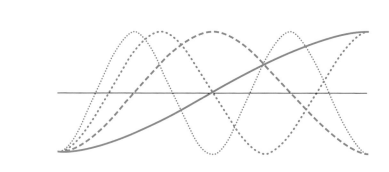

그림 5-10   양 끝이 열려 있고 파장의 길이가 다른 줄

3. 튜브의 음향학적 특성

지금까지 줄의 음향학에 대한 분석은 횡파(transverse wave)의 움직임을 토대로 했다. 즉, 줄의 음향학은 횡파의 특징으로 분석될 수 있었다. 횡파는 이동하는 파의 방향과 진동이 전달되는 방향이 서로 수직인 파를 말하는데, 줄을 위아래로 움직일 때 줄의 이동 방향과 왼쪽 또는 오른쪽으로 이동하는 파의 진행 방향은 서로 수직의 관계가 형성되어 줄은 횡파의 대표적인 보기이다. 일반적으로 튜브는 공기 기둥으로 안에는 공기로 가득 차 있다. 일반적으로 공기의 움직임은 횡파를 대표하는 줄의 움직임과는 다르다. 공기의 움직임은 왼쪽 또는 오른쪽으로 공기가 이동하는 방향과 진동이 전달되는 매체의 이동 방향과 평행하다. 이렇게 평행하는 파를 종파(longitudinal wave)라 부른다. 소리파는 공기 분자의 압축(compression 또는 condensation)과 희박(rarefaction)을 교차하면서 공기를 매체로 전달되기 때문에 소리파는 종파의 대표적인 보기이다. 횡파와 종파의 차이점에도 불구하고 공기로 가득 차 있는 튜브의 음향적 특징은 줄의 음향학적 특징과 상당히 유사하다. 줄의 음향학에서 줄이 묶여 있는 곳에서 많이 움직일 수 없듯이 막혀 있는 공기 튜브의 벽 근처의 공기 분자들은 수평으로 움직일 수가 없다. 반대로 묶여 있지 않는 곳에서의 줄은 자유롭게 움직일 수 있듯이 열려 있는 공기 튜브의 벽 근처의 공기들은 수평으로 자유롭게 움직인다. 다른 말로 표현하면 묶여 있지 않은 줄처럼 열린 튜브에서는 최대한의 움직임을 보여 주는 배(antinode)가 형성되는 반면 묶여 있는 줄처럼 닫힌 튜브에서는 최소한의 움직임을 보여 주는 마디(node)가 형성된다. 그러므로 튜브의 음향학적 특성은 줄의 음향학적 특성과 정확하게 일치한다.

관련 Quiz

- 현을 매체로 하는 파와 공기를 매체로 하는 소리파의 차이점은 무엇인가?
- 현을 매체로 하는 파와 공기를 매체로 하는 소리파의 유사점은 무엇인가?

〈그림 5-11〉과 〈그림 5-13〉에서 그림들에서 보는 것과 같이 양 끝이 닫혀 있거나 열려 있는 공기 튜브의 음향학적 특징은 줄의 음향학적 특성과 똑같기 때문에 위에 언급된 공식들은 공기 튜브의 파장과 조화음을 구하는 데도 유용하게 사용될 수 있다.

앞의 그림들에서 양 끝이 닫혀 있는 튜브는 현실적으로 거의 사용되지 않는다. 한쪽이 닫혀 있고 다른 쪽이 열려 있는 튜브의 모양은 귀의 외이도에서 고막까지의 음향학적인 특성과 입에서 성대(vocal fold)까지의 거리를 나타내는 성도(vocal tract)의 음향학적인 특성을 분석하는 데 아주 유용하게 사용될 수 있다. 그러므로 말과학에서는 한쪽이 닫혀 있고 다른 쪽이 열려 있는 〈그림 5-12〉의 튜브가 가장 유용하게 사용될 수 있다. 현의 음향학적인 특성에서와 같이 한쪽이 닫혀 있고 다른 쪽이 열려 있는 현의 공식을 기초로 한쪽이 닫혀 있고 다른 쪽이 열려 있는 튜브의 조화음을 구하는 공식은 다음과 같이 표현된다.

$$f_n = \frac{(2n-1)s}{4\,L}$$

(공식 5.7)

반면에 양쪽이 닫혀 있거나 열려 있는 튜브의 조화음은 다음과 같이 표현된다.

$$f_n = \frac{ns}{2\,L}$$

(공식 5.8)

양 끝이 열려 있는 튜브는 일반적으로 파이프 오르간과 같은 악기에서 관찰된다. 앞의 공식 5.1에서와 같이 파이프 오르간에서 오르간의 길이가 길면 더 긴 파장을 가지고, 이에 따라 생성되는 주파수의 음은 낮아지지만 오르간의 길이가 짧으면 더 짧은 파장을 가지고, 생성되는 음의 주파수는 높아진다. 즉, 양 끝이 열려 있는 튜브에서는 오르간의 길이는 파장에 비례하지만 생성되는 주파수에는 반비례한다. 튜브의 길이와 주파수의 관계는 양 끝이 열려 있는 튜브뿐만 아니라 양쪽이 닫혀 있는 튜브와 한쪽이 닫혀 있고 다른 쪽은 열려 있는 튜브를 포함하는 모든 튜브에 적용된다. 일반화하면 튜브의 길이와 주파수는 반비례한다. 즉, 짧은 튜브에서 생성되는 주파수는 긴 튜브보다 훨씬 높다는 것이다(Gelfand, 1997). 게다가 같은 길이의 튜브에서는 양 끝이 열려 있는 튜브에서 생성되는 주파수가 한쪽이 열려 있고 다른 쪽은 닫혀 있는 튜

관련 Quiz

- 한쪽이 닫혀 있고 다른 쪽이 열려 있는 한 튜브의 길이가 42.5 cm이고 한쪽이 닫혀 있고 다른 쪽이 열려 있는 다른 튜브의 길이가 21.25 cm일 때 이 두 튜브들의 기본주파수를 각각 구하시오.
- 양쪽이 열려 있는 한 튜브의 길이가 42.5 cm이고 양쪽이 열려 있는 다른 튜브의 길이가 21.25 cm일 때 이 두 튜브들의 기본주파수를 각각 구하시오.
- 한쪽이 닫혀 있고 다른 쪽이 열려 있는 튜브의 길이가 42.5 cm일 때 기본주파수를 나타내는 제1조화음, 제2조화음, 그리고 제3조화음은 무엇인가?
- 양쪽이 열려 있는 튜브의 길이가 42.5 cm일 때 기본주파수를 나타내는 제1조화음, 제2조화음, 그리고 제3조화음은 무엇인가?

브보다 높은 주파수가 생성된다(Gelfand, 1997). 이 두 가지 음향학적인 특징은 이미 공식 5.4와 공식 5.6에서 수학적으로 증명되었다.

다른 한편으로 아래 그림에서 공기 튜브의 공기 분자의 이동의 크기를 나타내는 변위(displacement)는 공기 압력(pressure)과 불가분의 관계가 있다. 제1장에서 설명한 것과 같이 압력은 공기 매체의 밀도(density)를 나타낸다. 양 끝이 닫혀 있는 공기 튜브를 보여 주는 〈그림 5-11〉의 실선에서와 같이 닫혀 있는 양 끝의 튜브의 변위는 마디를 보여 주는 반면에 튜브의 중간은 배를 보여 준다. 한쪽이 닫혀 있고 다른 쪽이 열려 있는 튜브를 보여 주는 〈그림 5-12〉에서는 닫혀 있는 쪽의 튜브의 변위는 마디를 보여 주지만 열려 있는 튜브의 변위는 배를 보여 준다. 이것은 〈그림 5-13〉에서와 같이 양 끝이 열려 있는 튜브에게도 그대로 적용된다. 모든 튜브에서 열려 있는 쪽인 배의 위치에는 대기권의 압력을 나타내지만 공기 압력의 그림에서 대기권의 압력은 0을 말한다. 그러나 닫혀 있는 튜브의 위치를 나타내는 마디는 상승하는 변위를 나타내거나 하락하는 변위의 특성에 따라 압력의 특성도 달라진다. 마디에서 시작하여 양 배에 도달하는 상승 변위곡선에서 압력은 음의 압력(저기압)에서 대기권 압력으로 변화하지만 양의 배에서 시작하여 마디에 도달하는 하락 변위곡선에서 압력은 대기권의 압력에서 양의 압력(고기압)으로 상승한다. 마디에서 시작하여 음의 배에 도달하는 하위 변위곡선에서 압력은 양의 압력(고기압)에서 대기권 압력으로 하락하지만 음의 배에서 시작하여 마디에 도달하는 상승 변위곡선에서 압력은 대기권의 압력에서 음의 압력(저기압)으로 하락한다. 즉, 변위에서의 배는 압력에서는 마디에 일치하고 변위에서의 마

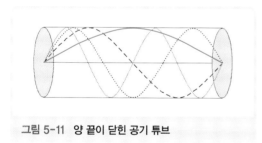

그림 5-11 양 끝이 닫힌 공기 튜브

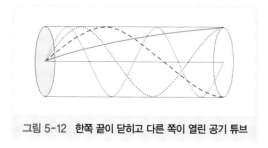

그림 5-12 한쪽 끝이 닫히고 다른 쪽이 열린 공기 튜브

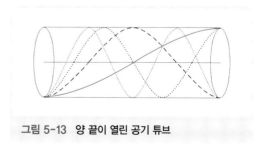

그림 5-13 양 끝이 열린 공기 튜브

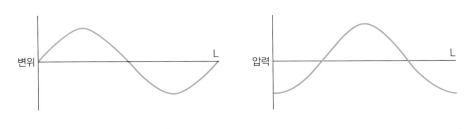

그림 5-14　변위와 압력의 관계를 보여 주는 보기 1

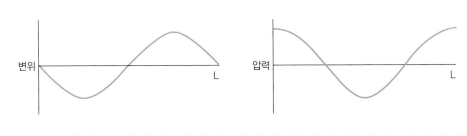

그림 5-15　변위와 압력의 관계를 보여 주는 보기 2

디는 압력에서의 배에 일치한다(Mullin et al., 2003). 그러므로 변위와 압력은 위상 (phase)각에서 서로 90° 차이를 보이는데, 압력의 위상각이 변위의 것보다 90° 앞선다. 변위와 압력은 위상각에서 차이가 나지만 서로 같은 주기, 주파수, 그리고 파장을 가진다. 〈그림 5-14〉와 〈그림 5-15〉는 변위와 압력의 차이를 잘 설명하고 있다.

위의 그림에서 공기 분자의 압력의 변화는 공기 분자의 속도(velocity)의 변화와 밀접한 관계를 보인다. 제1장에서 설명한 바와 같이 속도는 단위 시간당 변위의 양을 나타낸다. 공기의 밀도를 나타내는 압력은 공기의 속도와는 반비례의 관계를 보인다. 즉, 공기 분자의 속도가 높으면 압력도 낮아지고 속도가 낮으면 압력도 높아진다. 그러므로 위의 그림에서 압력의 그래프는 공기 분자의 속도의 그래프를 보여 준다.

4. 임상적 적용

튜브의 음향학적 특성은 인간이나 동물의 귀에 대한 분석과 입에서 성문(glottis)까지의 거리를 나타내는 성도(vocal tract)의 음향학적 분석과 공명 주파수 분석에 적용될 수 있다. 일반적으로 조음기관에서 생성된 말이나 소리는 청각기관에 의해 뇌로 전달되어 이 정보를 토대로 다시 뇌는 소리에 대한 반응을 명령한다. 청각기관은 두개골의 측두골(temporal bone)에 위치하며 외이(outer ear), 중이(middle ear), 그리고 내이(inner ear)로 구성된다. 외부로부터 들려오는 음향학적인 신호는 외이의 외이도(external ear canal)에 의해 모아져서 고막(tympanic membrane)에서 일부는 반사되어 밖으로 나가지만 나머지는 고막을 통과하여 고막 뒤에 있는 중이의 뼈에서 기계적인 에너지로 전달되고 다시 내이의 와우에서 전기 에너지로 전환되어 청신경에 전달된다. 외이도는 외이의 한 부분으로 이개정(concha)에서 고막까지 약 1.5~3.5 cm 길이의 튜브로 약 0.5~0.9 cm의 지름을 가지고 S형으로 귀지나 이물질을 밖으로 밀어내고 작은 머리카락이 있어 곤충으로부터 고막을 보호하는 기능을 한다. 외이도는 해부학적으로 한쪽은 열려 있고 다른 쪽은 닫혀 있는 튜브의 음향학적 특성을 가진다. 즉, 이것은 이개정 쪽은 열려 있고 고막에서는 닫혀 있는 튜브의 특성을 보여 준다. 음향학적으로 외이도를 통해 말이나 소리가 고막에 전달됨으로써 공명에 중요한 역할을 한다(최철희 외, 2012; 최철희, 2014). 소리의 압력 이득(sound pressure gain) 분석 결과 외이도는 2~7 kHz에서 약 10~20 dB의 이득을 보이고 약 2.6 kHz에서는 약 20 dB의 최대 이득을 보이고 있다. 이 주파수 지역은 인간의 의사소통에 아주 중요한 자음과 모음의 말 명료도에 큰 영향을 미친다. 대략적으로 외이도의 공명 주파수의 특성은 튜브의 음향학에서와 같이 인간의 외이도의 길이와 밀접한 연관이 있다. 튜브의 음향학적인 특성에 대한 분석을 토대로 외이도의 음향학적인 특성을 수학적으로 모델링이 가능할 수 있다. 이러한 분석은 외이도의 물리적인 특성에 따른 공명 주파수의 변화와 외이도 손상에 따른 공명 주파수의 변화를 양적으로 예측하는 데 아주 유용할 것이다(최철희 외, 2012).

다른 한편으로 말이나 소리가 만들어지는 통로를 나타내는 성도에 대한 분석은 음성장애의 진단과 치료에 아주 중요하다. 일반적으로 입에서 성문까지의 거리를 나타내는 성도는 입술, 치아, 혀, 치조(alveolar ridge), 경구개와 연구개(hard and soft palate), 목젖(uvula), 인두(pharynx), 후두개(epiglottis), 그리고 성대 또는 후두(larynx)를 포함하고 소아 남자 성대의 경우 8 mm, 소아 여자의 경우는 6 mm 내외의 길이를 가지지만 성인 남자의 경우 17~23 mm와 성인 여자의 경우 15~19 mm의 길이를 가진다. 성도는 입술 쪽은 열리고 성대 또는 후두 쪽은 닫혀 있어 한쪽이 열리고 다른 쪽은 닫혀 있는 튜브의 음향학적 특성을 나타낸다. 정상적인 음성을 생산하기 위해서는 성문은 적절하게 폐쇄되어 있고 성대의 층 구조, 성대의 질량(mass), 대칭성(symmetry), 그리고 균질성(homogeneity)에 아무런 문제가 없어야 한다(고도흥, 2009). 그러나 비정상적인 음성에 있어서는 성문이 완전히 닫히지 않고 개방되는 정도, 즉 성문협착(glottal stricture)에 따라 무성성(voiceless), 속삭임(whisper), 기식음성(unbreathy voice), 유성성(voicing), 그리고 갈라지는 소리(creaky voice)가 만들어질 수도 있다. 이러한 비정상적인 음성에는 한쪽이 열리고 다른 쪽은 닫혀 있는 튜브의 특성을 적용할 수 없다. 튜브의 음향학을 사용하여 성도 또는 음성의 공명 주파수에 영향을 미치는 변수들을 찾을 수가 있는데, 위에 언급한 다양한 공식들을 토대로 볼 때 성도의 길이가 아주 큰 영향을 미친다(Hixon et al., 2009). 성도의 길이의 변화는 성도의 어떤 지점에서 압축(constriction)이 일어나는지에 영향을 받을 수 있다. 만약 압축이 입술, 치조, 그리고 구개지역에서 발생했다면 성도의 면적이 달라져서 다른 공명 주파수의 특성을 보일 수 있다. 즉, 조음의 형태에 따라 음성의 공명 주파수는 달라질 수 있다는 것이다. 이와 같이 성도의 공명 주파수에 영향을 미치는 다양한 변인들의 효과는 튜브의 음향학을 기초로 수학적으로 모델링이나 모의실험을 통하여 밝혀낼 수 있다.

5. 비정상적인 음성을 위한 음향지표

지금까지 이 책의 제1장에서 제5장까지 소리 또는 말의 음향학적 특성에 대하여 살펴보았다. 이러한 말의 음향학적인 특성은 정상적인 음성과 비정상적인 음성을 구별하는 데 중요한 지표가 된다. 음성분야에서 정상과 비정상적인 음성을 구별하는 데 사용되는 음향지표들(acoustic parameters)을 마지막으로 다루고자 한다.

이전의 장들에서 말 또는 소리의 음향학적 지표로 파형과 스펙트럼에 대하여 소개하였다. 아는 바와 같이 파형은 x축이 시간 y축은 진폭을 나타내는 것으로 시간에 따른 진폭의 변화를 나타내는 그래프이고 스펙트럼은 x축이 주파수(frequency, Hz) y축은 진폭을 나타내는 것으로 주파수에 따른 진폭의 변화를 나타내는 그래프이다. 스펙트럼은 진폭 스펙트럼과 위상 스펙트럼으로 분류되며 x축은 주파수를 나타내지만 진폭 스펙트럼에서는 *y*축은 진폭, 위상 스펙트럼에서는 *y*축은 시작 위상(starting phase)을 나타내는 점에서 구별된다. 일반적으로 진폭은 물리량이 변화하는 범위를 나타낸다. 다시 말하면, 진폭은 정지파에서는 마디(node)와 배(antinode)의 차이를 **최대 진폭**(maximum amplitude)이라 부르고 진동의 한 주기에서 최솟값과 최댓값의 차이를 **정점 간 진폭**(peak to peak amplitude)이라 부른다. 이러한 진폭은 *y*축에 사용되는 단위에 따라 다양하게 표현될 수 있다. 따라서 진폭의 단위는 다양하게 사용될 수 있다. 소리의 강도를 나타내면 진폭(dB)으로 전기량을 나타내면 mV로 표현된다. 따라서 진폭은 일반적인 변화하는 물리량을 나타내는데 구체적으로 변화하는 물리량의 단위를 표시할 수도 있다.

말소리를 분석하는데 파형과 스펙트럼은 중요하지만 이 지표들은 시간에 따라 변화하는 말소리의 특성을 잘 나타내지 못한다. 말소리는 시간에 따라 그 구성요소의 종류와 양이 변화하는데 이러한 특성을 잘 나타내기 위해서는 시간의 변화에 따른 주파수와 진폭 또는 강도의 변화를 표현하는 3차원적인 그림이 필요하다. 스펙트럼에는 볼 수 없는 시간의 변화를 추가하여 주파수와 진폭의 변화를 보여주는 것을 **스펙트로그램**(spectrogram)이라 한다. 스펙트로그램은 *x*축은 시간, *y*축은 주파수, 그리고 *z*축은 진폭(강도)를 나타낸다. 스펙트로그램에서 *z*축의 강도는 색깔의 강도로 표현되는데 색깔이 진하면 강도가 크고 연하면 작은 것으로 표시된다. 〈그림 5-16〉은 *x*, *y*, *z*축을 보여주는 스펙트로그램의 표기이다.

이러한 스펙트로그램이 어떻게 사용되는지는 이 책의 제10~12장까지의 자음, 모음 및 초분절적 요인의 음향학적 특성에서 구체적으로 알 수 있다.

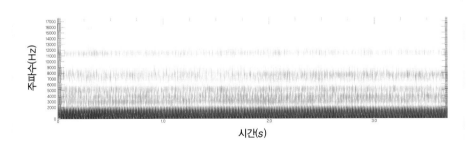

그림 5-16 **모음 /아/의 스펙트로그램**

이 책의 제3장에서 소리의 합성과 분석을 다루면서 말소리의 분석에서 일정한 시간의 간격에 따라 반복되는 파형은 주기성(periodicity)을 가진다고 하였고 인간이 생성하는 대부분의 모음은 준주기성(quasi-periodicity)을 보인다고 설명하였다. 음성분석에서는 말소리의 주기성 또는 규칙성이 있는지에 대한 여부가 중요한 음향지표가 된다. 말소리의 산출에 있어서 말소리의 강도가 안정적인지 아니면 흔들리는지는 정상적인 음성과 비정상적인 음성을 분별하는 데 중요한 지표가 된다. 다시 말하면 안정적인 음성에 비해 거친 음성은 목소리의 강도나 크기가 불규칙적이고 흔들림(pertubation)이 존재한다. 따라서 목소리가 얼마나 흔들리는지에 대한 객관적인 측정에 도움이 되는 다양한 음향지표(acoustic parameters)가 임상적으로 유용하게 사용되고 있다.

말소리의 음향지표들은 다양한 음성분석 프로그램의 사용으로 분석 가능하다. 현재 한국에 소개된 음향분석 프로그램은 CSL(Computerized Speech Lab), Dr. Speech, 및 Praat 등이 있다. CSL 프로그램은 미국 KAYPENTAX사의 제품으로 군사목적으로 개발되어 실시간으로 대용량의 음성데이터의 처리와 분석이 가능한 음성평가도구로서 임상적으로 가장 널리 이용되고 있는 도구로 하드웨어와 소프트웨어로 구성되어 있다. CSL은 다음과 같은 다양한 프로그램과 호환이 가능하다.

- ADSV(Analysis of Dysphonia in Speech and Voice)
- MDVP(Multidimentional Voice Program)
- Real-Time Pitch
- Motor Speech Profile
- Real-Time Spectrogram
- Sona-Match
- Voice Games
- Auditory Feedback Tools
- Voice Range Profile
- 6600 PAS(Phonatory Aerodynamic System)

Dr. Speech는 음성평가와 분석을 위해 사용되는 프로그램으로 Vocal Assessment, Real Analysis, Electroglottograph, Phonetogram, Naval View, Speech Therapy,

Speech Training, 및 Pitch Master 등으로 구성되어 있다. Praat 프로그램은 Paul Boersma와 David Weenink가 개발한 무료음성분석 프로그램으로 https://www.fon.hum.uva.nl/praat/에서 접속하여 무료로 다운로드받을 수 있다. 이 프로그램은 윈도우, 매킨토시, 유닉스 시스템에서 사용 가능하며 다운로드 파일을 두 번 누르면 압축 파일이 풀리고 실행 파일이 만들어지며 음성 녹음이 가능하고 저장한 음성 파일을 불러와 분석이 가능한 프로그램이다.

위에서 언급한 스펙트로그램이나 다양한 음성분석 프로그램들을 사용하여 정상과 비정상 음성의 구별의 기준이 되는 음성의 불규칙성을 나타내는 음성의 거친 정도는 기본주파수, 기본주파수 변동률, 진폭변동률 및 잡음 대 조화음 비율(noise to harmonic ratio, NHR), 캡스트럼(cepstrum)의 다섯 가지 음향지표를 측정하여 평가될 수 있다(대한후두음성언어의학회, 2016; 고도흥 외, 2015).

5.1 기본주파수

기본주파수(fundamental frequency)는 주기성을 보이는 복합파의 구성 주파수에서 가장 낮은 주파수를 말한다. 기본주파수는 복합파와 조화의 관계를 보이는 주파수로 f_0 또는 F_0로 표기되며 제1조화음(1st harmonic)으로도 표시된다.

5.2 주파수 변동률

주파수 변동률(frequency jitter)은 복합파인 말소리에서 주파수의 가변성(variability)을 측정하는 지표로 기본주파수의 주기가 얼마나 변화하는지를 나타낸다. 예를 들면, 지속적인 모음 /아/의 산출에서 한 주기에 소요된 시간이 그 앞과 뒤의 주기에 소요된 시간과의 일치의 정도를 측정하는 것으로 각 주기의 소요 시간이 비슷하면 좋은 목소리로 그만큼 주파수 변동률이 낮아 안정성이 있는 목소리인 반면에 각 사이클의 소요시간이 비슷하지 않고 차이가 많이 나면 그만큼 주파수 변동률이 높아 목소리의 높낮이의 변화가 심한 거친 음성으로 평가된다. 따라서 주파수 변동률을 주파수 변이(frequency perturbation)라고도 한다. 정상적인 음성은 주파수 변이가 낮은 반면에 비정상적인 거친 음성은 주파수 변이가 상대적으로 높다. 주파수 변동률(jitter %)은 지속적인 모음 /아/의 산출 동안 측정된 연속적인 음성주기들 간의 절대차이의 평균을 나타내는 평균절대주파수변동(mean absolute jitter, MAJ)와 평균음성주기(mean vocal periods, MVP)의 관계를 기초로 (MAJ/MVP)×100의 공식으로 얻어진다. 정상적인 성인에서의 주파수변동률은 1 %보다 작거나 같다.

5.3 진폭 변동률

진폭 변동률(shimmer)은 복합파인 말소리에서 진폭의 가변성을 측정하는 지표로 한 주기의 진폭이 얼마나 변화하는지를 나타낸다. 예를 들면 지속적인 모음 /아/의 산출에서 한 주기에서의 진폭이 그 앞과 뒤 주기의 진폭과 일치되는 정도를 측정하는 것으로 진폭이 비슷하면 안정적인 음성을 나타내는 반면에 진폭의 차이가 크면 목소리 강도의 변화가 심한 목소리로 판단된다. 따라서 진폭 변이(amplitude perturbation)로도 불린다. 정상적인 음성은 진폭 변동률이 낮은 반면 비정상적인 거친 목소리는 진폭 변동률이 높다. 진폭 변동률(shimmer %)은 (MAD/MA)×100의 공식으로 얻어진다. 이 공식에서 MAD는 평균절대 dB 차이(Mean Absolute dB Difference)로 지속적인 모음 /아/의 산출 동안 측정된 연속적인 음성진폭들 간의 평균절대 dB 차이를 나타내고 MA는 평균진폭(Mean Amplitude)을 나타낸다. 정상적인 진폭변동률은 0.7 dB 또는 평균 주기당 진폭의 7 %보다 작거나 같다.

5.4 잡음 대 조화음 비율

잡음 대 조화음 비율(noise to harmonic ratio, NHR)의 지표로 정상과 비정상의 음성을 구별할 수 있는데 음성파형에서 잡음이 많으면 불규칙적이고 거친 음성으로 잡음이 적고 조화음이 많으면 안정적인 음성으로 판별된다. 잡음 대 조화음의 비율이 커지면 주파수 변동률과 진폭 변동률이 커지게 된다. 그러므로 잡음 대 조화음 비율은 또 다른 음성에 대한 음향 지표가 된다. 기본적으로 70~4,500 Hz 사이에 존재하는 잡음과 1,500~4,500 Hz 사이의 조화음의 비율이 0.19보다 적으면 정상음성을 나타낸다. 이와 비슷하게 L/H 스펙트럼 비율은 4,000 Hz를 기준으로 스펙트럼상에서 4 KHz 이상의 고주파수 에너지에 대한 그 이하의 저주파수 에너지의 비율을 나타낸다.

5.5 캡스트럼

캡스트럼(cepstrum)은 스펙트럼을 역으로 ceps와 trum을 합한 글자로 spectrum은

x축이 frequency(주파수)이고 y축이 amplitude(진폭)인 것을 x축을 quefrency y축을 lampitude로 대응하면서 만들어진 용어다. 다시 말하면, spectrum에서 사용되는 용어들을 역어로 표현한 용어이다. 캡스트럼을 사용한 음성분석에는 CPP(Cepstral Peak Prominence)가 사용되는데 CPP는 선택된 음성자료에서 실제의 회기예측 캡스트럼 피크(peak)와 선형회기예측 캡스트럼 피크와의 평균차이를 나타낸다. CPP는 음성신호 주기에 해당하는 캡스트럼 피크의 두드러진 정도를 나타내는 용어로 음성신호의 주기성 정도와 음성 스펙트럼의 조화음 성분의 일관성을 나타낸다. 따라서 이 값이 높으면 정상 음성을 나타내는 반면에 낮으면 비정상적인 거친 음성을 나타낸다.

맺음말

말과학에서 인간의 음성에 대한 분석은 음성장애의 평가와 치료에 기본적이고 중요한 자료를 제공한다. 현재 사용되고 있는 컴퓨터의 음성 인식도 음성에 대한 음향학적 분석을 기초로 하고 있다. 음성이나 발성에 대한 이론들은 튜브의 음향학적 특성에 밀접한 연관을 가지고 있다. 튜브의 음향학적 특성을 기초해 볼 때 이개정에서 고막까지의 거리를 나타내는 외이도와 입에서 성문까지의 거리를 나타내는 성도는 한 끝이 열리고 다른 끝은 열려 있는 튜브의 특성을 보이고 있다. 이 튜브의 음향학에서 마디와 인접한 배의 거리는 $1/4\ \lambda$에 일치한다. 그러므로 이 튜브에서 기본주파수를 나타내는 제1조화음은 $f_1 = \dfrac{1s}{4\ L}$로 표현되고 제2와 제3조화음은 각각 $f_2 = \dfrac{3s}{4\ L}$와 $f_3 = \dfrac{5s}{4\ L}$로 표현된다. 그러므로 제2와 제3조화음은 기본주파수인 f_1의 홀수정배수로 표현된다. 이러한 표현은 튜브 파장(λ)과 길이(L)의 관계를 기초로 하고 있다. 튜브의 음향학은 좌우로 움직이는 종파인 소리파의 특성으로 만들어졌다. 그러나 소리파와는 달리 현은 줄의 이동 방향과 파의 진행 방향이 서로 수직인 횡파의 특징을 보이고 있다. 소리와 현의 이러한 차이에도 불구하고 튜브의 길이로 얻어지는 파장과 소화음은 동일한 수학적인 공식으로 얻어진다. 현의 음향학적 특징을 밝히기 위해 현에서의 파의 전달과 반사를 기본적으로 다루었고 서로 다른 성질의 2개의 파에서 결과하는 중첩과 간섭을 다루었다. 특히 간섭은 건설적인 파와 파괴적인 파로 구별되는데, 건설적인 파는 다른 말로 보강간섭이라고도 하고, 이것은 중첩의 다른 표현이기도 한다. 파괴적인 파는 서로 반대 방향으로 움직이는 파들이 만날 때 서로 상쇄되는 것을 나타내므로 상쇄간섭이라고도 한다. 그러므로 현과 튜브의 음향학적인 특성을 기초로 수학적인 모델링과 시뮬레이션의 사용하여 튜브의 길이, 조음기관에서 압축이 일어나는 장소, 그리고 그에 따른 튜브의 면적의 변화 등과 같은 특정 변인의 변화가 외이도나 성대의 공명 주파수에 미치는 효과들을 조사할 수 있다. 성대에서 만들어지는 음성의 특성은 정상과 비정상적인 음성을 구별하는 데 유용하게 사용되는데, 비정상적인 음성의 특성을 분석하는 음향지표로는 기본주파수, 주파수 변동률, 진폭 변동률, 잡음 대 조화음 비율 및 캡스트럼 등이 있다.

호흡과 말산출

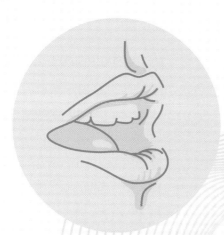

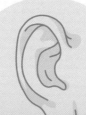

머리말

말을 산출하기 위해 우리 몸의 어떠한 신체 기관들이 작동하며, 어떻게 미세하게 작용하고 조정되는지 이해하는 것은 매우 중요하다. 일반적으로 말소리는 단순히 입을 열면 산출되는 것이 아니라, 말소리를 내기 위해 우선 호흡을 해야 하고, 음원인 성대의 진동이 필요하며, 입술, 혀, 치아 등의 조음 기관을 움직여야 하고, 성도를 지나면서 필터링을 통해 입 밖으로 산출된다. 이처럼 말은 매우 복잡한 운동 과제이다.

일반적으로 이러한 과정들은 우리 몸의 호흡, 발성, 공명 및 조음 체계를 통해 이루어지며, 이러한 말산출의 각 하부 체계들이 조화롭게 순차적으로 이루어지기 위해서는 뇌의 신경 체계에서 말소리를 만들기 위한 말 운동 계획과 프로그래밍 과정을 거쳐 뇌의 명령을 받아 말 운동 근육으로 전달되어 발생한다. 또한 화자에 의한 말산출은 소리의 전달 과정을 거쳐 청자에 의한 말지각이 이루어지며, 이때 청각 체계와 뇌의 신경 체계를 거쳐 말소리에 대한 분석과 이해가 이루어진다.

이처럼 호흡은 말소리를 내기 위하여 가장 필요한 에너지원으로서 말소리 생성의 시작 과정에서 가장 중요한 요소인데, 이 장에서는 생명 유지뿐 아니라 말산출의 기초가 되는 호흡 체계에 대해 기술하고, 정상적인 말산출을 위한 호흡 과정 및 구어 호흡의 특성과 작용 기전에 대해 좀 더 자세히 소개하고자 한다.

1. 호흡 체계의 구조

호흡 체계의 일차적인 생물학적 기능은 혈액에 산소를 공급하고 신체의 이산화탄소를 제거함으로써 생명 유지에 필요한 가스 교환의 역할을 하는 환기 기능(ventilatory function)이다. 이 과정은 자동적 과정으로 **중추신경계**(central nervous system, CNS)의 호흡 중추인 **뇌간**(brainstem)에 의해 조절된다. 일반적으로 폐의 구조를 이해하려면 먼저 코부터 폐포에 이르기까지 공기가 지나다니는 길을 알아야 하는데, 호흡을 하는 동안 공기는 코를 통해 비인두(nasopharynx)를 지나 구인두(oropharynx), 후인두(laryngo-pharynx)를 거쳐 후두의 성문(glottis)을 통과하여 큰 하나의 관인 기관(trachea)으로 들어가고 다시 더 작은 관인 좌우 양쪽의 기관지(bronchi)로 들어가고, 세기관지(bronchioles)를 거쳐 미세한 호흡 세기관지(respiratory bronchioles)로 나뉘어 폐포(alveoli)로 들어가 가스 교환이 일어난다. 또한 호흡은 생명을 유지하기 위한 일차적 기능 이외에 말산출을 위한 에너지원이 되며 폐로부터 나온 호기류는 성문을 거쳐 호기류가 성문파로 바뀌고 조음 기관을 거쳐 변형되고 조절되어 입 밖으로 배출된다.

따라서 말하는 동안 폐로부터 지속적으로 후두(larynx) 쪽에 호기류가 공급되어야 한다. 이는 마치 자동차의 기름과 같은 것으로 기름이 없다면 자동차 엔진이 멈추는 이치와 같다. 또한 호기류가 약하게 성문을 지난다면, 마치 호스로 잔디밭에 물을 주려고 할 때 물줄기가 약해지는 현상에 비유할 수 있는데, 물이 잔디 멀리까지 가도록 하기 위하여 호스의 입구를 손으로 꾹 누르는 현상과 같다. 즉, 불충분한 호기류로 성대의 개폐 운동이 잘 일어나지 않아 억지로 목을 쥐어짜는 발성을 하게 된다. 따라서 말하는 동안 더 나아가 노래하는 동안 폐에서 후두 쪽으로 지속적인 공기의 공급은 발성을 위한 필수 불가결한 요소이다.

호흡 체계는 〈그림 6-1〉과 같이 크게 폐 체계와 흉벽 체계로 나뉜다. **폐 체계**(pulmonary system)는 흉벽 체계에 의해 둘러싸여 있는데, 폐(lung)와 폐의 기도(airway)를 이루는 여러 개의 관들로 이루어져 있으며, **흉벽 체계**(chest wall system)는 흉곽(rib cage), 복부(abdomen), 횡격막(diaphragm)이 있다.

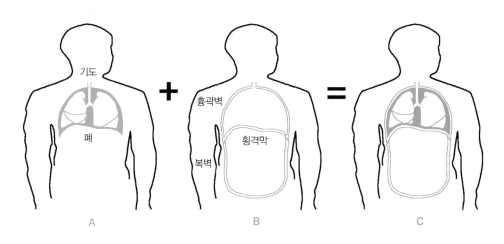

그림 6-1 폐의 체계 : 폐와 기도(A), 흉벽 체계 : 흉곽벽, 복벽, 횡격막(B), 호흡 체계 : 폐의 체계와 흉벽 체계(C)

1.1 폐의 체계

폐 체계는 코에서 폐에 이르기까지 공기가 지나다니는 길로, 크게 **상호흡 체계**(upper respiratory system, URS)와 **하호흡 체계**(lower respiratory system, LRS)로 나눌 수 있다. 상호흡 체계는 구강(oral cavity), 비강(nasal cavity) 및 인두강(pharyngeal cavity)으로 나눌 수 있으며, 하호흡 체계는 후두(larynx), 기관지(bronchi) 체계 및 폐를 들 수 있다(그림 6-2).

임상적으로 호흡 곤란(dyspnea)은 호흡하기 힘들거나 숨 쉬는 데 고통을 느끼는 상태로, 호흡기 증상 중에서 기침 다음으로 중요한 증상이다. 흔히 환자들은 숨이 차다고 표현하는데, 일반적으로 호흡 곤란의 원인을 살펴보면, 상기도 폐쇄나 기도 수축과 같은 기도 폐쇄성 질환, 기흉이나 폐 좌상(pulmonary contusion)과 같은 흉곽 외상, 과호흡 증후군 및 폐 자체의 염증과 부종에 기인한 경우 등이 환자로 하여금 급성 호흡 곤란을 호소하게 한다. 이비인후과 영역의 질환으로는 이물 흡인에 의한 기도 폐쇄, 후두개 부종이나 경부 심부 감염에 의한 상기도의 호흡장애 등과 같은 하호흡 체계의 문제에 기인한다. 이 장에서는 주로 후두 아래에 있는 하호흡 체계를 주로 다룰 것이며, 제7장에서는 후두, 제8장에서 상호흡 체계에 대하여 다루고자 한다.

1.1.1 폐

폐는 부풀려지거나 오므라드는 탄력 조직으로 공기 이동을 가능하게 하는 호흡 기관

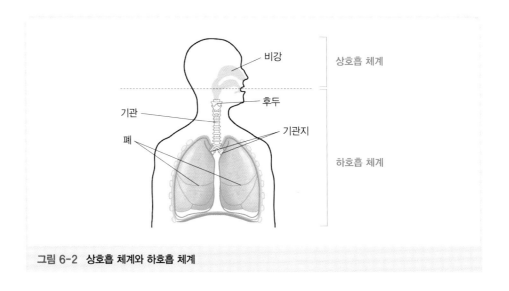

그림 6-2 상호흡 체계와 하호흡 체계

이다. 폐는 원추형 모양의 쌍을 이루는 기관으로 각각의 폐는 왼쪽과 오른쪽이 동일하지 않으며, 왼쪽 폐가 오른쪽 폐보다 작은데, 심장이 왼쪽에 위치할 수 있도록 공간이 필요하기 때문이다. 따라서 오른쪽 폐는 3개로 구분된 엽(lobe)이 있고, 왼쪽 폐는 2개의 엽으로 구성되어 있다. 호흡의 작용은 폐의 확장과 수축에 의해 폐용적(lung volume)이 증가하거나 감소하여 일어난다. 폐용적의 증가나 감소는 폐와 연결된 흉곽에 의해 이루어진다. 폐는 흉강(thoracic cavity) 안에 위치해 있는데, 각각의 폐의 겉 부분은 **장측 흉막**(visceral pleura)이라 불리는 밀폐된 얇은 막으로 쌓여 있고, 흉벽(chest-wall)의 안쪽 표면은 **벽측 흉막**(parietal pleura)이라고 하는 또 다른 막이 있다. 이 2개의 흉막은 2개로 구분된 막이라기보다 2개의 구조가 서로 연결된 이중막 구조로 폐를 감싸고 있다(그림 6-3). 이 2개의 흉막 사이의 공간을 흉막 공간(pleural space)이라 하는데, 여기에는 공기가 존재하지 않는다. 대신 장측 흉막과 벽측 흉막 사이의 흉막 공간은 얇은 액체인 **흉수**(pleural fluid)를 담고 있어 흉수에 의해 구분되는데, 폐내압이나 대기압보다 6 *mmHg* 낮은 음압 상태이므로 2개의 흉막은 서로 가깝게 빨아 당긴다. 흉막 공간은 항상 음압 상태를 유지하므로 흉부와 폐 사이에 어떠한 인대나 건이 부착되어 있지 않음에도 불구하고, 폐와 흉벽은 항상 영구히 밀착되어 1개의 단위로 움직이는 것과 같은 효과를 나타낸다. 즉, 하나가 움직이면 다른 하나도 따라서 움직이게 되는데 흉곽이 확장될 때 폐도 확장하고, 흉곽의 용적이 감소하면 폐용적도 감소하게 된다. 이러한 부착 메커니즘을 **흉막 결합**(pleural linkage)이라고 한다. 또한 폐는 수축하려고 하는 경향이 있는 반면, 흉곽은 확장하려는 경향을 가지는데, 이러한 흉막 연결은 폐가 더 수축되어 붕괴되지 않도록 하며, 흉곽은 더 확

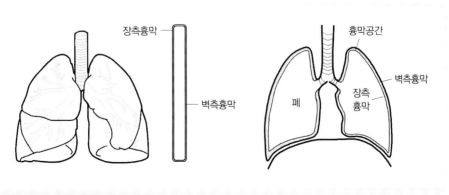

그림 6-3 폐와 흉막의 구조

장되지 않도록 서로에게 영향을 준다. 흉막은 폐와 흉곽을 결합시키는 역할 이외에도 흉막 공간에 소량의 윤활액이 있어서 호흡할 때 폐의 확장과 수축에 따른 마찰을 방지하는 윤활제 역할을 하고 흉곽과 폐가 서로 다르게 움직일 수 있도록 마찰이 없는 부드러운 표면을 제공한다. 마지막으로 흉막은 방어의 역할을 하는데, 각각의 폐는 장측 흉막으로 둘러싸여 있어 만약 칼이나 총상으로 인하여 1개의 흉막이 뚫리면 폐가 붕괴되는 **기흉**(pneumothorax) 상태가 된다. 하지만 손상받지 않은 다른 쪽 폐는 손상되지 않고 공기가 차게 되어 생명에는 지장을 주지 않는다.

1.1.2 폐의 기도

폐는 외부 공기가 폐 안으로 이동할 수 있고 폐에서 다른 쪽의 폐로도 이동할 수 있도록 유연한 튜브들로 이루어져 있다. 이러한 튜브들은 마치 나무를 거꾸로 놓은 가지 모양처럼 생겼는데 이러한 모양 때문에 **호흡나무**(respiratory tree)라 불린다(그림 6-4). 건강한 상태에서는 호흡나무를 통하여 공기가 들어가고 나오게 된다. 호흡나무의 가장 윗부분인 몸통 부분을 **기관**(trachea, windpipe)이라 하고, 기관은 **후두**(larynx) 혹은 소리 상자(voice box)의 가장 아랫부분인 **윤상연골**(cricoid cartilage)에 부착되어 있다.

기관은 16~20개의 연골 고리들로 구성되어 있고, C자 모양의 연골로 앞쪽은 막혀 있고 뒤쪽은 열린 관으로 연골 뒤쪽은 **식도**(esophagus)와 유연한 벽을 서로 공유한다. 기관의 아랫부분에서 기관은 다시 2개의 작은 관으로 나뉘는데, 하나는 왼쪽 폐로 다른 하나는 오른쪽 폐로 들어간다. 이 2개의 관은 **1차(주요) 기관지**라 불린다. 각

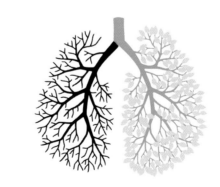

그림 6-4 폐와 호흡나무

기관지는 기관의 직경의 2분의 1보다 약간 더 작으며, 우기관지는 오른쪽 폐로 좌기관지는 왼쪽 폐로 들어간다. 1차 기관지는 2차 기관지로 나뉘면서 폐의 5개의 엽으로 들어가는데 2개는 왼쪽, 3개는 오른쪽으로 들어간다. 이러한 이유로 2차 기관지를 엽기관지(lobar bronchi)라 부르기도 한다. 2차 기관지는 다시 더 작은 가지인 3차 기관지로 나뉘어지고 더 작은 기관지들로 계속해서 나뉘어지고 결국에는 아주 작은 종말기관지(terminal bronchi)로 나뉘고 종말 기관지는 더 작은 **호흡 세기관지**(respiratory bronchioles)로 나뉘어진 뒤 마지막으로 호흡세기관지는 **폐포관**(alveolar duct)과 연결되어 있으며 **폐포**(alvoli)들로 이어진다. 세기관지의 구조는 기관과 아주 유사하여 연골로 된 고리와 점막 및 부드러운 근육으로 이루어져 있으나, 종말 기관지는 연골은 없이 부드러운 근육과 점막으로만 이루어져 있으며, 연속적으로 더 작게 나누어지는 가지는 더 큰 표면적을 가져 호흡 표면적의 양을 크게 할 수 있다. 폐는 약 3억 개 이상의 폐포를 가지고 있으며, 표면활성제라 불리는 물질에 의해서 흡기 동안에도 계속해서 팽창된 상태를 유지함으로써 공기로 차 있게 된다. 또한 폐포의 겉 부분은 미세한 모세 혈관망에 싸여 있는데 폐포와 모세 혈관(pulmonary capillaries)은 아주 얇은 벽으로 되어 있어서 산소와 이산화탄소의 교환이 쉽게 이루어질 수 있다(그림 6-5).

호흡기계는 기능에 따라 크게 두 가지로 전도 구역과 호흡 구역으로 나뉜다. **전도 구역**(conducting zone)은 입, 코, 인두, 후두, 기관, 1차 기관지, 2차 기관지, 3차 기관지, 세기관지, 종말 세기관지까지 공기가 통과하는 통로를 말한다. 후두는 **성문**(glottis)을 가지며, 성문을 통하여 공기가 기관으로 들어간다. 기관의 안쪽 표면에는 지속적으로 물결처럼 움직이는 **섬모**(cilia)가 있어 먼지, 오염 물질, 박테리아나 바이러스와 같은 이물질을 재빠르게 위쪽으로 보내어 점액과 같이 목 쪽으로 보내져 삼키거나 기침에 의해 뱉어내진다. 따라서 섬모는 공기가 폐 안으로 들어가기 전에 정화시키는 여과 시스템과 같은 역할을 한다. **호흡 구역**(respiratory zone)은 호흡세기관지와 폐포로 실제 가스 교환이 일어나는 곳을 말한다.

1.2 흉벽 체계

1.2.1 흉벽

흉벽은 폐의 체계를 둘러싸고 있는데 **흉곽벽, 횡격막, 복벽, 및 복부 내용물**의 네 부분으로 이루어진다.

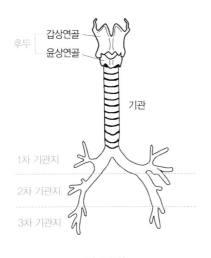

전도 구역

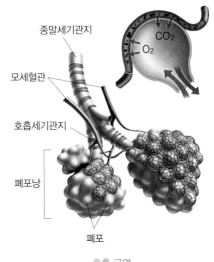

호흡 구역

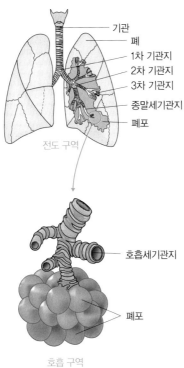

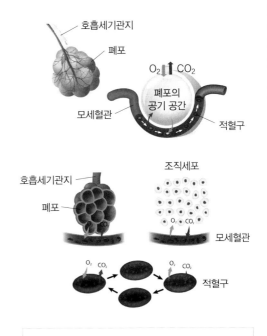

호흡의 경로 :
코 → 인두 → 후두 → 기관 → 1차 기관지 → 2차 기관지
→ 3차 기관지 → 세기관지 → 종말세기관지 → 호흡세기
관지 → 폐포관 → 폐포

그림 6-5 호흡 체계의 전도 구역과 호흡 구역

1.2.2 흉곽벽

흉곽벽은 폐를 둘러싸고 있으며, 흉곽은 **늑골**(갈비뼈, ribs)과 **척추**(vertebral column), **늑연골**(costal cartilages), **흉골**(sternum), **흉대**(pectoral girdle)로 이루어져 있다.

1.2.3 횡격막

횡격막은 가슴과 복부를 분리하는 막으로 흉곽의 바닥을 형성하고 복부의 지붕을 형성한다. 횡격막은 반구형 모양(dome-shaped)의 근육으로 마치 그릇을 거꾸로 뒤집어 놓은 모양과 같으며 한쪽 흉곽에서 다른 쪽 흉곽으로 뻗어져 있는 근육이다. 횡격막이 능동적으로 수축 시에는 중앙 부분의 위쪽 부분이 아래로 내려오면서 평평해져 흉곽 면적을 수직으로 증가시킨다. 횡격막이 평평해지면서 횡격막 아래에 있는 복부 내의 장기를 누르면 횡격막 아래의 복벽이 수동적으로 밖으로 나오게 된다(복벽의 수동적 움직임)(그림 6-6). 이러한 점에서 횡격막은 흡기 시 가장 중요한 호흡근이라고 할 수 있다.

1.2.4 복벽

복벽을 이루는 중요한 근육인 **복근**(abdominal muscles)은 주요 호기근으로 일반적으로 기침, 재채기, 노래 부르기와 같은 특정 발성 과제 시에 복부 내용물을 압축하기 위하여 수축을 하게 되어 복강 내 압력을 증가시킨다. 결국 복근이 수축하면 횡격막이 위로 향하는 압력을 제공하여(횡격막의 수동적 움직임) 호기를 돕고 흉곽의 용적을 더 감소시킬 수 있다(그림 6-6).

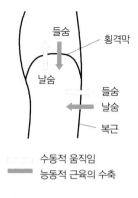

그림 6-6 들숨과 날숨 시 흉벽 체계의 움직임

1.3 호흡근

1.3.1 주요 호흡근

횡격막은 흉벽을 이루는 중요한 구조물인 동시에 가장 중요한 흡기근으로 경추 3~5번
(cervical nerve, C3~C5)의 척수 신경과 연접해 있다. 또 다른 호흡에 중요한 근육은
늑간근(intercostal muscles)이다. 12쌍의 늑골과 늑골 사이를 지나가는 11쌍의 늑간근
은 흉수 신경(thoracic nerve, T1~T11)의 척수 신경과 연접해 있다. 늑골과의 방향에
따라 외늑간근과 내늑간근으로 나뉘고, 두 근육은 거의 직각을 이룬다(그림 6-7). 외
늑간근과 내늑간근의 교차끈 효과(cross-laced effect)는 폐와 심장을 방어하고 11쌍의
외늑간근은 흡기 시에 흉곽을 위로 들어 올리면서 밖으로 나오게 하며 흉곽의 면적을
증가시킨다. 외늑간근은 늑골의 하연에서 시작하여 아래 늑골의 상연에 삽입되며 늑

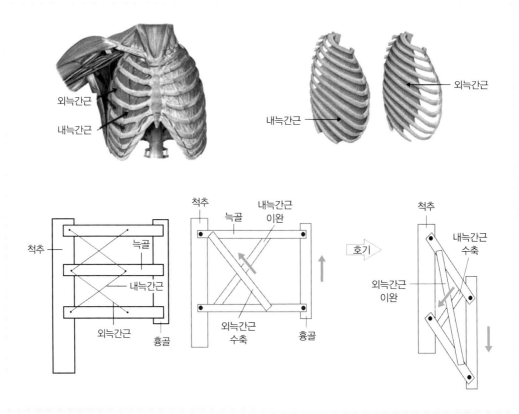

그림 6-7 주요 늑간근

골과 늑골 사이를 전방과 하방으로 비스듬히 주행한다. 이 근육이 수축하게 되면 늑골이 들려 올라가 흉곽 용적이 전후(antero-posterior) 및 측면(lateral dimension) 방향으로 증가하게 된다. 마찬가지로, 11쌍의 내늑간근은 늑골의 하연에서 시작되어 아래 늑골의 상연에 삽입되며 늑골이 내려가 전체 흉곽을 아래로 잡아 당겨 흉곽의 면적을 감소시킨다. 주요 호흡근의 흡기와 호기 시 작용은 〈표 6-1〉, 〈그림 6-8〉을 참조하라.

1.3.2 보조 호흡근

호흡은 다양한 신체 활동에 따라 다르게 호흡 근육의 활동을 필요로 하는데, 조용한 호흡 시에는 근육이 덜 사용되고, 신체 활동을 많이 요구하는 것일수록 호흡 근육을 더 많이 사용해야 한다. 흉곽 이외에 등, 목, 복부에는 많은 **보조 호흡근**(accessory

표 6-1 **주요 호흡근과 호흡에서의 기능**

	흡기	호기
늑골과 횡격막은 어떻게 작용할까?	횡격막은 수축하여 밑으로 내려가고, 늑골은 위로 올라가고 밖으로 나온다.	횡격막은 이완하여 위로 올라가고, 늑골은 아래로 내려가고 안으로 들어간다.
내 · 외늑간근은 어떻게 작용할까?	외늑간근은 수축, 내늑간근은 이완하여 늑골이 위로 올라가게 된다.	외늑간근은 이완, 내늑간근은 수축하여 늑골이 아래로 내려가게 된다.
폐와 흉곽의 크기	폐와 흉곽의 부피가 커진다.	폐와 흉곽의 부피가 작아진다.

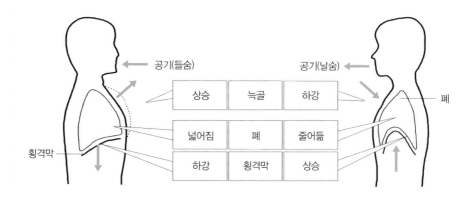

그림 6-8 **흡기와 호기 시 호흡기관의 작용**

respiratory muscles)들이 부착되어 있으며 기능은 강제 흡기(forced inspiration)나 강제 호기(forced expiration) 시에 사용되어 흉곽의 용적을 더 크게 하거나 더 감소시킬 수 있다. 보조 호흡근의 종류와 기능은 〈표 6-2〉와 같다.

보조 흡기 호흡근은 흉쇄유돌근(sternocleidomastoid m.), 사각근(scalens), 승모근(tra-pezius), 쇄골하근(subclavius), 대흉근(pectoralis major)과 소흉근(pectoralis minor), 전거근(serratus anterior), 상후거근(serratus posterior superior), 늑골거근(costal levators) 등이 있으며 흉곽을 들어 올리는 역할을 한다(그림 6-9).

표 6-2 **보조 호흡근의 종류와 기능**

근육	호기
경부	
사각근	1번과 2번 늑골 상승
흉쇄유돌근	깊은 흡기 시 흉골 상승
흉부	
쇄골하근	1번 늑골 상승
늑골거근	흉곽 상승
대흉근	흉골과 2~6번 늑골 상승
소흉근	2~5번 늑골 상승
전거근	1~9번 늑골 상승, 늑골을 위쪽과 뒤쪽으로 들어 올림
상후거근	늑골의 후방 부분 상승
하후거근	9~12번 늑골 하강
늑하근	흉곽 하강
횡격흉근	흉곽 하강
복부	
외복사근	복부 압박
내복사근	복부 압박
복직근	복부 압박
복횡근	복부 압박

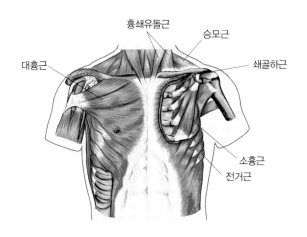

그림 6-9 보조 흡기 호흡근

보조 호기 호흡근은 복근, 하후거근(serratus posterior inferior), 늑하근(subcostals), 횡격흉근(transverse thoracic) 등이 있다.

복근은 주요 호기근으로 외복사근(external oblique), 내복사근(internal oblique), 복직근(rectus abdominis), 복횡근(transverse oblique)의 4개의 쌍으로 이루어져 있다(그림 6-10). 복근은 흉수신경(thoracic nerve, T7~T12)의 척수 신경과 연접해 있다. 수

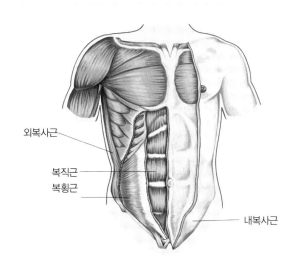

그림 6-10 복근

축 시 복부를 압박하여 복강의 용적을 줄여 횡격막이 위로 향하는 압력을 주어 호기를 돕고 흉곽의 용적을 감소시킨다.

1.3.3 호흡의 종류

흉식 호흡은 횡격막의 작용이 일어나지 않고 주로 늑골의 작용에 의한 호흡을 말한다. 반면에 **복식 호흡**은 늑골의 작용이 일어나지 않고 주로 횡격막의 작용에 의한 호흡을 말한다. 가창 시 호흡은 복식 호흡을 주로 요하는데, 성대의 피로도를 줄이고 공기를 효율적으로 사용할 수 있는 장점이 있다. 복식 호흡을 연습할 때 첫 단계로 폐 안에 있는 숨을 먼저 내뱉게 하는데, 이것은 최대한 폐 안의 압력을 낮게 하여 외부의 공기가 자동적으로 폐 안으로 들어가는 것을 용이하게 해 준다. 두 번째로 누운 자세에서 호흡 시에 복벽의 움직임을 가르치는데, 숨을 들이 마시면 배가 위로 나오게 하고, 숨을 내쉬면 배가 아래로 들어가게 연습을 하도록 한다. 이것은 중력을 이용하여 손쉽게 횡격막의 수축에 따른 복벽의 움직임을 가르칠 수 있다. 세 번째 누운 자세에서 연습이 되면, 의자에 앉아서 혹은 일어서서 들숨과 날숨 시에 복벽의 움직임을 생각하면서 복식 호흡을 연습할 수 있다. 가장 이상적인 호흡은 **흉복식 호흡**으로 늑골과 횡격막의 작용에 의한 호흡이다(남도현, 최홍식, 2004). 호흡의 종류는 〈표 6-3〉과 같다. 또 다른 호흡의 형태로 **쇄골 호흡**은 어깨를 들어 올려 쇄골을 들어 올려 폐 안으로 공기를 흡입하는 호흡으로 병약한 환자나 달리기를 하여 숨이 차 가쁜 숨을 몰아 쉴 때 하는 호흡으로 매우 제한된 호흡의 형태이다.

표 6-3 **호흡의 종류와 특성**

	복식 호흡	흉식 호흡	흉복식 호흡
흡기 호기	횡격막	외/내늑간근	늑골과 횡격막
	탄성회복 작용	탄성회복 작용	탄성회복 작용
	영아/남성의 호흡	여성의 호흡	가장 이상적인 호흡

2. 호흡 체계의 생리

2.1 호흡의 물리학

호흡은 압력(pressure, P), 용적(volume, V), 공기 흐름(Flow, F)을 다룬다. 압력은 호흡 과정에 의해서 생성되는 힘으로 말산출을 위한 힘을 공급하며, 용적은 폐와 기도에 있는 특정 공기의 양을 가리킨다. 공기 흐름 혹은 기류는 특정 시간에 따른 공기 용적의 변화를 말하며 흉벽 모양(chest-wall shape)은 구어 호흡 동안 흉벽(흉곽, 횡격막, 복벽)의 위치를 일컫는데, 이들은 서로 연관되어 있다.

압력과 용량의 관계는 서로 반비례하는데, 용량이 증가할수록 압력은 감소하고, 용량이 감소할수록 압력은 증가하며 이를 **보일의 법칙**(Boyle's law)이라고 한다(그림 6-11).

$$V(\text{부피}) = k(\text{상수})/P(\text{압력}) \text{ 또는 } P(\text{압력}) = k(\text{상수})/V(\text{부피}) \qquad \text{(공식 6.1)}$$

압력이란 단위 면적당 작용하는 힘으로 정의된다. 즉, 힘과 면적과의 관계를 식으로 나타내면 다음과 같다.

$$\text{압력}(P) = \frac{\text{힘}(f)}{\text{면적}(A)} \qquad \text{(공식 6.2)}$$

유체(액체와 기체)의 압력은 정지된 유체 모든 부분에 동일하게 전달된다는 **파스칼의 법칙**(Pascal's law)에 따라, 일정 공간 내에 유체에 전해지는 압력은 어느 방향에서나

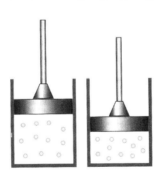

그림 6-11 **부피와 압력과의 관계**

같고 빠르고 균일하게 전달된다. 마치 풍선에 손가락을 눌러 압력을 가하면 손가락의 압력이 풍선 전체에 골고루 전달되는 이치와 같다. 이것을 우리 몸의 호흡 체계에 적용해 보면 횡격막과 같은 호흡근이나 복부에 압력을 가하면 그 힘은 몸체로 전달되고 그 힘이 다시 폐에 균일하게 전달된다. **폐압력**은 흡기근의 작용에 의해 폐에 공기가 유입되어 폐가 팽창하면 원래의 자리로 돌아가려는 작용을 하는데, 이때 호기가 시작되면 호기 시에 작용하는 호흡 압력이 폐압력이 된다. 폐압력은 **흉막 압력**과 탄성회복압력(elastic recoiling pressure)이 합해지고 **복부 압력**이 같이 작용하여 형성된다. 복부 압력은 폐압력을 조절하는데, 복부 압력이 몸에 전달되어 폐로 전달되고 성대로 전달되어 폐압력은 성문하압(subglottal pressure)으로 작용한다(남도현, 최홍식 2004).

말소리 산출을 위해 필요한 공기 압력은 폐압(alveolar pressure, Palv, 폐 안의 공기의 압력), 성문하압력(Psub) 혹은 기관압(Ptrach), 혹은 구강 안에 있는 압력인 구강압(Poral)이 있다. 구어에 사용되는 압력은 cmH_2O로 표시하며, 대화 구어에 필요한 압력은 낮아서 약 5~10 cmH_2O 정도이다. 더 큰 소리로 말할 때에는 강도를 증가시키기 위해서 더 큰 폐의 압력을 필요로 한다. 기관이나 폐의 압력은 기관에 바늘을 삽입하여 직접적으로 측정하는 것은 매우 침습적이므로, 구강압을 측정함으로써 간접적으로 측정할 수 있다. 압력을 전달할 수 있도록 연결된 작은 튜브를 입술이나 구강 안에 넣고 파열음의 폐쇄 구간 동안의 구강압을 측정한다. /p/를 산출하기 위해서 입술을 닫고 연구개를 거상하여 연인두 통로가 닫히면 공기가 코로 빠져 나가지 않고 성문은 열려 있어 호기를 하고 있으므로, 구강에 이르기까지 폐압이나 기관압은 구강압과 동일하게 된다.

기류는 시간 단위당 공기가 이동하는 양을 측정하는데, 단위는 ml/s 혹은 l/min로 측정한다. 말산출에서 기류는 후두와 공명 및 조음 기관의 밸브 작용에 따라 공기 흐름이 다양한 저항을 받아 변경된다. 기압과 기류는 **마노미터**(manometer)나 **호흡운동촬영기**(pneumo-tachograph)를 사용하여 측정할 수 있다. 마노미터에 부착되어 있는 마우스피스를 불면 숫자판(dial)으로 측정된 압력을 보여 준다. 호흡운동촬영기는 얼굴 위에 마스크를 착용하고 입과 코에서 내쉰 공기는 채널을 통과할 때 압력 센서에서 감지되어 압력이나 기류를 측정할 수 있다. 현재 임상에서 말산출 시 호흡의 압력과 기류를 측정하기 위해 널리 사용되고 있는 기기 중 하나로 Kay Pentax사의 PAS(phonatory aerodynamic system)가 있다(그림 6-12).

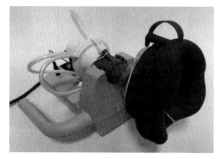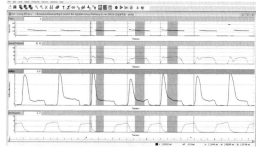

그림 6-12 PAS, Model 6600

기류는 발화하는 동안 후두 및 조음과 공명 밸브가 열리고 닫히는 것에 따라 다양하게 형성되는데, 발성 동안 성대가 너무 꽉 조여 있거나 닫혀 있으면 성문을 통과하는 기류량이 감소하여 긴장되고 억압된 소리를 내게 되고, 발성 동안 성문을 통과하는 기류량이 많으면 기식성 음성으로 들리게 된다. 또한 연인두 밸브가 제대로 닫히지 못하면 많은 양의 기류가 비강으로 흐르게 되어 과다 비성과 비누출의 특성을 보이게 된다.

하지만 위의 측정 기기들은 발화하는 동안 폐용적을 측정할 수 없다. 호흡 운동학적 분석(respiratory kinematic analysis)은 발화 동안 흉벽 모양을 측정할 수 있으며 흉곽과 복강의 움직임으로 폐용적을 측정한다. 체적변동기록계(plethysmography)나 선형자기계(magneto-meters)와 같은 호흡 운동학적 분석은 발화 시 흉곽과 복강의 움직임을 측정할 수 있다. 체적변동기록계는 전선 코일로 둘러싼 탄성 밴드로 구성되어 있으며 1개의 전기 밴드는 흉부에, 또 다른 밴드는 복부에 부착시켜 가슴과 복부가 확장하고 수축함에 따라 횡단면적의 변화를 측정하여 컴퓨터로 전송한 후 흉곽과 복부의 움직임을 각각 측정하여 폐용적을 산출할 수 있다. 〈그림 6-13〉은 호흡 운동학적 분석을 위하여 개발된 음성, 성문, 호흡 통합 검사 장치이다(남기창, 2004; 이승훈 외, 2005; 최성희, 2006; 최성희, 최홍식, 2006).

2.1.1 호흡 체계 내에서 공기의 이동

횡격막 수축으로 흉곽과 폐의 부피가 증가하게 되어 **보일의 법칙**에 따라 폐압은 음압을 형성하게 한다. 이때, 폐압은 외부 공기의 대기압보다 낮아 공기는 고기압에

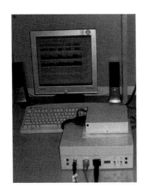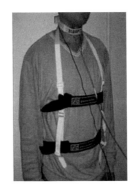

그림 6-13 호흡 운동학적 분석을 위한 음성, 성문, 호흡 통합 검사 장치

서 저기압으로 이동하므로 외부로부터 폐로 공기가 유입되며, 이러한 현상을 '들숨(inhalation)'이라고 한다. 반대로, 숨을 내쉬면 횡격막이 이완하여 원래의 자리로 되돌아오게 되고, 횡격막의 중앙 부분의 위쪽은 다시 올라와 반구형 모양이 된다. 이때 흉곽 면적이 수직적으로 감소하게 되면, 폐압은 증가하여 폐 안의 공기는 대기 중으로 나가게 되며 이러한 현상을 '날숨(exhalation)'이라고 한다.

2.1.2 흉곽 용적의 변화

흉곽의 용적(volume of thoracic, Vthoracwic)이 변화하는 방법은 두 가지가 있는데, 하나는 근육의 힘(muscular force)과 탄성의 힘(elastic force)이다. 이 두 힘에 의해 길이(length)와 둘레(circumference)가 변화한다.

길이의 변화는 횡격막의 능동적 수축과 복근의 능동적 수축에 의해 수직적으로 일어나는데, 횡격막이 수축하면 흉곽의 길이가 길어지고, 복근이 수축하면 흉곽의 길이가 짧아진다(그림 6-14).

한편, 흉곽 둘레의 변화는 외늑간근와 내늑간근의 수축에 의해 일어나는데, 외늑간근의 수축 시에는 흉곽의 용적 부피가 전후 및 측면으로 늘어나고, 내늑간근의 수축 시에는 흉곽의 용적 부피가 전후 및 측면으로 감소한다(그림 6-15).

2.1.3 폐용적의 변화

폐용적의 변화는 **흉막 결합**에 의해 결정된다. 폐는 흉막 연결에 의해 흉곽의 용적의

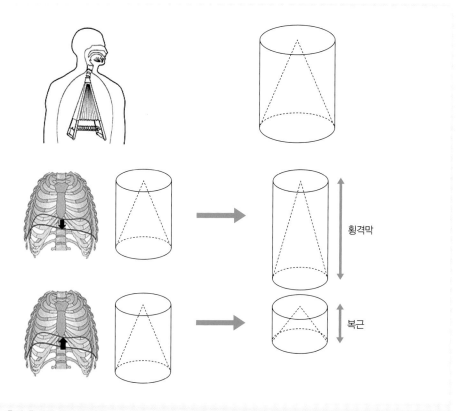

그림 6-14 흉곽 용적의 길이의 변화

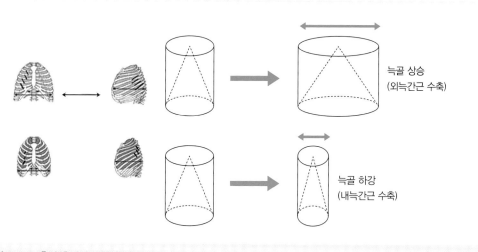

그림 6-15 흉곽 용적의 둘레의 변화

변화에 따라 폐용적의 변화도 동일하게 변하는데, 첫 번째, 늑골의 상승으로 흉곽의 부피가 증가하면 폐의 부피도 증가하여 폐 안의 압력 감소로 **흡기** 작용이 일어난다. 반대로 늑골 하강으로 흉곽의 부피가 감소하면 흉막 결합으로 폐용적도 감소하게 되며, 이때 폐압력의 증가로 호기 작용이 일어난다. 두 번째, 폐는 횡격막이 수축하면 횡격막이 아래로 내려가 흉곽 용적이 증가하면 폐용적도 증가하고, 횡격막이 이완하여 제자리로 돌아오면 흉곽 용적이 감소하여 폐용적도 감소한다.

2.1.4 폐용적의 측정

폐용적은 **폐활량계**(spirometry)를 사용하여 측정할 수 있는데, 평소처럼 숨을 쉬거나 공기를 최대로 흡입하고 배출하면서 폐의 부피를 측정할 수 있다(그림 6-16).

폐용적(lung volume)은 1개의 측정치를 나타내고, **폐용량**(lung capacity)은 2개 이상의 용적을 포함하며 단위는 리터(ℓ), 밀리리터($m\ell$) 혹은 큐빅미터(cc 혹은 cm^3)로 나타낸다.

폐용적은 주어진 시간에 폐에 있는 공기의 양과 조용한 호흡이나 말산출, 노래 부르기, 운동 등의 특정 목적을 위해 필요한 공기의 양을 말한다. 폐용적에는 일회호흡용적(TV), 흡기예비용적(IRV), 호기예비용적(ERV), 잔기용적(RV)이 있다(그림 6-17).

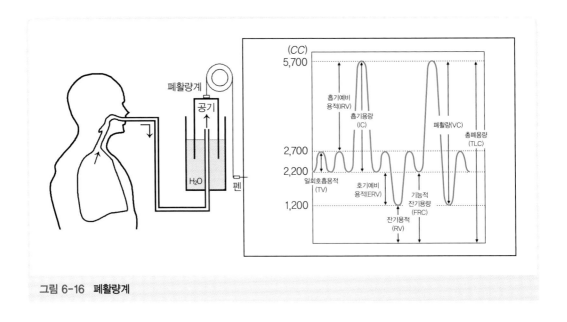

그림 6-16 폐활량계

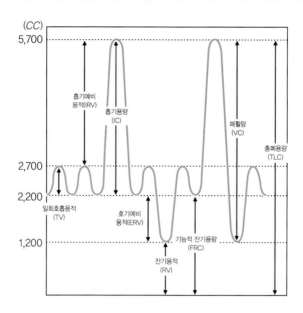

그림 6-17 폐용적과 폐용량

일회호흡용적(tidal volume, TV)은 호흡 주기 동안 우리가 들이쉬고 내뱉는 공기의 양을 말한다. 일회호흡용적은 연령 체중, 신체활동에 따라 다르다. 흡기예비용적 (inspiratory reserve volume, TVR)은 잔기용적 이상으로 들이마실 수 있는 공기의 양을 말한다. 더 길게 말하거나 더 큰 목소리를 내고자 할 때 흡기예비용적이 사용될 수 있다. 반대로, 호기예비용적(expiratory reserve volume, ERV)은 잔기용적 이하로 내쉴 수 있는 공기의 양을 말한다. 일반적으로 성악가들은 긴 소리를 유지하기 위해 ERV를 사용한다. 잔기용적(residual volume, RV)은 최대호기 이후에도 폐 안에 남아 있는 공기를 말한다. 폐가 완전히 줄어들지 않으며 항상 어느 정도의 공기가 폐 안에 남아 있어 폐 모양을 유지한다.

2.1.5 폐용량의 측정

폐용량은 둘 또는 그 이상의 폐용적이 합해진 것으로 **폐활량(VC)**, **기능적 잔기용량 (FRC)**, **총폐용량(TLC)**이 있다. 이 중 제일 중요한 것은 폐활량으로 공기를 최대로 들이 마시고 내뱉을 수 있는 최대 공기량을 말한다. 표준 폐활량의 경우 성인 남성은 3,500 *cc*, 성인 여성은 약 2,500 *cc* 정도이다.

성인 남성의 폐활량을 구하는 공식은 다음과 같다.

$$[27.63 - (0.112 \times 연령)] \times 신장(cm)$$ (공식 6.3)

성인 여성의 폐활량을 구하는 공식은 다음과 같다.

$$[27.78 - (0.101 \times 연령)] \times 신장(cm)$$ (공식 6.4)

한편, 폐활량은 연령과 신장에 따라 달라질 수 있다.

폐용적과 폐용량은 폐활량의 몇 %로 나타낼 수 있는데, 생명 호흡의 일회호흡용적은 폐활량의 약 10 %이고, 구어 호흡의 일회호흡용적은 폐활량의 약 20 %, 큰 목소리를 내기 위한 구어 호흡의 일회호흡용적은 폐활량의 약 40 %이다. 폐용적과 폐용량의 정의는 〈표 6-4〉와 같다.

또한 기능적 잔기용량(functional residual volume, FRC)은 휴식 시 호기 수준(resting-end expiratory level, REL)이나 휴식 시 폐용적(resting lung volume, RLV)이라는 말

표 6-4 **폐용적과 폐용량**

폐용적	정의	성인의 공기의 양
일회호흡용적(TV)	호흡 주기당 호기와 흡기의 용적	생명 호흡 500 cc(VC의 10 %) 구어 호흡 1,000 cc(VC의 20~25 %) 큰 구어 호흡 4,000 cc(VC의 40 %)
흡기예비용적(IRV)	일회호흡용적에 대해 강제적으로 더 마실 수 있는 공기량	1,500~2,500 cc
호기예비용적(ERV)	일회호흡용적에 대해 강제적으로 더 내쉴 수 있는 공기량	1,000~2,000 cc
잔기용적(RV)	최대 호기 후 폐에 남아 있는 공기	1,000~1,500 cc
폐용적	정의	
폐활량(VC)	최대 흡기 후 내쉴 수 있는 최대 공기량	IRV + TV + ERV
기능적 잔기용량(FRC)	일회 호흡 호기 후 폐와 기도에 남아 있는 공기량	ERV + RV
총폐용량(TLC)	최대 흡기 후 폐에 존재하는 공기량	TV + IRV + ERV + RV
흡기용량(IC)	일회 호흡 호기 후 들이마실 수 있는 최대 공기량	TV + IRV

로도 사용되는데, 폐압이 대기압과 평형 상태를 이룰 때 폐용적을 지칭한다. REL은 일반적으로 일회 호흡이 끝나는 지점의 폐용적의 위치로, 수직 자세에서 폐활량의 약 35~40 %에 해당된다.

2.2 호흡과 호흡 운동학

근육이나 폐처럼 탄성이 있는 물체는 평형 상태로부터 멀어질수록 평형 상태로 되돌아오려는 탄성회복력(elastic recoil force)이 작용한다. 〈그림 16-18〉과 같이 용수철이 자기 본래의 모습으로 있을 때는 평형 상태(이때, 폐용적은 REL에 해당됨)이며, 왼쪽 용수철과 같이 평형 상태보다 길이가 늘어나면 평형 상태로 이탈된 상태가 된다. 이때 평형 상태로 되돌아오려고 하는 힘, 즉 탄성 회복의 힘이 용수철이 늘어난 반대 방향으로 작용하게 된다. 반대로, 용수철이 원래 길이보다 줄어들면 탄성 회복의 힘은 원래 길이로 되돌아가려는 성질에 의해 용수철 길이가 늘어나는 방향으로 작용하게 된다.

호흡 체계는 풀무에 비유할 수 있는데, REL은 호흡 체계가 평형을 이룰 때이다. 이때는 풀무의 손잡이를 밀거나 끌어 당기지 않을 때를 말하며 풀무 안의 부피가 휴식 시 폐용적에 해당된다. 이때는 외부 공기가 들어가지도 나가지도 않는 상태이다. REL과 다른 폐용적을 가지려면 외부의 작용이 필요한데, 흡기근과 호기근과 같은 근육

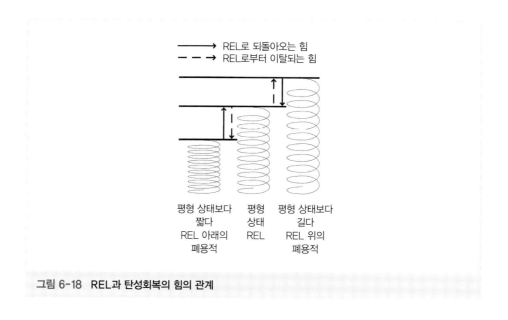

그림 6-18 **REL과 탄성회복의 힘의 관계**

의 활동이 필요하다. 예를 들면, 풀무 손잡이를 REL에서 밖으로 잡아당기면 풀무 용적은 증가하고 풀무 내의 압력이 감소하여 공기가 안으로 들어간다. 이때, 손잡이를 밖으로 잡아당긴 힘은 근육의 힘(muscle force)이고, 휴식 상태에서 늘어난 풀무는 안쪽으로 되돌아오려는 탄성의 힘이 작용하는데 손잡이 안으로 작용하는 힘은 탄성 회복의 힘(elastic force)이다. 〈그림 6-19〉에서 보는 바와 같이, 생명 호흡 시의 흡기 작용은 능동적인 과정으로 흡기근의 능동적 수축에 의해 외부의 공기가 폐로 들어가 폐용적은 REL보다 확장되며, 폐는 탄성의 성질을 가지므로 이때 원래 평형 상태로 되돌아가려는 탄성 회복의 힘이 근육의 힘과 반대 방향으로 폐에 작용하게 된다. 마찬가지로 구어 호흡의 흡기 시에도 흡기근의 능동적 수축이 필요하며 보통 대화 시에는 생명 호흡의 흡기근의 수축보다 더 큰 힘으로 흡기근의 수축이 일어나고 폐용적은 REL 수준보다 더 많이 확장하게 되며, 확장된 후에는 다시 탄성 회복의 힘에 의해 원래 평형 상태로 되돌아가려는 힘이 반대 방향으로 작용하게 된다.

앞의 두 가지 경우, 호흡 체계의 탄성 회복의 자질은 수동적으로 작용하며, 근육의 힘은 신경계의 작용에 의해 능동적으로 작용한다. 반대로, 손잡이의 힘이 안으로 작용하면 휴식 시보다 풀무의 부피가 감소하여 압력이 증가하고 공기가 밖으로 흐르게 된다. 이때 탄성 회복의 힘은 원래 자리로 되돌아가기 위해 밖으로 작용한다(그림 6-19).

한편, 생명 호흡 시의 호기 과정은 수동적 과정으로 늘어난 폐용적이 원래 자리로 되돌아가려는 탄성 회복의 힘에 의해 나타나며 〈그림 6-20〉의 왼쪽 그림과 같이 근

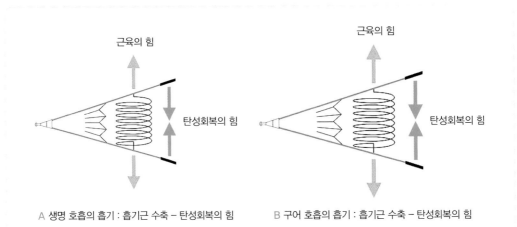

근육의 힘

탄성회복의 힘

근육의 힘

탄성회복의 힘

A 생명 호흡의 흡기 : 흡기근 수축 – 탄성회복의 힘   B 구어 호흡의 흡기 : 흡기근 수축 – 탄성회복의 힘

그림 6-19 호흡 과제와 흡기 활동

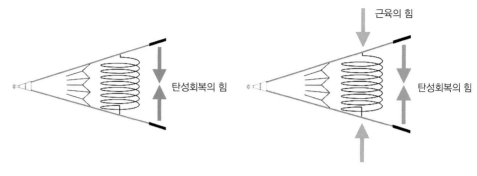

| A 생명 호흡의 호기 | B 구어 호흡의 호기 : 탄성회복의 힘 + 호기근 수축 |

그림 6-20 호흡 과제와 호기 활동

육의 힘은 작용하지 않는다. 반면에 구어 호흡의 호기 과정은 〈그림 6-20〉의 오른쪽 그림과 같이 말에 필요한 언어적 요구에 부합하는 압력을 재빠르게 조절하기 위하여 내늑간근이나 복근과 같은 호기근의 수축과 탄성 회복의 힘에 의해 폐는 REL 수준으로 되돌아오게 된다.

탄성 회복의 힘은 호흡 체계 내에서 압력을 가하는 효과를 가지므로 **이완압**(relaxation pressure)이라고 한다. 이완압의 크기는 REL(휴식 시 수준)로부터 이탈된 정도에 따라 좌우되는데, 이완압은 폐용적으로 표현되며 이완압곡선(relaxation pressure curve)은 폐용적의 기능으로서 이완압으로 표시한다(그림 6-21). 〈그림

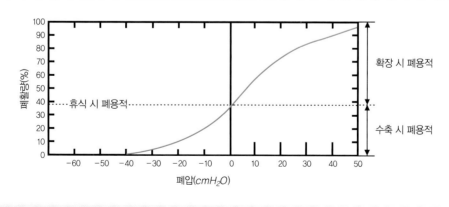

그림 6-21 이완압

6-21〉의 그림에서 보는 바와 같이, 폐압(alveolar pressure, 단위 : cmH_2O)은 가로선에 표시하였으며, 흡기에 해당하는 음의 값(−)부터 호기에 해당하는 양의 값(＋)까지의 범위를 갖는다. 폐용적에 해당하는 세로선은 %VC(폐활량)로 표시하였으며, 약 38 %VC는 REL(휴식 시 호기 수준)을 나타내고, 이때는 폐압과 대기압이 같아지는, 즉 0인 지점으로 기계환기적으로 중립 상태를 의미한다.

이완압은 휴식 시 호기 수준보다 폐용적이 작아지면 음의 값(−)을 갖게 되며, 휴식 시 호기 수준보다 폐용적이 커지면 양의 값(＋)을 갖게 된다. 즉, 휴식 시보다 폐용적보다 높아지면 이완압은 폐를 바깥쪽에서 안쪽으로 압력을 가하므로 이때 폐압은 양의 값(＋)을 갖게 된다. 반면에, REL보다 폐용적이 작아지면 폐는 REL까지 이완압은 폐를 안쪽에서 바깥쪽으로 압력을 가하므로 이때 폐압은 음의 값(−)을 가지게 된다.

흡기로 인하여 폐 안으로 공기가 유입되면, 흉막압과 탄성회복압이 가해져 폐압은 증가한다.

폐압 = 흉막압 + 탄성회복압

〈그림 6-21〉에서 보는 바와 같이, VC의 100 %에서 폐압(Palv)은 약 60 cmH_2O가 되며 이완압도 약 60 cmH_2O가 된다. 따라서 흡기 후에는 폐 내 공기가 가장 많이 유입되어 폐용적이 가장 커지므로 폐압도 가장 커지게 된다. 구어에서는 VC의 약 60 % 정도를 들이마시며 이때 폐압은 약 10 cmH_2O가 된다. 폐용적이 감소함에 따라 이완압도 감소한다.

폐압력이 0인 지점은 폐압(Palv) = 대기압(Patmos)의 균일 상태로 외부 공기가 들어가지도 폐 안의 공기가 나가지도 않는 상태를 말한다. 이때 점선 부분이 가리키는 것은 VC의 약 38 %로 휴식 시 폐용적(resting lung volume)을 나타낸다. 호기 동안에는 폐가 압착되어 줄어듦에 따라 폐의 탄성회복력은 폐가 원래의 휴식 시 자세로 돌아가려고 폐가 증가하려는 탄성을 가진다. 호기 동안에는 폐 안의 공기가 점점 빠져나가므로 폐압도 점차로 낮아져 음압이 형성된다.

폐압 = 흉막압 − 탄성회복압

따라서 이완압력곡선은 VC의 38 % 아래의 폐용적에서 흡기 과정은 수동적이고 호기 과정은 호기 근육의 힘이 필요한 반면, VC의 38 % 이상의 폐용적에서 흡기 과정은

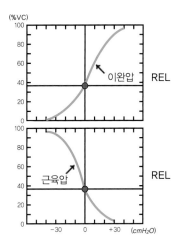

(%VC)

REL

REL

−30   0   +30   (cmH₂O)

그림 6-22   휴식 시 이완압과 근육압

흡기 근육의 힘이 필요하며 호기의 힘은 수동적임을 보여 준다(Zemlin, 1998).

〈그림 6-22〉는 휴식 시 호흡 곡선으로 위쪽은 이완압을 나타내고, 아래쪽은 근육 압(muscular pressure)을 나타낸다(김병욱, 2005). 이때 근육압은 '0', 이완압은 '0'을 나타낸다. 이완압과 근육압은 모음 연장 발성과 같이 일정한 발화를 지속해서 산출할 때 모두 다 기여하게 된다. 근육압은 목표로 하는 폐압을 달성하기 위해 필요로 하는 근육의 압력을 말한다. 〈그림 6-22〉의 하단 그림에서 보는 바와 같이, 폐용적이 커지 면 커질수록(발화의 시작 부근) 높은 양(+)의 이완압(호기)과 반대로 작용하기 위한 음(−)의 근육압(흡기)이 요구된다(Hixon, Weismer & Hoit, 2008).

2.2.1 능동적 흡기

횡격막이 수축하면 REL에서부터 폐용적이 증가하여, 성문하압은 낮아지고 외부 공 기가 유입되는 들숨 현상이 나타닌다. 〈그림 6-23〉은 수직적 자세에서 횡격막이 수 축하여 아래로 내려가면서(횡격막의 능동적 수축), 그 결과 복벽이 앞으로 움직이는 복벽 운동(복벽의 수동적 움직임)과 이에 따른 감소된 근육압과 증가된 이완압을 나 타낸 것이다.

들숨 후에는 증가된 폐용적이 원래 위치로 되돌아오려는 탄성이 시작되고 탄성회 복력은 증가하게 된다. 즉, 흡기 동안 흉곽이 확장될수록 호기 동안 흉곽이 제 위치로

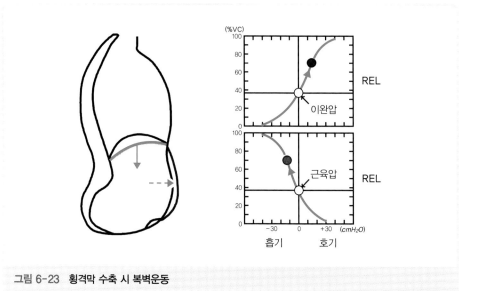

그림 6-23 횡격막 수축 시 복벽운동

돌아오기 위해 발생하는 탄성회복력은 점점 더 커진다. 이러한 탄성회복력에 의해 생성된 압력을 **이완압**이라고 한다. 반대로, 이완압을 이겨낼 수 있는 근육의 압력을 **근육압**이라고 한다. 횡격막이 이완하면 휴식 시 REL인 **폐활량**의 38 %로 폐와 흉곽이 줄어든다(최성희, 2006).

　이와 마찬가지로 외늑간근이 수축하면 폐용적이 증가하여 폐압이 감소하고 이에 따른 근육압이 감소하는 반면, 이완압 혹은 탄성회복력은 증가하고, 외늑간근이 이완하면 폐와 흉곽은 REL로 감소하게 된다(그림 6-24). 횡격막과 외늑간근의 동시 수축 시에는 폐와 흉곽이 수직적으로 확장되고 전후 및 측면으로도 확장되어 폐용적이 최대로 되어 근육압은 최소 음압을 형성하고 이완압은 최대가 된다(그림 6-25).

2.2.2 능동적 호기

호기 동안에는 흉곽과 폐용적을 감소시켜 폐압이 증가하고 폐로부터 공기가 나가게 된다. 용적의 증가는 흉곽과 폐가 원래대로 되돌아가려는 탄성의 힘에 의해 발생하는데, 이러한 작용은 수동적 호기 과정이다. 구어를 위한 호기 조절은 탄성회복력 이외에 근육 활동이 매우 중요한데, 호기근의 수축으로 이루어진다. 내늑간근이 수축하면 폐용적이 감소하여 폐 안의 압력이 증가하고 폐용적이 REL 아래로 내려간다(그림 6-26)(최성희, 2006).

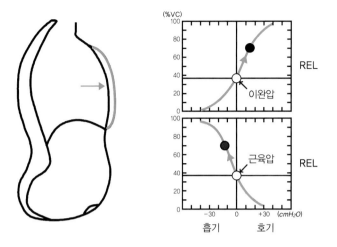

그림 6-24 외늑간근 수축 시 흉벽 운동

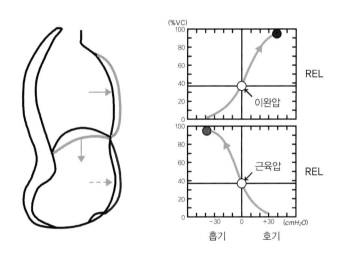

그림 6-25 횡격막과 외늑간근의 동시 수축 시 흉벽 운동

　　복근이 수축하면 복부 내용물이 압축됨으로써 횡격막을 위로 올려 폐와 흉곽의 용
적을 수직적으로 감소시킨다(그림 6-27). 폐용적이 감소하면 폐압이 증가하게 되고,
이에 따른 근육압은 증가하며, 이완압은 감소하게 된다. 복근이 이완하면 폐와 흉곽
이 REL로 확장하게 된다.

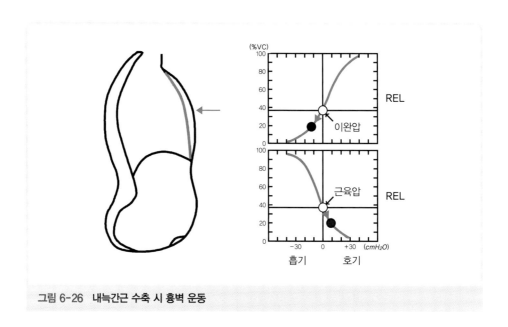

그림 6-26 내늑간근 수축 시 흉벽 운동

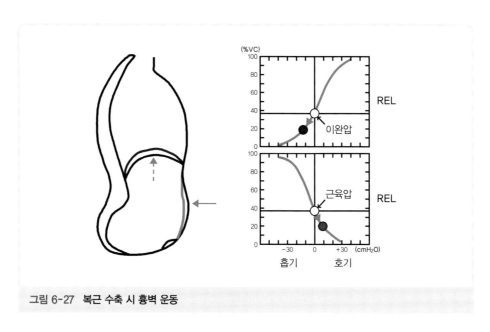

그림 6-27 복근 수축 시 흉벽 운동

내늑간근과 복근이 동시에 수축하면 폐용적이 수직적, 전후 및 측면 방향으로 감소하여 최대로 감소하므로 폐압 및 근육압은 최대가 되고 이완압은 최소가 된다(그림 6-28).

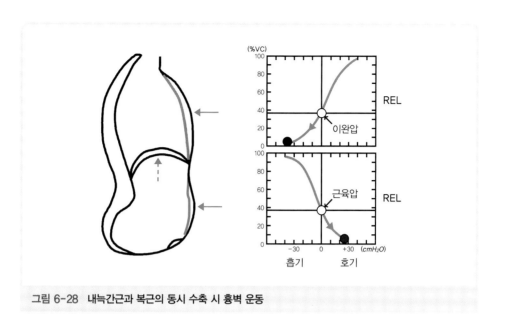

(%VC)

REL

이완압

REL

근육압

흡기 호기

그림 6-28 내늑간근과 복근의 동시 수축 시 흉벽 운동

2.3 구어 호흡과 호흡 운동학

생명 호흡은 일반적으로 무의식적이며 자동적 과정으로 신체 활동 및 필요에 따라 결정된다. 가만히 앉아서 조용히 숨을 쉴 때보다는 운동을 할 때 더 많은 호흡을 필요로한다. **구어 호흡**(breathing for speech)은 생명 호흡보다는 더 복잡한 과정을 거치는데, 말하는 동안 적절한 공기를 들이마셔야 하고, 말의 흐름에 방해를 주지 않기 위하여 적절한 곳에서 숨을 쉬어야 하며, 5~10 cmH_2O의 일정한 폐압력을 유지해야 하고, 한 번의 호흡으로 긴 발화를 산출하려면 호기의 길이를 적절히 유지해야 한다. 또한 다양한 강도와 음도를 변화시키기 위하여 폐압력을 빠르게 변화시켜야 한다. 생명 호흡과 구어 호흡의 중요한 차이는 공기 흡입 위치, 호흡 주기 내 흡기와 호기 시간 비율, 공기 용적, 호기를 위한 근육 활동이며 〈표 6-5〉에 제시되어 있다(Ferrand, 2007).

첫째, 생명 호흡은 흡기와 호기가 일반적으로 코에서 일어난다. 반면에 구어에 필요한 호흡 시에 흡기와 호기는 일반적으로 입에서 발생한다. 이것은 공기가 입에서 폐까지 이동하는 데 걸리는 공기 이동 거리가 더 짧으며, 말소리 대부분의 음원이 구강 안의 공기에서 생성되기 때문이다. 둘째, 생명 호흡은 흡기와 호기에 요구되는 시간 비율은 비슷하여 흡기가 전체 호흡 주기의 40 %, 호기는 60 %를 차지하지만, 구어 호흡은 빠른 흡기와 긴 호기가 요구되므로, 흡기는 호흡 주기의 약 10 %, 호기는

표 6-5 **생명 호흡과 구어 호흡의 차이**

	생명 호흡	구어 호흡
공기 흡입 위치	코	입
흡기 대 호기 시간	흡기 : 40 %, 호기 : 60 %	흡기 : 10 %, 호기 : 90 %
공기 용적	VC의 10 %	VC의 20~25 %
흡기를 위한 근육 활동	• 능동적 : 흡기근(주로, 횡격막 수축)	• 능동적 : 흡기근(횡격막, 외늑간근 수축) + 호기근(복근 수축 : 빠른 흡기를 위함)
호기를 위한 근육 활동	• 수동적 : 근육 활동 없음. 오로지 탄성회복력인 이완압에 의해서만 REL 수준의 폐용적으로 돌아옴.	• 능동적 : 흡기근(흉곽과 폐가 너무 빨리 꺼지지 않도록 하기 위해 수축) + 호기근 (복근과 내늑간근 수축 : REL 이하로 호기를 지속하기 위해 사용)

90 %를 차지한다.

　셋째, 호흡 주기당 흡기량은 생명 호흡은 일회 호흡당 약 500 cc 정도의 공기를 들이 마시고 내쉬는데, 이는 폐활량의 10 % 정도로 보통 호흡 시에는 많은 양의 공기를 들이 마시지 않고 단지 폐가 수용할 수 있는 공기 양의 10 %만을 들이마신다. 구어 호흡 시에는 발화에 따라 들이마시는 공기와 내쉬는 공기의 양이 다르다. 일반적으로 말을 시작할 때에는 숨을 들이마셔 REL 이상의 양에서 시작하는데, 이는 매 발화당 VC의 약 60 % 정도이며 발화하는 동안 VC의 35~40 %인 REL까지 내려간다. 따라서 생명 호흡 시에는 폐활량의 10 %를 사용하는 반면에, 발화 중에는 매 발화당 폐활량의 20~25 %를 사용한다. 큰 소리로 말할 때에는 폐활량의 40 % 정도를 사용하는데, 흡기 시에는 VC의 80 % 수준에서 시작하여 발화가 끝날 때에는 REL 수준이다. 아동은 말을 할 때 더 많은 공기를 사용하는데, 말을 시작할 때에는 VC의 65 %에서 시작하고 발화는 VC의 30 %에서 끝난다. 잘 훈련된 성악가들은 노래를 하는 동안 더 많은 공기를 사용하며 REL 아래까지 호기를 지속하고 때로는 전체 폐활량을 사용하기도 한다(Watson & Hixon, 1985).

　넷째, 구어 호흡을 할 때 큰 차이점은 호기 동안의 근육의 활동이다. 생명 호흡과 구어 호흡에서 흡기 과정은 폐와 흉곽의 면적을 증가시키기 위하여 흡기근의 수축으로 일어나는 능동적 과정이다. 반면에 생명 호흡 동안에 호기 과정은 탄성복원력에 의한 수동적 과정에 의해 일어나지만, 구어 호흡을 위한 호기 동안에는 폐에서 공기가 빠지는 속도를 조절하기 위하여 흡기근의 능동적 수축으로 점검 행동을 하며, REL 이하로 호기를 지속하기 위해 호기근인 내늑간근과 복근이 수축한다.

발성을 위한 호흡 주기와 근육의 활동은 〈그림 6-29〉와 같다. 호흡 주기는 한 주기에 네 가지 과정으로 이루어진다. 주기 1은 흡기 과정으로 외늑간근과 횡격막이 수축하는데, 이때 횡격막의 역할이 가장 중요하다. 주기 2~4는 호기 과정으로 크게 3단계로 나눌 수 있는 데, 주기 2는 깊은 호흡으로 폐에 공기가 유입되면 탄성회복 작용이 폐압력보다 크면 폐가 수축한다. 이때 내늑간근과 복근은 이완하며, 횡격막은 탄성회복력을 조절하는 역할을 하고 폐는 압축된다. 주기 3은 탄성회복의 힘에 내늑간근의 힘이 더해져 늑골은 오그라지고 폐에 압력을 가한다. 주기 4는 내늑간근과 복근이 수축하는데, 특히 복근은 폐압력 조절에 중요한 역할을 하며 호흡 압력의 강약 조절을 한다(Titze, 1994).

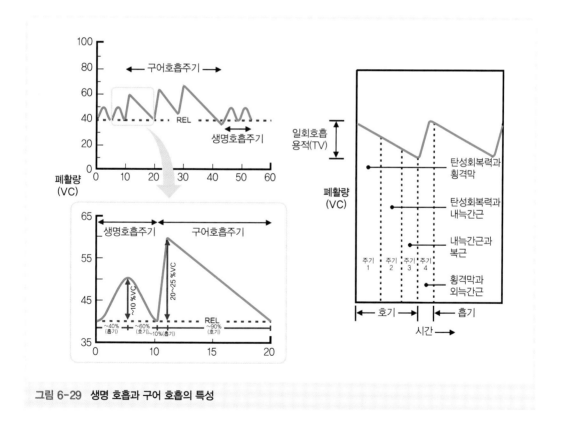

그림 6-29 생명 호흡과 구어 호흡의 특성

2.3.1 연장 발성을 위한 호흡의 기능

구어 산출에 있어서 호흡의 기능은 말산출의 기본적인 원동력을 형성하기 위하여 적절한 성문하압을 제공하는 데 있으며, 리듬이나 강세와 같은 운율을 조절하는 역할을 하는 언어학적 의미를 가진다. 일반적으로 생명 호흡의 호기 시에는 약 $2\ cmH_2O$의 폐압이 필요한 반면, 발성을 위한 성대 진동을 위하여 약 $5\sim10\ cmH_2O$의 성문하압이 요구된다(그림 6-30).

모음 연장과 같이 일정한 소리를 지속적으로 산출하기 위해서는 발성 중 폐용적이 점점 감소함에도 불구하고 성문하압을 일정하게 유지하는 것이 요구된다. 작은 소리로 모음 연장발성을 할 경우, 〈그림 6-31〉의 (b)와 같이 $5\ cmH_2O$ 이내의 성문하압이 모음 연장 발성 동안 계속해서 유지되어야 하며, 큰 소리로 모음 연장 발성 시(c)에는 좀 더 높은 성문하압이 요구되며 모음 연장 발성이 끝날 때까지 일정한 크기의 성문하압이 유지되어야 한다.

모음 연장 발성 시작 시에는 폐용적이 REL보다 확장된 상태이며 목표로 하는 폐압에 도달하기 위하여 근육압이 작용하는 데, 작은 소리와 큰 소리로 연장 발성 시 폐용적에 따른 성문하압과 근육압 및 이완압은 〈표 6-6〉과 같다(김병욱, 2005).

발성할 때나 말할 때에는 흡기의 점검(inspiratory checking)이 매우 중요하다. 예를 들어, 작은 목소리로 연장 발성 시 95 %VC의 높은 폐용적을 위해서는 25라는 흡기근의 힘이 필요하며, 75 %VC에서는 이보다 적은 10의 흡기근의 힘이 필요하다.

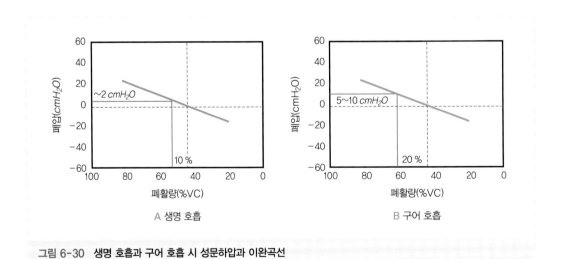

그림 6-30 생명 호흡과 구어 호흡 시 성문하압과 이완곡선

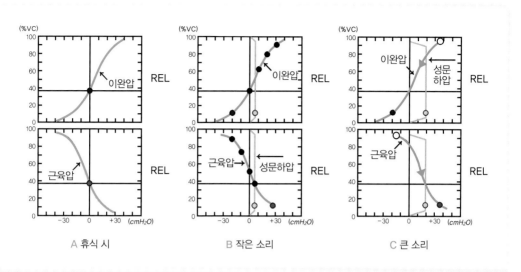

그림 6-31 모음 연장 발성 시의 이완압과 근육압 곡선

표 6-6 작은 목소리와 큰 목소리로 모음 연장 발성 시 성문하압, 근육압 및 이완압

폐용적	작은 소리	큰 소리
	성문하압 = 근육압 + 이완압	성문하압 = 근육압 + 이완압
95 %VC	$5\ cmH_2O = -25 + 30$	$20\ cmH_2O = -10 + 30$
75 %VC	$5\ cmH_2O = -10 + 15$	$20\ cmH_2O = 5 + 15$
55 %VC	$5\ cmH_2O = 0 + 5$	$20\ cmH_2O = 14 + 6$
40 %VC	$5\ cmH_2O = 5 + 0$	$20\ cmH_2O = 20 + 0$
15 %VC	$5\ cmH_2O = 20 + -15$	$20\ cmH_2O = 35 + (-15)$

55 %VC에서는 이완압이 5이므로 더 이상 흡기근의 힘이 필요하지 않다. 40 %VC의 아래에서는 더 이상 흡기근의 힘이 작용하지 않고 호기근의 힘이 작용하며 40 %VC 에서는 5의 호기근의 힘이 필요하며, 더 낮은 폐용적인 15 %VC에서는 20이라는 더 많은 호기근의 힘이 필요하다.

큰 소리에서는 95 %VC에서는 10의 흡기근의 힘이 필요하며 75 %VC에서는 더 이 상 흡기근의 힘이 필요하지 않고 호기근이 사용되어야 한다. 즉, 큰 소리에서는 흡기 가 점검(checking)을 하다가 호기근으로 금방 바뀌게 된다. 즉, 모음 연장 발성 시에는 흡기근을 계속 사용하다가 어느 순간부터 호기근을 사용하게 되는데, 병적인 음성을 가진 상태에서는 흡기근을 잘 사용하지 못하고 금방 이완되는 현상을 보이게 된다.

2.3.2 구어 산출을 위한 호흡의 기능

구어 산출 시에 성문하압은 모음 연장 발성과는 달리 운율의 영향으로 계속 변한다.

구어 산출을 위한 흉벽의 모양은 다양한 음도와 강도의 변화, 강세, 운율을 조절하기 위해 폐의 압력을 변화시키므로 휴식 상태나 모음 연장 발성보다 좀 더 복잡한 형태의 호흡 기능을 필요로 한다. 일반적으로 더 큰 흉곽의 크기와 더 작은 복강의 크기를 가지며 폐활량의 중간 정도의 범위에서 산출된다(Mitchell et al., 1996; Manifold & Murdoch, 1993). 폐용적은 조용한 주기적 호흡 양의 약 두 배 정도이나 구어 과업의 복잡성, 발화 길이, 음소의 종류(조음 방법, 발성 유형 등), 발성 유형(속삭이기 혹은 큰 소리로 말하기), 운율 등에 따라 폐용적, 압력 및 기류에 영향을 줄 수 있다(Wilkworth et al., 1995). 구어 산출 시 폐용적은 휴식 시 수준의 약 두 배 정도에서 시작하여 휴식 시 수준까지 계속된다. 하지만 발화 시 호흡은 이완압이 최대가 되는 매우 큰 폐용적에서 시작하지 않으며 매우 작은 폐용적까지 말을 지속하지도 않는다. 대부분 구어 산출 동안은 휴식 시 수준보다 높은 폐용적을 유지하며, 휴식할 때 보다 큰 용적은 양의 이완압을 가지므로 이완압은 양압을 가지며, 이러한 양의 이완압은 양의 근육압이 필요로 할 때 이를 보충하는 데 사용된다. 만약 구어를 산출하는 동안 호기예비량까지 사용되기 시작했다면, 이때 근육압은 음의 이완압이 더 이상 지속되지 않도록 작용하여 폐용적을 늘려야 한다.

폐압은 모음 연장 발성과 마찬가지로 비교적 안정된 압력을 유지한다. 다만 언어적 강세나 강조가 있는 부분은 약간 증가하지만, 반면에 문장의 끝부분과 같이 호흡 단락의 끝부분에서 음도·강도의 감소와 함께 약간 감소하기도 한다. 구어 산출에 있어서 호흡 단락의 길이는 폐용적에 대한 단서를 제공한다. 즉, 호흡 단락의 길이가 길수록 폐용적의 변화량도 커진다. 한편, 강도는 폐압에 대한 단서를 제공한다. 즉, 큰 목소리일수록 더 큰 폐압이 요구된다. 또한 흡기의 길이는 흉벽의 모양에 대한 단서를 제공한다. 즉, 흉곽이 휴식 시보다 증가하고 복벽은 휴식 시보다 감소했다면 흡기의 길이는 짧을 것이다. 이와 더불어 구어 산출은 자세(서 있는 자세, 누운 자세 등)에 의해서도 영향을 받을 수 있다. 이 장에서는 대부분 서 있거나 앉아 있는 수직적 자세

시에 호흡에 대한 기전에 대해 주로 설명하였다. 서 있는 자세에서는 중력이 호기 시에 흉곽에 영향을 미치지만, 누운 자세에서는 중력이 흡기 시에 복벽에 영향을 주게 된다. 따라서 누운 자세에서는 서 있는 자세에 비해 어느 폐용적에서도 이완압이 더 커지게 되고 휴식 시 폐용적도 40 %VC에서 20 %VC로 감소하게 된다. 자세에 따른 호흡의 가장 큰 차이는 누운 자세에서는 횡격막이 흡기의 주작용을 한다면, 서 있는 자세에서는 외늑간근의 흉곽 근육이 주요 흡기근으로 작용하게 된다(Hoit & Hixon, 1986).

구어 산출 동안 적절한 성문하압을 형성하기 위하여 적절한 폐압을 유지하고 효율적인 이완압을 형성하기 위해서 흉곽이나 복벽, 횡격막과 같은 흉벽 시스템을 잘 조절하는 것이 필요하다.

맺음말

이 장은 말산출에 있어서 에너지원이 되는 호흡 체계의 해부와 생리에 대해 간략하게 소개하였다. 호흡 체계는 단지 호흡에만 관여하는 것이 아니라, 발성 및 조음, 삼킴의 기능에도 관여한다. 이 장에서는 말산출의 하부 체계에 포함된 호흡 체계의 호흡 기능에 국한하여 기술하였고, 특히, 말산출을 위한 구어 호흡이 어떻게 생성되고 작용하는지에 대하여 좀 더 자세히 기술하였다. 마지막으로 구어 산출을 위해 사용되는 공기의 양이나 구어 활동을 위해 필요한 압력을 어떻게 측정하고 해석하는지 언급하였다. 말산출에 기초가 되는 호흡의 구조와 메커니즘을 잘 이해한다면 구어 산출에 영향을 주는 다양한 호흡 문제에 대한 연구와 임상 적용에 도움을 줄 수 있을 것이다.

발성과 말산출

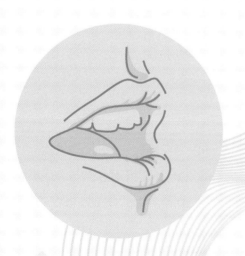

머리말

인간은 동물과 달리 목소리를 가지고 다양한 감정이나 의사 표현을 할 수 있다. 목소리는 음성(voice)이라고도 하며 '사람이 내는 목소리'를 뜻한다. 즉, 목소리는 우리 몸의 일부인 발성 기관에서 의해 만들어진다. 우리는 제1장에서 '소리의 본질'에 대해 배웠다. 소리란 일종의 파동으로서 주로 공기를 통해 전달되며 에너지가 다른 곳으로 전달되는 현상이다. 지금 우리가 호흡하는 공기는 산소 21 %, 질소 78 %, 헬륨 0.1 % 등으로 이루어져 있으며, 이러한 환경은 지금과 같은 목소리를 내는 데 최적의 환경을 제공한다. 헬륨 가스를 마시고 목소리를 산출해 보자. 어떠한 현상이 일어나는지 경험해 보았을 것이다. 제7장에서는 '목소리의 본질'을 이해하기 위하여 인간의 발성에 대한 해부 및 생리에 대해 자세히 소개하고자 한다. 발성 기관은 크게 네 가지로 구분되는데, 목소리를 만드는 에너지원인 폐를 포함하는 발생기, 후두의 성대인 진동기, 목 안의 공간인 구강, 비강, 인두강의 공명기, 그리고 구강과 혀, 입술과 같은 발음기이다. 소리를 내기 위한 시작 과정은 제6장에서 언급했듯이 들숨 과정에 의해 폐로 들어온 공기가 적절한 폐압을 형성하면서 후두 쪽으로 호기류의 흐름을 만드는 날숨 과정에서 성대를 적절한 힘으로 좁혀 줌으로써 성대에서 발성이 만들어지는 원동력을 제공함을 알 수 있었다. 이 장에서는 '목소리 상자'라고 불리는 후두와 후두 안에 있는 성대인 진동기가 어떠한 작용에 의해 소리가 만들어지는지에 대해 살펴보고자 한다.

1. 발성체계의 구조

1.1 후두의 기능

후두는 일반적으로 **피열후두개주름**(aryepiglottic fold), **후두개**(epiglottis), **후연합부**(posterior commissure)로 이루어진 **후두입구**(laryngeal inlet)부터 **윤상연골**(cricoid cartilage)의 하연까지를 말하며 하인두와 기관을 연결한다. 따라서 후두는 음성 산출에 중요한 음원(sound source)을 생성하는 구조일 뿐 아니라, 발성과 더불어 호흡(respiration), 삼킴(swallowing)의 생물학적 기능을 담당한다.

후두의 가장 일차적인 기능은 **기도 보호**(airway protection)로서 음식물을 삼키는 동안 기도를 보호하는 것이다. 후두는 기도를 여닫는 밸브 역할을 하기 위하여 **피열후두 개주름**, 가성대[false vocal (ventricular) folds], 진성대(true vocal folds)의 세 쌍의 주름이 있으며 삼키는 동안 음식물 덩이가 인두로 들어오면 설골(hyoid bone)과 후두 전체가 거상하고 세 쌍의 주름이 후두를 폐쇄하여 음식물의 액체가 기도로 들어가는 것을 방지해 주며, 미처 이 주름들이 후두를 폐쇄하지 못하는 경우에는 기침반사를 통해 이물질을 배출함으로써 기도를 보호한다.

후두는 많은 양의 공기가 필요로 할 때는 성문이 크게 개방되어 많은 기류가 호흡기관으로 들어갈 수 있도록 하며 기관과 바로 연결되어 공기가 드나드는 중요한 통로가 된다. 폐에서 나온 호기류는 성대를 진동하게 하여 **후두원음**(glottal sound)을 생성하여 **성도**(vocal tract)를 지나면서 말소리로 산출되는 발성의 기능을 담당한다. 발성기관은 악기와 같은 구조를 가지고 있는데, 특히 성대는 바이올린이나 첼로와 같은 현명악기에 해당하며, 사람의 성도는 피리나 플루트와 같은 관악기에 해당한다. 뿐만 아니라 콧구멍에 인접해 있는 여러 가지 뼛속 공간의 굴처럼 만들어져 공기로 차

잠깐!

생체 악기

인간의 발성 기관은 크기로 보았을 때 작은 크기로 음악적 악기라는 인상을 주기에는 실패한 것처럼 보인다. 하지만 인간은 어떻게 그 놀라운 소리를 산출할 수 있을까?

인간의 발성 시스템은 기도와 소리상자(후두)가 그 위에 앉아 있는 모양으로 전통적인 오케스트라의 악기들을 크기로 나열하였을 때 플루트의 반 정도의 크기로서 오케스트라 악기 중 가장 작은 피콜로에 해당한다. 후두 위의 공기 튜브의 길이는 약 15~20 cm, 후두 아래의 공기 튜브의 길이는 12~15 cm 정도로 피콜로의 길이보다 길지 않다. 일반적으로 플루트, 트럼펫, 바순과 같은 관악기에 비교하면 튜브의 길이는 이들 악기보다 훨씬 짧다. 더 넓은 주파수를 만들기 위해서 일반적으로 현악기들은 여러 개의 줄로 이루어져 있다. 인체의 경우, 소리의 주파수를 생성하기 위하여 성대를 거쳐 폐에서부터 공기가 불어 나간다. 성대는 '성대 줄(vocal cords)'이라고도 불리는 2개의 특수한 조직 다발로서 후두의 벽으로부터 주머니같이 돌출되어 있다. 엄지손톱만큼 작은 크기의 줄들이 서로 모여 성대를 이룬다. 이렇게 작은 크기의 성대는 서로 붙고 떨어지고를 반복함으로써 재빠르게 신동하여 기본주파수를 생성한다. 생물학적 악기인 후두는 성대의 크기가 매우 작고 너무 부드러워 진동을 지속하거나 다양한 피치를 생성하기 어려워 보인다. 하지만 실질적으로 기도(airway)는 후두의 소리를 강화하기에 충분한 공명을 생성한다. 후두 중 윗부분에 해당하는 후두전정(laryngeal vestibule)은 공기가 지나가는 통로로서 성도라 불리는 공명기에 소리를 연결하는 트럼펫의 '마우스피스'와 같은 역할을 한다. 입술은 트럼펫의 '벨'과 같이 소리를 방출하는 역할을 한다(Titze, 2007).

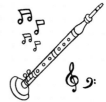

있는 부비강들은 마치 드럼이나 탬버린과 같은 타악기 구조를 가지고 있다. 이처럼 사람의 몸은 여러 가지 음악적 소리를 낼 수 있는 다양한 악기들의 집합체로서 그 어떤 악기보다도 훌륭한 악기라 할 수 있다.

후두는 출생 시에 후두개 끝부분이 경추 2번에 위치해 연구개와 닿아 있다가 3세에는 하강하여 경추 3번과 5번 사이에 위치하고 사춘기가 되면 갑상연골이 성장하여 윤상연골이 하강함으로써 성인과 같은 경추 6번 위치에 놓이게 된다. 발성은 동물체의 소리를 내는 기관에서 소리가 나오는 현상이며 초기 원시인들도 처음에 내는 소리는 아-에-이-오-우와 같은 모음에 지나지 않던 소리를 내었다고 한다. 모음은 인간의 발성 기관의 구조상 폐와 성대만으로 비교적 쉽게 낼 수 있는 소리이지만 자음과 같은 다양한 소리를 내기 위해서 인류가 진화해 갔는지 모른다. 인간은 출생 시에는 말이나 의사소통보다는 생존과 관련된 삼킴의 기능에 후두의 역할이 더 큰 비중을 차지하지만 후두의 위치가 점점 내려가 성인이 되면 다양한 말소리를 산출하는 데 적합한 공명강을 가지게 된다.

후두의 또 다른 기능은 흉곽 고정의 기능으로, 성문을 단단히 폐쇄하여 공기가 새어 나가지 않게 하여 흉강 내의 공기압을 증진함으로써 무거운 물건을 들어 올리거나 배설, 분만과 같은 생리적 기능을 하게 된다.

1.2 후두의 골격

후두의 골격계는 1개의 뼈(bone)와 3개의 독립 연골(cartilage), 세 쌍의 연골로 이루어져 있다(표 7-1). 후두 골격계를 이루는 유일한 뼈는 설골(thyroid bone)이며, 쌍을 이루지 않는 독립연골은 갑상연골(thyroid cartilage), 윤상연골(cricoid cartilage), 후두개(epiglottis)이다. 한편, 쌍을 이루고 있는 연골은 피열연골(arytenoid cartilage), 소각연골(corniculate cartilage), 설상연골(cuneiform cartilage)이고 각 연골들은 서로 관절(joint)을 이루며 연골들 간의 관계는 유동적이다(그림 7-1).

1.2.1 설골

설골(hyoid bone)은 다른 어떤 뼈에도 부착되지 않는 홀로 자유롭게 떠 있는 구조물로 후두와 분리되어 있지만 후두 기관의 일부분으로 여겨진다. U자 모양의 뼈로서 앞쪽에 있는 체부(body)와 체부로부터 돌출되어 나온 두 쌍의 뿔인 대각[greater

표 7-1 **후두 골격의 구조**

뼈		설골
연골	쌍을 이루지 않는 연골	갑상연골
		윤상연골
		후두개
	쌍을 이루는 연골	피열연골
		소각연골
		설상연골
관절	쌍을 이루는 관절	윤상피열관절
		윤상갑상관절
	쌍을 이루지 않는 관절	갑상후두개관절

horn(comu)]과 소각[lesser horn(cornu)]으로 이루어져 있다. 설골은 후두의 가장 꼭대기에 위치하여 갑상설골막(thyrohyoid membrane)이라는 막에 의해 후두와 연결되어 후두를 매달고 있다. 설골을 중심으로 후두를 올리기도 하고 내리기도 하는 후두외근(extrinsic laryngeal muscles)들이 연결되어 있다.

1.2.2 갑상연골

갑상연골(thyroid cartilage)은 후두의 골격계 중 가장 큰 연골로서 좌우 대칭으로 2개의 갑상판(thyroid laminae)이라고 불리는 사각 외측판(quadrilateral plates)이 융합하여 후두융기(laryngeal prominence)를 만든다. 마치 방패의 모양과 흡사하여 방패연골이라고도 불린다. 성인 남자의 경우, 후두융기의 각도는 90°, 성인 여자는 120°로 남성은 각이 좁고 여성은 상대적으로 각이 완만하여, 사춘기 이후 성인 남성의 경우 **아담의 사과**(adam's apple)라고 불리는 목 앞쪽의 가장 튀어나오는 부분을 보게 된다. 후두융기 혹은 아담의 사과 바로 위는 V자 모양의 **갑상절흔**(thyroid notch)이며, 갑상연골판의 위쪽 경계가 정중앙에서 만나서 만들어진다. 진성대(true vocal folds)는 갑상절흔의 바로 아래 갑상연골의 안쪽 표면의 섬유 구조인 전연합(anterior commissure)이라고 불리는 부분에 부착되어 있다.

갑상연골판(thyroid cartilage lamina)의 뒷부분은 개방되어 있으며, 가장자리가 위쪽

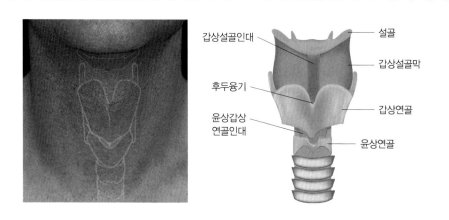

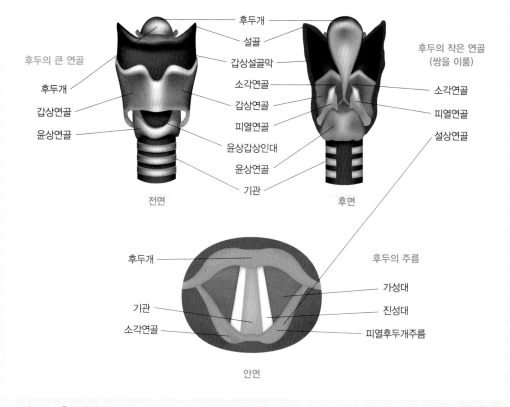

그림 7-1 **후두의 골격**

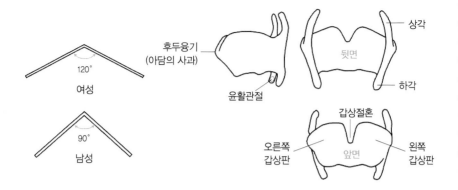

그림 7-2 **갑상연골의 구조와 성별에 따른 갑상연골의 각**

으로 연장된 2개의 긴 각인 **상각**(superior horns)과 아래를 향하고 있는 2개의 짧은 각인 **하각**(inferior horn)이 있다. 상각은 설골과 연결되며, 하각의 안쪽 면은 윤상연골과 관절을 형성한다(그림 7-2).

1.2.3 윤상연골

윤상연골(cricoid cartilage)은 갑상연골의 아래에 위치하여 후두 골격의 아랫부분을 형성한다. 반지 모양으로 기관 위에 놓여 있으며 원형 모양의 연골이다. 〈그림 7-3〉에서 보듯이 뒤쪽은 두꺼운 사각판으로 이루어져 있으며 앞쪽은 얇고 낮은 아치(arch)로 이루어져 있다. 4개의 **윤활 관절면**(facet)이 있으며, 위쪽 2개의 관절의 튀어나온 부분은 피열연골의 하면과 연결시키는 역할을 하고, 아래쪽 2개의 관절 표면은 갑상연골의 하각과 연결되며 윤상연골이 갑상연골의 하각에서 관절 횡축으로 회전할 수 있게 함으로써 이러한 움직임은 성대의 길이를 조절하는 데 매우 중요한 역할을 한다(그림 7-3).

1.2.4 후두개

후두개(epiglottis)는 설골(hyoid bone)과 혀뿌리(base of the tongue) 뒤쪽에 놓여 있는 하나의 연골이다. 상부자유연은 넓고 둥글며, 하부는 좁아져 나뭇잎 같은 구조이다. 후두개는 위쪽으로는 혀 기저부까지 이어지고 갑상연골과 관절을 이룬다. 발성과 관련된 기능보다는 삼킴 시에 후두와 설골이 거상함으로써 후두개는 기도를 덮게 되고

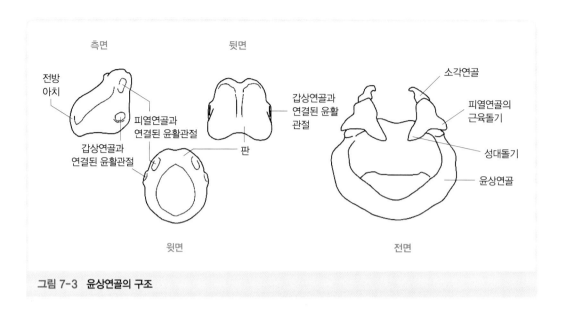

측면　　　　　　　뒷면

전방
아치

피열연골과
연결된 윤활관절

갑상연골과
연결된 윤활관절

판

갑상연골과
연결된 윤활
관절

소각연골

피열연골의
근육돌기

성대돌기

윤상연골

윗면　　　　　　　전면

그림 7-3　윤상연골의 구조

음식물은 기도가 아닌 식도로 들어가게 된다. 다른 후두의 연골들과는 다르게 탄성연
골(elastic cartilage)로 되어 있고 많은 구멍이 있어 작은 혈관과 점액이 분비된다(그림
7-4). 혀와 후두개 사이의 공간은 후두개계곡(vallecula)을 형성한다.

1.2.5　피열연골

피열연골(arytenoid cartilages)은 쌍(pair)을 이루는 피리미드 모양의 구조로, 윤상연
골의 뒤쪽 사각판 위에 각각 놓여져 있다. 피열연골의 맨 꼭대기에는 첨부(apex), 기
저부에는 윤상연골과 관절을 이루며 기저부에 성대돌기(vocal process)와 근육돌기

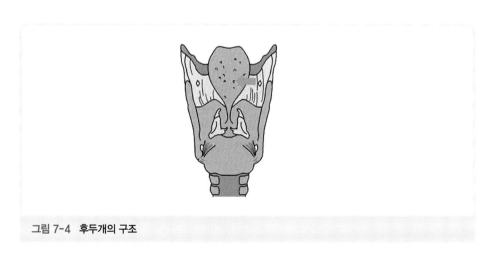

그림 7-4　후두개의 구조

(muscular process)가 있다(그림 7-3). 성대의 뒷부분은 피열연골의 성대돌기에 부착되고 근육돌기의 경우 뒤쪽으로는 후윤상피열근(posterior cricoarytenoid muscle)에 부착되며, 앞쪽으로는 측윤상피열근(lateral cricoarytenoid muscle)에 부착한다. 피열연골은 전면 중간에 갑상피열근(thyroarytenoid muscle)과 연결되어 있다.

1.2.6 소각연골과 설상연골

소각연골(corniculate cartilage)은 탄성연골로서 쌍을 이루어 피열연골 위에 놓여 있다. 설상연골(cuneiform cartilage)도 탄환 모양의 탄성연골로서 피열후두개주름에 위치하여 피열후두개주름의 탄성성을 유지시켜 준다(그림 7-5).

1.2.7 후두의 관절

후두에는 윤상피열관절(cricoarytenoid joint)과 윤상갑상관절(cricothyroid joint)의 두 쌍의 관절 및 갑상후두개관절(thyroepiglottic joint)이 있다(그림 7-6).

윤상피열관절은 각 피열연골의 오목한 기저부와 윤상연골의 사각판(quadrate lamina)의 볼록한 위쪽 부분을 연결한다. 이 관절은 후두내근(intrinsic laryngeal muscle)들이 수축할 때, 피열연골의 내외측의 활주(sliding) 운동과 윤활 관절면(facet)의 모양 때문에 뒤쪽과 바깥쪽으로 제한된 회전(rotating) 운동을 하며, 흔들리는 (rocking) 운동을 함으로써 성대돌기(vocal process)가 외측과 상방으로 개방하여 성대돌기가 서로 멀어지는 성대외전(abduction)을 가능하게 하고, 내측과 하방으로 폐쇄 운동을 하여 성대돌기를 향해 접근하는 성대내전(adduction) 운동을 가능하게 한다(그림 7-7).

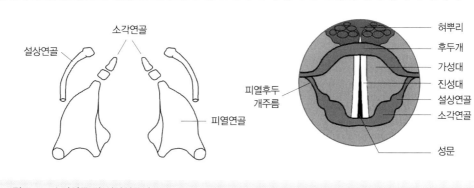

그림 7-5 소각연골 및 설상연골의 구조

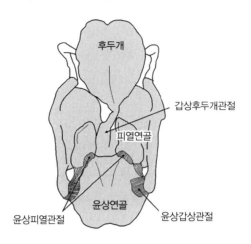

그림 7-6 후두의 관절

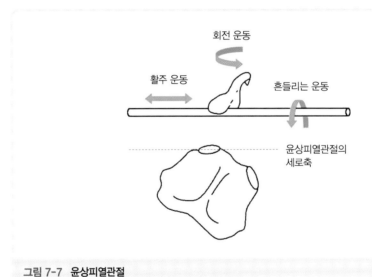

그림 7-7 윤상피열관절

　윤상갑상관절은 갑상연골의 하각(inferior horn)에 위치하고, 윤상연골의 양측 관절면(articular facet)과 연결되어 있다. 윤상갑상관절은 갑상연골이 상하로 기울어지는(tilt) 운동을 하거나 윤상연골이 갑상연골을 향해 위쪽과 뒤쪽으로 기울어지는 운동을 가능하게 하여 음도 조절에 관여한다. 성대는 갑상연골의 전연합부분과 피열연골에 붙어 있으므로 두 지점 사이의 거리가 증가하면 성대의 길이가 길어져 성대의

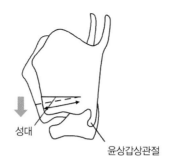

성대

윤상갑상관절

그림 7-8 윤상갑상관절

긴장도가 증가하고 결과적으로 주파수가 증가하며 고음이 산출된다(그림 7-8).

1.2.8 후두 내 공간

후두강은 점막벽으로 덮혀 있고 크게 성문 상부(supraglottis), 성문부(glottis), 성문 하부 (sub-glottis)의 세 부위로 나눌 수 있다(그림 7-9).

성문 상부는 후두개, 후두개와 가성대 사이의 공간인 후두전정(vestibule of larynx), 가성대와 진성대 사이의 공간인 후두실(laryngeal ventricle)이 있다.

양측 성대와 그 사이의 공간을 성문부라 하며 후두강 중 가장 좁은 부위로서 성문 은 발성과 호흡 중 연골과 성대 모양에 따라 변한다.

성문 하부는 성대 아래에서 윤상연골의 하연까지 이르는 공간을 말하며 기관과 연 결되어 있다.

1.2.9 성문

양측 성대 사이의 공간을 성문이라 하며 성문은 막성문(membranous glottis)과 연골성 문(car-tilaginous glottis)으로 나뉘어 있다. 막성문은 전체 성문 길이의 앞쪽 5분의 3을 차지하며 골성문은 전체 성문 길이의 뒤쪽 5분의 2를 차지한다. 막성문은 성대 인대 양측 경계에 있으며 연골성문은 피열연골의 성대돌기에 붙어 있는 성대 부분을 형성 한다. 막성문에서 성대 진동이 일어나며 가장 큰 폭의 진동은 막성문의 중간 지점에 서 일어난다.

성문은 성대의 위치에 따라 모양이 다양하게 변한다(그림 7-10). 모음이나 유성자

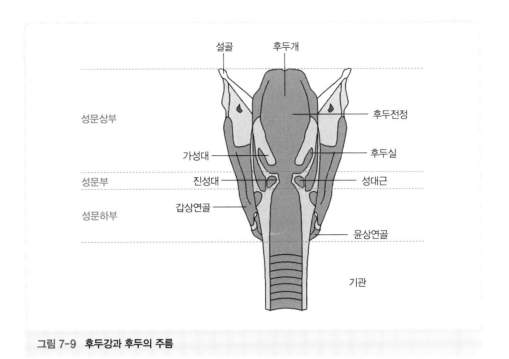

그림 7-9　후두강과 후두의 주름

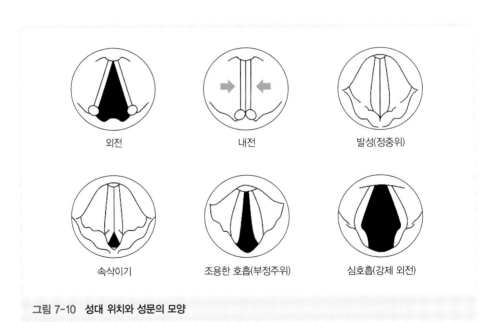

그림 7-10　성대 위치와 성문의 모양

음 산출 시에는 성대가 중간에 위치하고 성문은 폐쇄된다. 조용한 호흡 시에는 성대 위치는 부정중위(paramedian position)에 위치하며, 성문이 중간 정도로 개방되어 있다. 심호흡이나 운동과 같이 많은 양의 공기를 들이마실 때 성문은 넓게 개방된다. 속삭이기(whispering) 시에는 막성문은 폐쇄되고 연골성문은 개방된다.

1.2.10 후두의 주름

후두 내에는 세 쌍의 주름인 피열후두개주름, 가성대, 진성대가 있어 발성, 호흡, 기침, 연하 작용을 위해 기도를 여닫는 밸브 역할을 한다.

피열후두개주름(aryepiglottic fold)은 후두의 가장 위쪽에 있는 주름으로, 각 피열연골의 첨부부터 후두개 측면으로 이어진다. 결합 조직과 근육 다발로 이루어졌으며, 설상연골이 이 조직 안에 위치하여 흡기의 음압에 저항하여 피열후두개주름을 유지시킨다. 따라서 발성과 호흡 시에는 열려 있고, 연하 시에 닫히며, 피열후두개주름이 수축 시에는 후두개를 뒤쪽으로 잡아 당기거나 후두개가 후두 입구에 근접하도록 하여 음식물로부터 기도를 보호한다.

가성대는 피열후두개주름 아래쪽에, 진성대의 위쪽에 위치하며 진성대와 평행하게 뻗어 있다. 진성대만큼 많은 근육을 가지지 않았기 때문에 제한된 움직임을 가지며 정중선까지 움직이기 위해서는 많은 근육의 힘이 필요하다. 발성 중에는 가성대가 정중선으로 약간 움직일 수 있으나, 정상적인 발성에서는 거의 일어나지 않으며 진성대가 제 기능을 못할 경우 이에 대한 보상 작용으로 가성대가 근접한다. 따라서 가성대는 호흡과 발성 시에는 개방되어 있으나, 연하 작용 시에 기도를 보호하기 위해 후두를 폐쇄하며, 배설, 분만, 기침 등과 같이 흉강 내 기압을 증가시키는 활동을 할 때에도 후두를 폐쇄한다.

가성대와 진성대는 **후두실**이라 불리는 작은 공간에 의해 분리되며(그림 7-9), 후두실 안에는 후두와 성대를 촉촉하고 매끄럽게 유지하는 윤활유 역할을 하기 위하여 점액선이 분비되어 발성 시 성대 진동으로 인한 충돌로부터 성대를 보호하는 완충 작용을 한다.

진성대는 호흡과 무성음 산출 시에는 성문을 개방하기 위해 외전(abduction)하고 유성음 산출이나 연하 시에는 성대를 폐쇄하기 위해 내전(adduction)한다. 진성대는 앞쪽으로는 갑상연골의 전연합(anterior commissure)에 부착되어 있고, 뒤쪽으로는 각 피열연골의 성대 돌기에 부착되어 있다.

성대는 후두 밸브 중 여러 층으로 이루어진 가장 복잡한 구조물로서 세포 구조와 생체역학적 특징 및 경직도(stiffness)에 따라 서로 다른 다섯 가지 층인 상피층(epithelium). 고유층의 표층(superficial layer of the lamina propria, SLLP), 고유층의 중간층(intermediate layer of the lamina propria, ILLP), 고유층의 심층(deep layer of the lamina propria, DLLP) 및 근육으로 구성되어 있다.

기저막(basement membrane zone, BMZ)은 상피층과 고유층의 표층을 연결한다. 상피층(epithelium)은 성대의 가장 바깥쪽에 위치하며 상피층의 안쪽에는 고유층(lamina propria)이라는 세 겹의 층－표층(superficial), 중간층(intermediate), 심층(deep)－으로 구성되어 있다. 성대의 가장 안쪽 층은 근육 조직인 갑상피열근(thyroarytenoid muscle)으로 구성된다. 이러한 성대의 층 구조는 일본 의사인 히라노와 그의 동료들에 의해 성대의 몸체-덮개(Body-Cover) 모델로 설명되었다(Hirano, 1974). 이 모델은 성대의 층 구조를 5개로 나누고 생물역학적 특성에 근거하여 세 가지 구조－덮개(cover), 성대 인대(vocal ligament), 몸체(body)로 나눈다. 덮개는 상피층과 라인케 공간(Reinke's space)이라고 불리는 고유층의 표층(SLLP)으로 이루어져 있고, 덮개와 몸체를 연결하는 성대인대는 이행층(transitional layer)을 형성하며 고유층의 중간층(ILLP)과 심층(DLLP)이 이에 해당한다. 마지막으로 근육은 성대의 몸체를 형성한다(그림 7-11).

각각의 층은 경직도와 생체역학적 특징에 따라 고유의 진동양식을 가진다. 덮개는 주로 느슨하게 조직된 신축성이 있는 탄성(elastin) 섬유로 이루어져 있으며 경직도가 가장 낮아 가장 부드러우며 성대 진동이 잘 이루어질 수 있도록 한다. 성대의 가장 안쪽 층인 몸체는 가장 경직되어 있으며 다른 층에 비해 밀도가 높고 신축성이 낮다.

1.2.11 후두의 근육계

후두근육은 후두외근과 후두내근으로 나뉜다. **후두외근**(extrinsic laryngeal muscle)은 한쪽은 후두의 어느 한 지점에 부착되어 있고 다른 한쪽은 후두가 아닌 다른 외부 지점에 부착된 근육을 말하며 **후두내근**(intrinsic laryngeal muscle)은 양쪽 모두 후두 내에 부착되어 있는 근육들을 말한다.

후두외근은 설골을 중심으로 설골 위에 있는 구조에 부착되는 근육 집단인 **설골상**

덮개	성대 인대	몸체
1. 상피층	3. 고유층의 중간층	5. 갑상피열근
2. 고유층의 표층(라인케 공간)	4. 고유층의 심층	

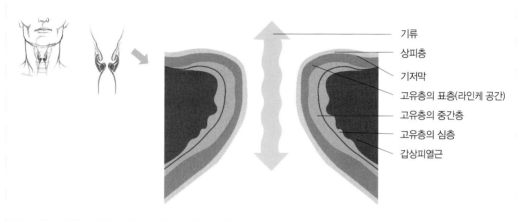

기류
상피층
기저막
고유층의 표층(라인케 공간)
고유층의 중간층
고유층의 심층
갑상피열근

그림 7-11 성대의 덮개-몸체 모델

근(suprahyoids)과 설골 아래 부착되어 있는 근육 집단인 **설골하근**(infrahyoids)으로 크게 구분할 수 있다(그림 7-12). 근육의 기시점(origin)과 정지점(insertion) 부위에 따라 명명되며 근육 수축 시에 기시점 쪽으로 움직이게 된다. 설골상근에는 이복근(digastric), 경돌설골근(stylohyoid), 하악설골근(mylohyoid), 이설골근(geniohyoid) 등이 포함되며 기시점은 설골 위쪽의 다른 구조물이므로 설골이 위쪽으로 움직여 결과적으로 후두 전체가 상승하게 된다. 한편, 설골하근에는 흉골설골근(sternohyoid), 흉골갑상근(sternothyroid), 견갑설골근(omohyoid), 갑상설골근(thyrohyoid) 등이 포함되며, 이때 기시점은 설골 아래에 위치한 흉골이나 견갑골, 갑상연골 등이므로 설골하근이 수축 시에는 설골이 아래쪽으로 움직여 궁극적으로는 후두 전체가 하강하게 된다(표 7-2).

후두내근은 성대의 내전, 외전, 긴장 및 이완의 역할에 관여한다. 근육의 기시점과 정지점의 부위에 따라 명명되며, 성대의 몸체를 형성하고 성대 이완에 관여하는 갑상피열근(thyroarytenoid, TA), 수축 시에 성대의 길이를 늘여 긴장하게 함으로써 고음을 내도록 하는 윤상갑상근(cricothyroid, CT) 및 성대 내전에 관여하는 측윤상피열근(lateral

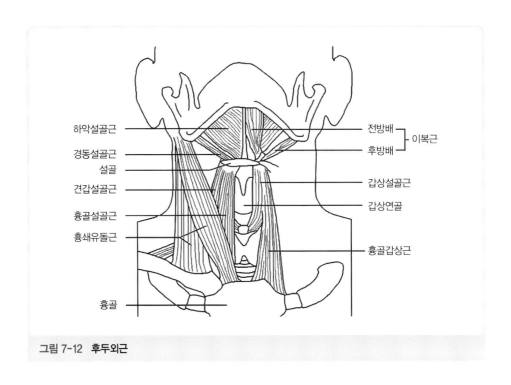

그림 7-12 후두외근

표 7-2 후두외근과 기능

	근육	기능		근육	기능
설골 상근	이복근	후두 상승	설골 하근	흉골설골근	후두 하강
	경동설골근			흉골갑상근	
	하악설골근			견갑설골근	
	이설골근			갑상설골근	

crico-arytenoid, LCA)과 피열간근(interarytenoid, IA)이 있다(표 7-3, 그림 7-13).

측윤상피열근(LCA)은 쌍으로 되어 있으며 성대를 닫는 가장 중요한 성대내전근이다. 이 근육이 수축하면 피열연골의 근육돌기가 앞쪽 중앙으로 밀려 성대돌기가 안쪽 아래쪽으로 향하게 하여 성대 돌기에 부착된 성대는 서로를 향해 움직여 성대의 전방 5분의 3에 해당하는 막성문을 닫는 성대 내전 역할을 한다.

피열간근(IA)은 성대내전근으로 후두에서 짝을 이루지 않는 유일한 후두내근으로 2개의 근육 다발로 구성된다. 양쪽 피열연골 뒷부분 사이를 수평으로 지나가는 횡

표 7-3 후두내근과 기능

근육	부착 부위	기능
쌍을 이루는 근육		
측윤상피열근(LCA)	측윤상연골 ~ 피열연골의 근육돌기	성대내전
후윤상피열근(PCA)	윤상연골 뒤쪽 ~ 피열연골의 근육돌기	성대외전
윤상갑상근(CT) 직부 사부	윤상연골의 앞~갑상연골의 하부 한쪽 피열연골 정점~다른 쪽 피열연골 아래	성대의 길이를 길게 하고 긴장시킴 성대의 길이를 길게 하고 긴장시킴
갑상피열근(TA) 갑상근 갑상성대	갑상연골~피열연골의 성대돌기 전교련~근육돌기 전교련~성대돌기	성대의 몸체로 성대 길이를 짧게하고 이완시킴 성대의 몸체로 성대를 긴장시킴
쌍을 이루지 않는 근육		
피열간근(IA) 횡 피열간근 사 피열간근	한쪽 피열연골 측면~다른 쪽 피열연골 측면 피열연골의 기저부~반대쪽 피열연골의 정점	성대내전 성대내전

(transverse)피열간근과 피열연골의 기저부에서 시작하여 반대쪽 피열연골의 정점에 부착되는 사(oblique)피열간근이 있다. 결과적으로 이러한 섬유 모양의 분포는 피열연골의 뒤쪽에서 교차하며 피열간근이 수축하면 피열연골을 안쪽으로 서로 잡아당겨 성대의 후방 5분의 2에 해당하는 연골성문을 내전시켜 성대의 후방을 강하게 닫아주는 역할을 한다. 연하 작용 시에는 측윤상피열근(LCA)과 함께 후두 입구를 완전히 차단하여 기도를 보호하는 작용을 한다.

후윤상피열근(PCA)은 유일한 성대외전근으로 쌍을 이룬다. 윤상연골의 사각판(quadrate lamina)에서 기시하여 피열연골의 근육돌기에 부착되고, 수축 시에 피열연골이 외측으로 회전하고 위쪽으로 움직이면서 성대가 외전되고 성문이 개방된다.

윤상갑상근(CT)은 직부(pars recta)와 사부(pars oblique)의 두 가지 근육 다발로 이루어져 있다. 두 섬유 다발은 윤상연골궁(cricoid arch)에서 기시하나 직부의 섬유는 비교적 수직 방향으로 뻗어나가 갑상판의 하면(inferior surface)에 부착되고 사부는 비스듬히 뻗어나가 갑상연골 하각의 전면(anteior surface)에 부착된다. 이 근육이 수축하면 갑상연골이 윤상연골을 향해 아래쪽으로 움직이거나 윤상연골이 갑상

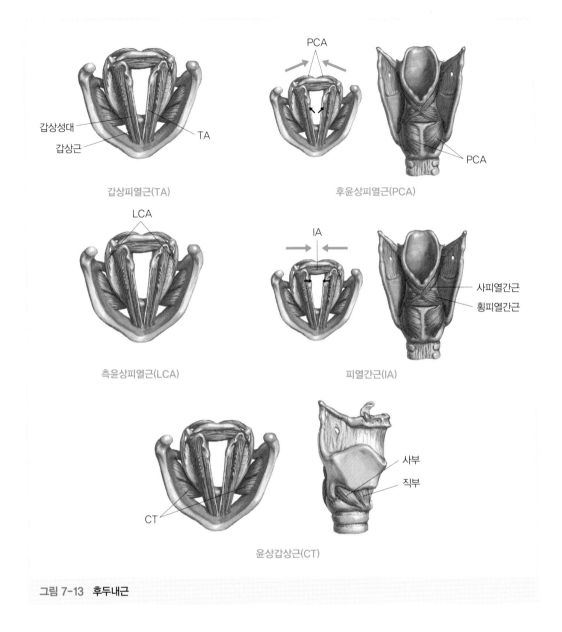

갑상성대
TA

PCA

PCA

갑상피열근(TA)

후윤상피열근(PCA)

LCA

IA

사피열간근
횡피열간근

측윤상피열근(LCA)

피열간근(IA)

CT

사부
직부

윤상갑상근(CT)

그림 7-13 후두내근

연골을 향해 위쪽으로 움직여 결과적으로 성대는 당겨지고 길이가 증가하여 긴장도
가 증가함으로써 음도가 상승하게 된다. 다른 모든 후두내근은 반회후두신경(recurrent
laryngeal nerve)의 지배를 받으나, 윤상갑상근은 상후두신경(superior laryngeal nerve)
의 외측가지(extrinsic branch)의 지배를 받는다.

갑상피열근(TA)은 성대의 내전근이자 긴장근이다. 두 다발의 근육섬유-갑상성대

섬유(thyrovocalis fiber)와 갑상근섬유(thyromuscularis fibers)로 이루어져 있으며, 특히 내측 부분을 이루는 갑상성대섬유 또는 성대근은 성대의 몸체를 형성한다. 갑상성대섬유와 갑상근섬유는 모두 전연합(anterior commissure)에서 기시하나 내측에 있는 성대근은 성대돌기에 부착되어 있고, 외측에 있는 갑상근섬유는 피열연골의 근육돌기(muscular process)에 부착되어 있다. 갑상피열근이 수축하면 성대를 내전시키고 높이를 낮추고 길이를 짧게 만들고 두껍게 하여 덮개는 느슨해지고, 몸체는 단단해진다. 내측에 있는 성대근이 근육이 수축하면 성대의 길이를 단축시켜 긴장을 조절하는 역할을 한다. 갑상근은 성대의 길이를 빠르게 단축시키는 반면, 갑상성대는 성대의 가장자리를 따라 보다 미세한 긴장을 조절한다.

1.2.12 후두의 신경계

발성과 관련된 후두의 기능은 중추신경계와 말초신경계에 의해 조절된다. 발성에 관련된 대뇌피질 영역은 **전운동영역**(premotor area), **보충운동영역**(supppementary motor area), **일차운동피질영역**(primary motor cortex), 좌반구의 **브로카영역**(Broca area)을 포함하는 **전두엽**(frontal lobe)으로 음성 산출에 매우 중요하다. 전운동영역과 보충운동영역은 움직임이 시작되기 전에 운동을 계획하고 선택하여 일차운동피질에 부가적인 정보를 제공하며, 일차운동피질영역의 실질적 움직임에 앞서 소뇌와 기저핵 및 시상을 포함한 다른 뇌 영역으로부터 정보를 받는다. 소뇌는 힘, 속도, 범위, 타이밍, 방향과 같은 근육의 협응기능과 관련이 있으며 조화롭고 좀 더 정교한 움직임을 가능하게 한다. 소뇌의 손상은 갑작스럽거나 조화롭지 못한 움직임을 유발한다. 일차운동피질영역은 최종적인 운동 신호를 보내는 것으로 발성의 자발적 움직임 개시에 관여한다. 특히 일차운동피질영역은 신체 각 영역이 배열되어 있는데, 이 중 아랫부분은 후두/발성과 관련된 부분으로서 정의된다. 음성 산출은 청각에 의해 조절되는데, 이는 측두엽(temporal lobe)에 있는 일차청각피질영역(primary auditory cortex), 청각연합영역(auditory associate area), 베르니케영역(Wernike's area)이 이에 해당한다(Ludlow, 2005).

후두는 10번 뇌신경인 **미주신경**에 의해 지배를 받는다. 미주신경은 다시 상후두신경(superior laryngeal nerve, SLN)과 하후두신경(inferior laryngeal nerve) 혹은 반회귀신경(recurrent laryngeal nerve, RLN)으로 나뉜다. 윤상갑상근을 제외한 대부분의

목소리의 비밀

목소리의 비밀을 이해하기 위해서 음원 디자인이 어떻게 되어 있는지 살펴보자. 먼저 진동(vib-ration)을 유지하기 위한 줄은 변형되지 않는 탄성 재질로 이루어져 있다. 탄성은 단단함(stiffness) 혹은 유연성(flexibility)이나 긴장도(tension)에 의해 측정될 수 있다. 음원의 단단함이나 긴장도는 제곱근 관계에 의해 주파수를 결정한다. 이렇게 하여 주어진 길이에서 주파수는 두 배(옥타브당 음도는 두 배 증가)가 되고 줄의 긴장도는 네 배 증가한다. 이에 덧붙여 연주자들은 진동하는 줄의 길이를 효과적으로 연장시키거나 단축시킴으로써 주파수를 변화시킬 수 있다. 예를 들면, 진동하는 줄 내에서 주파수는 진동하는 부분의 길이에 반비례한다. 현악기에서 보면, 연주자들은 손가락을 사용하여 줄의 한쪽 끝부분에 손가락을 대고 누름으로써 서로 다른 주파수를 선택한다. 즉, 진동하는 부분의 길이를 서로 달리하여 서로 다른 주파수를 형성하게 되는 것이다. 만약 진동하는 줄의 길이를 긴장도의 변화 없이 반으로 줄인다면 주파수는 두 배가 된다. 또한 줄 주위에 있는 핀을 조절함으로써 긴장도를 조절할 수 있다. 즉, 줄이 감겨 있는 핀을 조이거나 풀어줌으로써 긴장도를 변화시킬 수 있다. 하지만 어떤 훌륭한 연주가도 길이와 긴장도를 동시에 조절할 수는 없다. 이와는 대조적으로 인간의 성대로 연주해 보자. 성악가들은 다른 어떤 현악기가 할 수 없는 것을 할 수 있다. 즉, 주파수를 변화시키기 위해 진동하는 성대의 길이와 긴장을 동시에 다양하게 변화시킬 수 있다. 길이를 효과적으로 단축시키기 위해 근육을 사용한다. 일반적으로 성대의 길이가 길수록 낮은 주파수를 내지만, 긴장도를 늘리면 높은 주파수를 낸다. 양쪽 끝이 고정된 줄에서 줄의 주파수를 최대한 늘리려면 긴장도를 늘리는 반면 길이를 짧게 단축시켜야 한다. 하지만 이러한 재질의 줄은 일반적으로 존재하지 않는다. 고무 밴드를 생각해 보자. 왜냐하면 대부분의 줄들은 길이를 늘일 때에만 긴장성 스트레스가 증가하기 때문이다. 따라서 길이와 긴장성은 주파수를 변화시키는 데 있어서 경쟁적 관계에 있다.

성대는 이러한 면에서 일반적인 줄에서는 발견되지 않는 자질을 보이는 세 가지 부분으로 된 재질로 구성되어 있다. 첫 번째는 성대 인대(vocal ligament)이다. 이 인대는 다소 줄처럼 보이는 모습을 가지고 있어 '줄(cord)'이라는 성대 이름이 유래한다. 과학자들의 생체역학적 실험에 의하면, 성대 인대는 조금만 늘어나도 스트레스는 비선형적으로 증가함을 발견하였다. 예를 들면, 성대 인대의 길이가 1.0 cm에서 1.6 cm로 증가하면 내적 스트레스는 30배 증가하였다. 성대의 음도의 범위를 확장하는 두 번째 방법은 근육 조직을 짧게 할 때 긴장을 증가시킬 수 있다. 성대는 약 90 %가 근육으로 이루어져 있는데, 근육 섬유의 내적 수축은 성대 그 자체가 짧아질 때조차도 성대의 끝부분 간의 스트레스를 증가시킨다. 마지막으로 성대는 여러 개의 층으로 되어 있는 복잡한 층 구조를 가지는데, 어떤 층은 수축성의 자질을 가지지만, 또 다른 층은 그렇지 않다. 근육과 성대 인대만으로는 너무 단단해서 공기가 이들의 표면을 거쳐 지나갈 때 진동을 일으킬 수 없다. 공기로 인한 성대의 떨림이 이루어지기 위해서는 부드럽고 유연한 표면 조직이 요구된다. 이러한 점에서 성대는 크게 점막–성대 인대–근육의 3개의 층으로 이루어졌으며, 점막(mucosa)은 그 표면 아래에 유체와 같은 물질을 가진 매우 얇은 조직으로 이루어져 있어 성대 진동 시에 물결과 같은 파동 움직임을 보이는데, 이러한 이유로 성대를 '주름(fold)'이라고 명명하게 되었다. 3개의 층 시스템은 다양한 움직임을 보인다. 즉, 낮은 음도와 중간 이상의 큰 목소리를 낼 때에는 성대의 근육이 움직이며 이때는 모든 층이 성대 진동 시에 움직인다. 이때, 성대의 길이가 짧고 근육의 긴장도가 음도를 결정하며, 점막과 성대 인대는 모두 이완되어 있어 성대 표면을 따라 물결이 전파된다. 이 음도에서 소리의 크기만 작게 하려면, 근육은 진동하지 않고, 성대의 길이만을 조절하며, 점막과 인대의 탄성의 결합이 주파수를 결정한다. 고음을 산출하기 위해서 성악가들은 성대의 길이를 늘이는데, 이때 성대 인대의 긴장도만이 주파수를 결정하고 점막에만 물결 파동이 생긴다.

후두내근은 RLN 신경의 지배를 받으며, 윤상갑상근은 SLN의 외측가지의 지배를 받는다. 특히, 반회귀신경은 비대칭적인데 왼쪽 RLN은 대동맥궁까지 내려와 다시 올라가기 때문에 왼쪽 RLN이 오른쪽 RLN보다 더 길어서 심장이나 갑상선 수술로 손상받기 쉽다.

2. 발성의 생리

음성을 산출하기 위해 에너지원이 되는 것은 폐에서의 호흡이며 날숨(expiration)에 의한 호기류가 필요하다. 날숨은 주로 팽창된 흉곽의 복원력으로 이루어지나, 강한 말소리나 노래와 같은 큰 압력을 요하는 경우에는 주로 배에 있는 복근(abdominal muscles)의 수축으로 복압을 증가시켜 횡격막을 위로 밀어 올리고, 내늑간근(internal intercostal muscle)의 수축으로 흉곽을 압축시켜 말소리 생성에 필요한 폐압을 형성한다. 발성은 날숨에 의해 호기류가 성대를 지날 때 성대 점막의 주기적 개폐운동으로 인하여 호기류가 주기적으로 차단되어 직류 성향의 공기 흐름이 성문파(glottic pulse)를 형성하므로 후두원음(glottal sound)을 생성한다. 발성의 산출은 근탄성 공기역학 이론(myoelastic-aerodynamic theory)에 의해 설명된다.

2.1 근탄성 공기역학 이론

근탄성 공기역학 이론은 발성의 성대 진동 원리로서 성대는 단순히 반복되는 근육의 수축이 아니라 후두내근이 내전하려는 근육('myo')의 힘과 공기역학적 힘이 상호 작용하여 성대가 주기적으로 개폐한다는 이론이다(Van Den Berg, 1958).

공기역학적 힘은 성대 진동 동안 발생하는 공기 압력의 변화를 말하고, 근육의 힘은 성대가 진동을 시작하기 위해서 내전되도록 작용하는 힘을 말하며, 직절한 성문하압이 형성될 수 있도록 성대돌기 사이의 거리가 3 *mm* 이내로 두 성대 사이의 거리를 가깝게 근접하도록 작용한다. 이때, 측윤상피열근(LCA)과 피열간근(IA) 근육에 의해 성대가 내전하기 위한 중앙압착(medial compression)으로 진동 주기가 시작된다. 유의할 점은 구어를 발화하는 동안 성대는 완전히 내전되지는 않으며, 3 *mm*를 넘지 않게 떨어져 진동한다. 성대가 닫히면 성대 내전에 의해 폐에서 올라오는 호기류가 성문을 지나가는 것에 방해를 받고 성문 아래의 압력(성문하압)은 점차로 증가한다. 증가한 성문하압은 성대의 아랫부분을 먼저 떨어지게 하고 다음으로 성대의 윗부분을 떨어지게 하여 완전한 외전이 되도록 한다. 즉, 두 성문의 압력 차는 성문을 열어 호기류가 성문을 통해 성도(vocal tract)로 이동하도록 한다. 이때 호기류가 좁은 통로의 성문을 매우 빠른 속도로 지나가면 성문을 통과한 공기에 의해 성문에서 음압이 형성된다. 음압은 양쪽 성대를 서로 끌어다니는 흡인 효과를 나타내어 성대 내전을 촉진시켜 성문이 닫히게 되는데, 이러한 현상은 베르누이 효과(Bernoulli effect)로 알려진 공기역학적 원리로 설명된다(표 7-4). 베르누이 효과는 유동체가 좁은 통로나 압축된 부분을 지나면서 흐르는 속도가 빨라지고 압력은 감소하여 음압 상태로서 후두강 중 가장 좁은 부위인 성문을 공기가 빠른 속도로 지날 때 생긴다.

감소된 압력과 성대의 탄성력이 결합되어 성대는 정중앙으로 다시 이동한다. 성대는 먼저 아랫부분이 근접하고 나서 윗부분이 근접하고 결국 내전된다. 성대 진동의 주기(폐쇄-개방-폐쇄)는 충분한 성문하압이 지속될 때까지 반복된다. 이때, 성대의 1회 개폐가 성대 진동의 한 주기가 된다.

성대는 여러 개의 층으로 이루어진 구조물로서 개폐되는 시간 차로 인하여 수직적 움직임과 수평적 움직임의 아주 복잡한 양상을 띈다. 기본주파수나 소리의 크기에 따라 다른 양상의 움직임을 보이지만, 일반적으로 보통 크기의 목소리에서는 성대 전체가 열리고 닫히는 방식으로 움직이기보다는 수직적으로는 폐에서 올라온 공기가 성문을 지날 때 아래쪽에서 위쪽으로 열리며 아래쪽에서 위쪽으로 닫힌다. 즉, 성대는 아랫부분이 닫히기 시작하는 동안 위쪽 끝은 열려 있는 상태이다. 공기가 성문을 지나면서 위쪽으로 올라갈 때 아래쪽부터 저기압이 형성되고 이는 아래쪽부터 성대가

표 7-4 근탄성 공기역학이론

근	탄성	공기역학	
성대내전근(LCA, TA) → 성문 닫힘	성대의 점탄성(viscoelastic) 자질	성문하압 > 성문상압	성대 열림
		베르누이 효과	성대 닫힘
성대가 내전하기 위한 내측압박(medial compression)으로 성대를 닫아 진동 주기가 시작됨	탄성적으로 되돌아가려는 힘	기류, 기압, 역학	

베르누이 효과

기체나 액체가 협착된 부위를 흐를 때 그 속도가 증가하고 주변부에 비해 압력이 낮아져 상대적으로 음압 상태가 발생하는 것으로 일상생활에서 흔히 볼 수 있다. 예를 들면, 샤워 시에 머리 위에서 물이 우리 몸과 샤워 커텐 사이를 빠른 속도로 지나가면 샤워 커텐과 우리 몸 사이에 음압이 형성되고 커텐이 우리 몸에 달라 붙게 된다. 비행기가 이륙할 때도 베르누이 효과가 발생하는데, 비행기 날개 위는 볼록하게 나와 있고 아래는 직선으로 되어 있어서 비행기가 지상을 빨리 달릴 때 날개 위는 음압이 되어 위로 부력이 생겨 비행기가 나는 것이 그 예다.

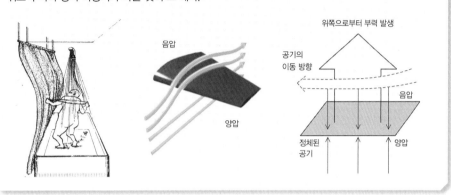

붙게 되고, 위쪽도 저기압이 형성되면 위쪽 부분도 붙게 된다. 성대의 위쪽 끝부분이 내전하면서 닫히는 동안에 성대 아랫부분은 아래에서 계속 올라오는 공기가 통로가 막히면서 성대 아랫부분의 압력은 증가하고 성대 아랫부분이 윗부분보다 압력이 증가하면 다시 아랫부분부터 열리기 시작한다(그림 7-14).

한편, 수평적으로는 전연합부가 있는 앞에서 뒤쪽으로 닫히며, 성대돌기가 부착되

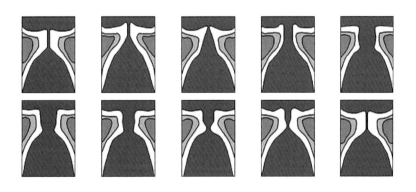

그림 7-14 성대의 수직적 움직임

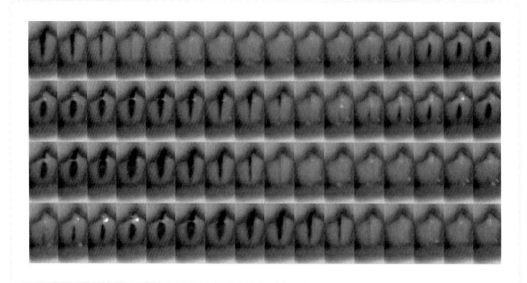

그림 7-15 High-Speed digital imaging을 이용한 정상 여성 성대 /i/발성 시 성대의 종적 움직임

어 있는 뒤쪽에서 앞쪽으로 열린다(그림 7-15). 이러한 시간 조절 차에 의한 움직임은 성대가 마치 물결이 움직이는 파동 모양처럼 보이는데, 이러한 움직임을 점막파동(mucosal wave)이라 하며, 성대의 느슨하고 유연한 덮개에서 나타난다.

2.2 기본주파수 조절

성대의 진동률은 성대의 길이(length), 크기(mass), 긴장도(tension)에 의해 결정된다(Titze, 2011).

기본주파수 조절은 호흡 조절(성문하압)과 후두 조절(후두 위치)에 영향을 주는 후두내근 간의 복잡한 상호작용에 의해 이루어진다. 특히 가장 일차적인 역할은 후두내근이며, 성문하압은 이차적인 역할을 한다(Titze, 1994). 성대의 길이와 긴장도는 윤상갑상근(CT)과 갑상성대근(thyrovocalis)과 성문하압에 의해 조절된다.

2.2.1 덮개 모델에서 기본주파수 조절

후두내근에 의한 기본주파수 조절은 덮개 모델에서 설명될 수 있다. 덮개 모델에서는 TA 근육의 수축은 항상 기본주파수를 감소시킨다. 부드럽고 높은 음도를 발성할 때에는 성대 진동의 진폭은 매우 작고, 덮개 부분만 진동하고, 갑상피열근의 어느 부분도 진동하지 않는데, 이때 갑상피열근의 수축은 덮개를 짧게 하고 덮개를 이완시켜 기본주파수를 낮춘다(Titze, 1994).

2.2.2 몸체-덮개 모델에서 기본주파수 조절

마찬가지로, 후두내근에 의한 기본주파수 조절은 몸체-덮개 모델에서 설명될 수 있다. 이 모델에서는 생체역학적인 면에서 성대의 조직학적 층은 크게 갑상피열근을 이루는 몸체와 고유층의 표층과 상피층을 이루는 덮개로 구분한다. 몸체는 주로 갑상피열근의 활동에 의해 단단함(stiffness)과 길이(length)가 능동적으로 변하는 반면, 덮개는 윤상갑상근과 갑상피열근의 상대적 활동 수준에 따라 덮개의 긴장도가 결정된다. 따라서 몸체-덮개 모델에서는 갑상피열근과 윤상갑상근이 성대의 덮개의 긴장도에 주로 영향을 미친다. 윤상갑상근의 수축은 덮개의 길이를 늘리고 덮개를 긴장되게 함으로써 기본주파수를 증가시킨다. 반면 갑상피열근은 몸체를 짧고 단단하게 만들어 덮개를 느슨하게 하여 기본주파수를 낮춘다. 윤상갑상근의 수축이 기본주파수를 증가시키는 데는 이견이 없으나, 기본주파수 조절에 있어서 갑상피열근의 역할은 다소 상이하다. 크고 낮은 음도의 발성하는 동안에는 덮개가 이완되고 진폭이 충분히 커져 갑상피열근의 일부분이 덮개와 함께 효과적으로 진동하는데, 이때 갑상피열근의 수축은 내부 긴장을 증가시켜 전체 진동 구조의 긴장에 영향을 주고 기본주파수는 증가한다.

2.2.3 후두외근과 기본주파수 조절

후두외근의 수축도 기본주파수와 음도에 영향을 미친다. 설골 상부의 근육들이 수축하면 후두 전체를 끌어 올려 음도가 상승하지만, 이와 반대로 설골 하부의 근육들이 수축하면 후두 전체를 끌어 내려 음도가 하강한다.

2.2.4 성문하압과 기본주파수 조절

마지막으로 성문하압도 기본주파수에 영향을 미치는데 성문하압이 증가하면 성대를 더 넓게 열어서 성대를 더 길게 하므로 성대의 긴장을 증가시키고 더 높은 기본주파수를 발생시킨다. 증가된 호흡 지지는 기본주파수를 높이는 효과를 가져온다. 후두내근에 의한 길이의 변화가 정적(static) 길이 변화라면, 폐의 압력은 동적(dynamic) 길이의 변화를 가져온다(Titze, 1994). 짧은 길이일수록 호흡의 지지는 더 많은 기본주

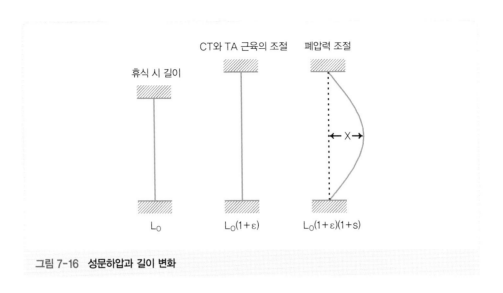

휴식 시 길이   CT와 TA 근육의 조절   폐압력 조절

L_0 $L_0(1+\varepsilon)$ $L_0(1+\varepsilon)(1+s)$

그림 7-16 성문하압과 길이 변화

파수의 변화를 보인다(그림 7-16).

2.2.5 호흡 - 후두 체계의 협응과 기본주파수 조절

폐의 압력을 증가시키면 기본주파수가 증가하는데 고음역에서는 동일한 기본주파수
를 산출하려고 한다면 윤상갑상근의 활동은 덜 요구된다. 즉, 윤상갑상근을 덜 수축
시키고 호흡을 증가시키면 기본주파수를 증가시킬 수 있다. 반면에, 저음역에서는 동
일한 기본주파수를 산출하려고 한다면, 갑상피열근의 활동은 덜 요구된다. 즉, 증가
된 폐의 압력은 기본주파수를 증가시키기 때문이다. 따라서 개인에 따라 후두 체계를
더 많이 사용하기도 하고, 호흡 체계를 주로 사용하는 경우도 있으며, 호흡과 후두의
두 체계를 혼합하여 사용하는 경우도 있다.

2.3 소리의 크기 조절

강도(loudness)는 음성의 세기(intensity) 혹은 진폭(amplitude)의 지각 정도를 나타
내는 것으로 dB로 측정한다. 일차적으로 소리의 세기는 내측압축을 통해 성문하
압에 의해 조절된다. **내측압축**(medial compression, MC)은 측윤상피열근(lateral
cricoarytenoid muscles), 갑상피열근의 외측 부분인 갑상근(thyromuscularis)의 혼합
된 내전의 힘에 의해 생성된다. 〈그림 7-17〉에서 보듯이 내전긴장(adductive tension,
AT)은 피열간근 사이의 긴장으로서 피열연골들을 서로 끌어 당겨 연골성문을 닫는

역할을 하는 반면, 내측압축은 피열연골의 성대돌기(vocal process)에 가해지는 힘을 말하며 막성문을 닫는 역할을 한다. 즉, 내측압축이 증가하면 양쪽 성대를 서로 단단하게 압박하고 오랜 기간 동안 닫혀 있게 되어 성문하압은 더 크게 증가하게 된다. 이 증가된 성문하압에 의해 두 성대는 다시 분리될 때 이동하는 진폭은 더 커지며 닫히는 힘에 상응하는 힘도 커지게 되어 소리의 파동은 더 커지게 된다. 훈련받지 않은 일반인은 일반적으로 음도가 증가하면 강도도 증가하는데(최성희 외, 2006), 강도와 기본주파수는 서로 밀접한 관련이 있다. **종적긴장**(longitudinal tension, LT)은 갑상성대근이나 윤상갑상근의 수축에 의해 일어난다. 따라서 강도는 호흡체계를 통해 발생된 성문하압과 후두의 발성 체계에 의해 생성된 성문 저항 및 긴장도의 상호작용에 의해 나타난다.

성대가 진동하기 위해서는 성대 아래의 압력이 성문 위의 압력보다 높아야 하는데 성문 위와 성문 아래의 압력의 상대적 압력 차이를 **성문 변압**(transglottal pressure)이라 한다. 성문 변압의 차이가 충분할 때 성대 진동이 일어날 수 있다. 발성을 시작하기 위해 요구되는 최소한의 압력을 **발성역치압력**(phonation threshold pressure, PTP)이라 한다. 대화상의 보통 크기 목소리에서는 약 2~3 cmH_2O 정도이며 저주파수에서는 약 6 cmH_2O 정도이다(River, Regner & Jiang, 2009). 높은 음도에서 성대의 종적긴장은 진동을 시작하기 위해 더 높은 PTP가 요구된다. 또한 수분(hydration) 섭취는 더 적은 PTP를 요구하며, 음성 피로(fatigue) 시에는 더 많은 PTP를 요구한다.

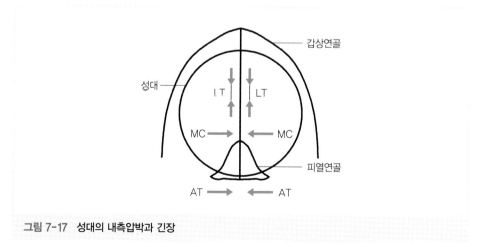

그림 7-17 성대의 내측압박과 긴장

2.4 음질의 조절

성대는 매우 복잡하고 다양한 방법으로 진동한다. 음성은 복합음(complex sound)으로서 후두원음(glottal sound)은 기본주파수와 그의 정수배인 조화음들(harmonics)로 구성된다. 기본주파수는 음도로 인식되는 반면, 조화음은 음색(timbre) 혹은 음질(quality of voice)과 관련이 있다. 만약 남성과 여성이 동일한 기본주파수에서 /아/를 소리 냈을 때 두 목소리가 다르게 지각될 수 있는데, 이것은 조화음의 진폭이 서로 다르기 때문이다. 이처럼 음질은 조화음들과 진폭 간의 관계를 말한다. 조화음이 많을수록 더 풍부한 소리를 가지는데, 성인 남성이 1초간 100번의 비율로 성대가 진동한다면, 조화음은 100 Hz 간격으로, 이와 마찬가지로 성인 여성은 200 Hz 간격으로, 아동은 400 Hz 간격으로 조화음이 생성되므로 성인 남성이 성인 여성이나 아동보다 풍부한 음질을 보인다.

또한 발성 개시 시 성대가 폐쇄하는 방법에 따라 청지각적으로는 갑작스러운 혹은 강한 성대접촉, 정상 및 기식적인 혹은 부드러운 발성 시작으로 구분할 수 있다. 발성 시작 시 강한 성대접촉은 성대의 지나친 과내전으로 인해 성대 점막에 불필요한 충격을 증가시키고 습관적인 강한 성대접촉은 양성성대질환의 원인이 된다(Andrade et al., 2000). 이와는 반대로 부드러운 발성 개시는 소리를 산출하기 전에 성대를 꽉 조여서 폐쇄시키는 대신 호기 시작 후 성대를 천천히 내전시켜 발성하는 것으로 발성 시 성대의 충격을 최소화할 수 있다. 〈그림 7-18〉의 2D DKG 영상에서 보듯이 강한 성대 접촉은 여전히 폐쇄기가 더 길고 개방기가 더 짧은 형태의 진동 패턴을 보이며, 기식적인 발성 개시는 폐쇄기보다 개방기가 더 긴 형태의 발성 패턴을 나타내었다. 이러한 특성은 발성 개시가 안정된 구간의 성대진동에도 동일한 패턴을 보여 발성 개시 특성이 발성 안정기에도 영향을 주어 전반적인 음질에 영향을 줌을 알 수 있다(Choi et al., 2019).

성대 진동 동안 성대 폐쇄 방법은 음질에 중요한 영향을 미친다. **과대내전**(hyperadduction)은 성대의 내측압박이 지나치게 이루어진 상태로 경련성 발성장애나 음성 남용과 같은 원인에 의해 발생한다. 이 경우 내전된 성대의 저항을 이겨내기 위해 성문하압은 더 커지고, 음성은 긴장된 쥐어짜는 듯한 소리로 지각된다. 한편, **과소내전**(hypoadduction)은 성대가 덜 폐쇄된 상태로 일측성 성대마비나 부적절한 성

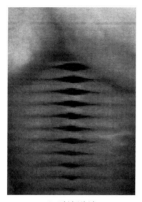 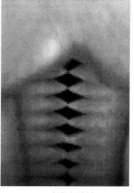 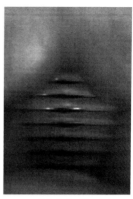

A 정상 발성   B 기식성 발성   C 강한 성대 접촉 발성

그림 7-18 정상인의 성대 폐쇄 방법에 따른 발성 개시 평면 스캔 디지털카이모그래피(2D DKG) 영상

음질 용어

음질을 기술할 수 있는 용어는 다양하다. 예를 들면, 거칠다(rough). 유쾌하다(pleasant), 선명하다(clear), 쉬었다(hoarse), 가늘다(thinny), 긴장되고 쥐어짠다(strain), 삐걱거린다(raspy) 등 매우 다양하다. 음질 용어 중 어떤 용어들은 매우 주관적이며 성대가 어떻게 진동하는지에 대한 생리적인 측면을 잘 설명해 주지 못하므로 임상에서 사용하는 데 한계가 있다. 일반적으로 우리가 듣는 소리의 음질은 화자의 입 밖으로 나온 소리를 귀로 듣는 청지각적 음질로서 이러한 음질 용어는 음원뿐 아니라 여과기에 해당하는 공명 부분도 포함될 수 있다. 따라서 음질은 성대의 길이, 두께, 긴장성뿐 아니라 성도(vocal tract)의 모양 등이 모두 음질에 영향을 미칠 수 있다.

대 사용과 같은 원인에 의해 발생한다. 호기류는 덜 닫힌 성문을 통해 빠져 나와 증가하고 기식음과 약한 음성을 나타낸다. 성문이 잘 닫히면서 규칙적인 진동을 하면 좋은 소리로 지각된다.

2.5 성구

성구(register)란 음도의 특정 범위를 가리키는데, 발성학적 측면에서 성구는 펄스성구(pulse register), 흉성구(modal register), 가성구(falsetto register)로 나뉜다.

2.5.1 펄스성구

펄스성구는 성대 프라이(vocal fry)라고도 불리는데, 가장 낮은 기본주파수 범위를 나타내며 70 Hz 이하에서 나타난다. 펄스성구에서는 성대 길이는 짧고 두꺼워지며, 성대 가장자리는 느슨해져 있고 성대는 매우 천천히 진동한다. 성대 진동의 범위는 35~80 Hz이고 평균 50 Hz 정도이다. 펄스성구는 다른 성구에 비해 2~5 cmH_2O의 PTP가 필요하며 12~20 cc/sec의 적은 호기량을 보인다. 또한 성대 진동 주기 중 90 %는 닫혀 있으며 10 % 정도가 개방되어 다른 성구에 비해 긴 폐쇄 주기를 보인다. 성대는 한 주기마다 성대가 열리고 닫히기보다는 성대의 완벽한 내전이 발생하기 전에 부분적으로 접촉하고 떨어지는 양상을 보이는데, 이러한 양상은 튀는 소리로 지각된다. 펄스성구는 완전한 정상적인 음역이며 구어에서는 종종 발화의 끝부분에서 관찰된다.

2.5.2 흉성구

흉성구는 보통 대화 시에 사용되는 중간 범위의 주파수의 범위를 포함하며 기본주파수 중 가장 넓은 음역에 해당된다. 성대 덮개는 느슨하게 되어 있고 성대 몸체는 성대 진동에 참여한다. 이 성구가 진동하는 동안에는 성대의 덮개와 몸체가 모두 움직인다. 흉성구는 성대 진동의 전체 주기 중 50 %는 닫혀 있고 50 %는 열려 있다. 흉성구에서는 남성은 약 75~450 Hz, 여성은 약 130~520 Hz의 음역을 보이며 약 2~7.5 cmH_2O의 PTP를 나타낸다.

2.5.3 가성구

가성구는 가장 높은 기본주파수의 범위로 구성되며 성대는 길고 단단하며 가장자리 끝부분은 얇다. 성대의 인대가 긴장하는 동안 성대의 덮개 부분은 느슨하다. 따라서 성대 인대(vocal ligament)와 몸체 부분은 흉성구나 펄스성구처럼 진동하지 않으므로 성대 전체가 진동하지 않고 성문 가장자리가 진동한다. 성대 진동의 전체 주기 중 성문은 완전히 내전되지 않으며 진동의 강도가 작고 덜 복잡한 진동 방식과 얇은 기식성 음질을 보인다. 매우 긴장된 성대의 상태에서 PTP는 6~8 cmH_2O로 성구 중 가장 높은 압력을 필요로 하며, 남성은 275~620 Hz, 여성은 490~1,130 Hz의 음역을 나타낸다.

중요한 것은 말이나 노래하는 동안 사람들은 이 세 가지 성구를 모두 사용한다는 점이다. 일반적인 대화에서는 흉성구가 주로 사용되지만, 문장 끝부분에서 가성구나 펄스성구를 사용할 수 있다. 하지만 일반적인 대화에서 펄스성구나 가성구를 주로 사용한다면 음성 문제를 가지고 있다고 볼 수 있다. 음성 전문가나 훈련된 성악가들은 노래를 부르는 동안 **성구 전환**(passaggio)이 이루어져 성구와 성구 간 갑작스러운 음질 변화 없이 부드럽게 이동하는 훈련을 한다. 성대가 특정 성구에서 특정 진동 패턴으로는 일정음 이상의 진동수를 견딜 수 없기 때문에 성대가 진동하는 패턴을 바꿔줌으로써 성구가 부드럽게 전환되고 피치브레이크(음도 일탈) 없이 성구 전환 지점이 비슷하게 느껴지도록 발성한다.

2.5.4 전기성문파형검사와 성구

전기성문파형검사(electroglottography, EGG)는 비침습적으로 실시간 성대 진동의 움직임을 간접적으로 보여 주는 검사 방법으로 옴의 법칙을 이용하여 발성 시에 성대의 접촉 정도를 평가하는 방법이다(Kent, Ball, & Kent, 2000; Motta et al., 1990). EGG는 전기의 전도성 원리에 의해 작동되는데, 인체의 조직은 전기에 좋은 전도체이지만 공기는 전기가 잘 통하지 않게 된다. 갑상연골 양측 피판에 부착한 표면 전극(electrode)을 통해 고주파 저전류 신호를 양측 성대 사이로 통과시키면 저항이 발생하는데, 양측 성대가 서로 붙고 떨어질 때 전기적 변화가 발생한다. 이러한 기술은 Fabre(1957)에 의해 처음 개발되었는데 성대가 개방되어 있을 때는 양측 성대 사이의 공기가 절연체 역할을 하여 전기가 잘 흐르지 않으므로 전기저항은 최대가 되고, 성대가 폐쇄되면 양측 성대 사이로 전류가 흐르게 되어 전기저항은 감소한다(그림 7-19). 시간에 따른 성문 개방과 폐쇄의 전기저항의 변화를 파형으로 나타낼 수 있으며 이러한 변화들은 가로축은 시간, 세로축은 전압의 진폭인 'Lx파(Laryngograph wave)'로 나타낸다(그림 7-20). 주의할 점은 여기서 전기저항은 실제 성문의 열림 정도를 의미하기보다는 양측 성대 사이의 접촉률을 나타내는데, 성내 집촉면과 접촉된 성대 길이, 즉, 음도와 강도의 크기에 따라 다르게 나타난다(Kania et al., 2004). 성대 진동의 한 주기는 A~E지점인데 B~C지점은 성문폐쇄진행기(closing phase)를 나타내고, C지점은 최대 폐쇄지점을 나타내며, C~ D지점은 성문개방진행기(opening phase)로 성대 아랫부분과 윗부분이 열려 성대 접촉률이 점차 감소하는 구간을 나타낸다. B~D는 성문의 폐쇄가 일어나는 구간으로 **성문폐쇄기**라고 한다(대한후두음성언어의

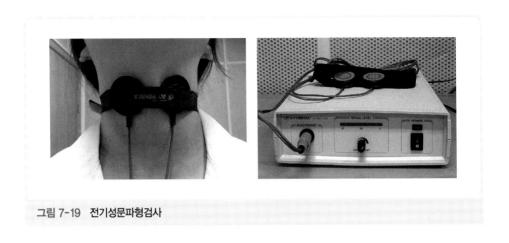

그림 7-19 전기성문파형검사

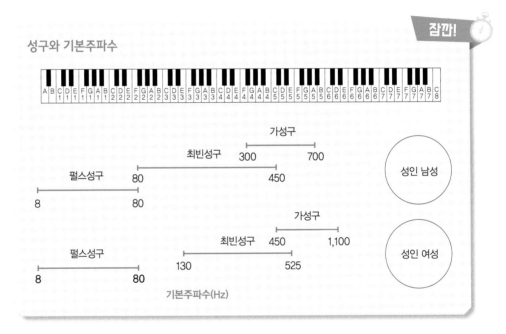

학회, 2012).

전기성문파형검사는 성대의 상대적인 접촉 면적을 나타내주므로 파형의 형태에 기초한 시각적인 관찰을 통하여 다양한 음질과 성구를 질적으로 평가할 수 있다(표 7-5). 뿐만 아니라, 성대 진동의 주기에서 시간 비율에 근거하여 성문폐쇄율(closed quotient, CQ), 성문속도율(speed quotient, SQ) 등을 양적으로 계산할 수 있다(그림 7-21).

개방기	폐쇄기
전기저항 상승	전기저항 감소

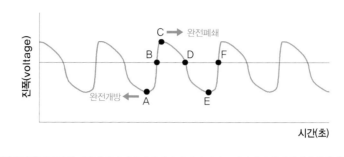

그림 7-20 Lx파

표 7-5 전기성문파형검사 측정

	검사 영역	검사 항목	결과의 해석
질적 평가	EGG 모양, 기울기	성구	흉성구
			가성구
			성대 프라이
		음질	주기성(규칙성)
			기식성
			긴장성
양적 평가	EGG 기울기	성문폐쇄율(closed quotient, CQ)	폐쇄기/성대진동주기
		성문속도율(speed quotient, SI)	성대 접촉면이 감소하는 구간/ 성대 접촉면이 증가하는 구간
		접촉지수(closed index, CI)	폐쇄기와 개방기의 차이/폐쇄기
		폐쇄대개방비(C/O ratio, closed-to-open ratio)	성대 폐쇄기/성대 개방기

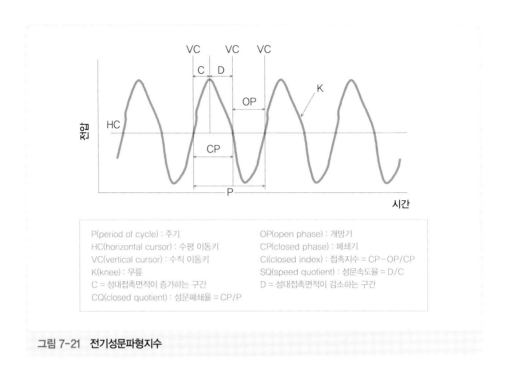

P(period of cycle) : 주기
HC(horizontal cursor) : 수평 이동키
VC(vertical cursor) : 수직 이동키
K(knee) : 무릎
C = 성대접촉면적이 증가하는 구간
CQ(closed quotient) : 성문폐쇄율 = CP/P

OP(open phase) : 개방기
CP(closed phase) : 폐쇄기
CI(closed index) : 접촉지수 = CP−OP/CP
SQ(speed quotient) : 성문속도율 = D/C
D = 성대접촉면적이 감소하는 구간

그림 7-21 전기성문파형지수

성문속도지수는 성대 폐쇄기 내에서 성대가 서서히 접촉하는지 빨리 접촉하는지의 정도를 보여주는 것으로 성대가 빨리 접촉하고 서서히 개방될수록 명료하고 좋은 음질을 나타낸다. 따라서 성문속도율이 높을수록 Lx파형의 기울기는 오른쪽으로 치우친 왼쪽이 볼록한 우측왜도 모양(skwed to the right)을 보이며 이때 명료하고 좋은 음질을 나타낸다(최홍식 외, 1990; 최홍식 1994).

폐쇄대개방비는 성문폐쇄율과 마찬가지로 성대가 얼마나 오랫동안 폐쇄되어 있는지와 개방되어 있는지에 대한 정보를 제공한다. 폐쇄기가 길수록 C/O비는 높아지고 과대 기능 정도를 파악할 수 있으며, C/O비가 낮을수록 과소 기능 정도를 파악하는 데 유용하게 사용할 수 있다.

EGG는 파형의 모양에 따라 다양한 성구를 나타낸다. 최빈성구는 성문개방기보다 폐쇄기의 기울기가 가파르다. 이는 성대의 폐쇄는 빠르고 갑작스러운 반면, 성대 개방은 느리게 점차적으로 진행되는 것을 의미한다. 이는 성대의 탄성의 힘과 성문 사이에 증가된 음압이 두 성대 사이에 작용하여 더 빠르게 성대가 닫힌다. 펄스성구는 긴 폐쇄기 후 뾰족하고 짧은 펄스가 뒤따르는 특징을 가지며 성대가 완전히 닫히기 전에 한두 개의 작은 성대의 개폐가 있다. 가성구는 사인파에 아주 가까워지며 폐쇄기는 덜 가팔라져 개방기와 비슷한 기울기를 보인다(그림 7-22).

EGG는 파형의 형태에 기초하여 다양한 음질을 나타낼 수 있다(그림 7-23). 첫 번째 그림은 정상 음질의 파형을 나타내는데, 성문폐쇄율인 CQ는 약 50 % 정도이며, 성문폐쇄기는 급속히 닫히므로 경사가 매우 가파른 반면, 성문개방기는 경사가 완만하고 천천히 개방되어 성대 한 진동 주기 안에서 더 오랜 시간이 걸린다. 두 번째 그림은 기식화된 음성의 전기성문파형이다. 이때의 CQ는 37 % 정도로 감소되어 있으며 폐쇄기의 정점은 매우 짧으나, 최대개방기 동안의 시간은 매우 긴 것을 볼 수 있다. 세 번째 그림은 억압된 음성의 전기성문파형이다. 성문폐쇄율은 58 %로 증가되어 있으며 이때 성대 접촉 영역의 과도한 긴장으로 성문폐쇄율이 증가하게 된다. 이

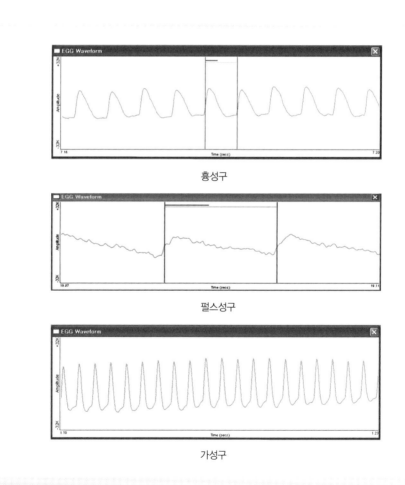

흉성구

펄스성구

가성구

그림 7-22 성구에 따른 전기성문파형

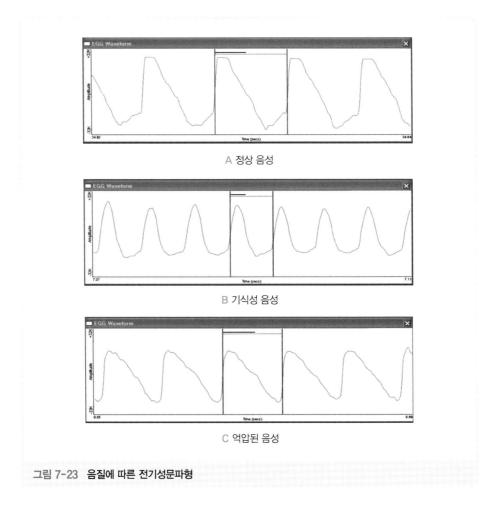

A 정상 음성

B 기식성 음성

C 억압된 음성

그림 7-23 음질에 따른 전기성문파형

때는 성대 진동 주기에서 폐쇄기의 시간은 개방기에 비해 더 길다. 따라서 CQ는 과대 기능적 발성이나 과소 기능적 발성의 객관적 기준으로 사용될 수 있다(Orlikoff, 1991).

맺음말

이 장에서는 말산출에서 음원과 관계되는 발성 그리고 발성과 관련된 인체의 물리적 구성 및 이름과 기능에 대해 간략히 설명하였다. 발성의 해부에서는 뼈와 관절, 근육과 그것을 지배하는 신경에 대해 설명하였으며, 보는 관점에 따른 위치와 이름을 기술하였다. 아직까지 해부학 용어에 대한 한글 용어가 통일되지 않아 책마다 다를 수 있고, 실제 임상에서는 팀 접근법에 따른 의료인 간 의사소통이 중요하므로 영어로 된 의학 용어를 함께 익히는 것이 중요할 것이다. 두 번째 발성의 생리에서는 음성 산출의 기전에 대해 설명하였으며, 정상 음성의 음도, 강도, 음질 조절 메커니즘에 대해 설명하였다. 해부학적 용어 및 기능과 함께 정상 음성과 발성의 기본적인 개념을 이해하는 것은 병적 음성을 이해하는 데 필수적인 요건이 될 것이다.

공명 · 조음과 말산출

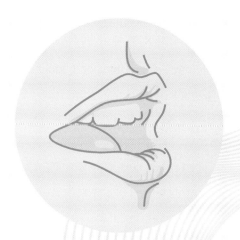

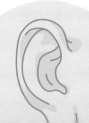

머리말

성대 진동으로 발성이 시작되면 성대에서 만들어진 소리 에너지는 성도의 상부를 향해 이동한다. 소리 에너지는 성대 윗부분의 **성도**(vocal tract)에 해당하는 인두강에서부터 구강이나 비강에 이르는 공간을 지나면서 여과된다. 성도 중 연인두 부분은 후두와 마찬가지로 여닫는 밸브 역할을 한다. 즉, 연인두 밸브는 구강음을 산출할 때 닫혀서 비강과 구강을 서로 차단하여 소리 에너지와 압력은 구강 쪽을 향하게 된다. 반면에, 비음을 산출할 때는 연인두 밸브가 열려 비강과 구강이 연결되어 비강과 구강이 음향 에너지를 함께 나누어 공명하게 된다.

발성과 공명을 거친 소리는 혀, 입술, 턱, 치아, 연구개 등과 같은 조음기관의 움직임에 의해 구강의 크기와 모양을 변화시켜 말소리가 만들어지는 방법을 조정하는 역할을 한다. 연인두 밸브와 마찬가지로 입술도 열고 닫는 또 다른 밸브 역할을 하며, 혀는 다른 조음 기관과 접촉하여 수많은 밸브를 만들어 낼 수 있다. 이 장에서는 말산출의 하부 체계 중 공명 및 조음 체계와 기능에 대해 간략히 살펴보고 말소리 산출에 어떠한 역할을 하는지에 대해 살펴보고자 한다.

1. 공명 · 조음체계의 구조

1.1 구강안면-연인두-비강 구조의 골격

두개골(skull)은 머리의 골격을 이루며 여러 개의 불규칙적인 모양의 뼈-전두골(frontal bone), 두정골(parietal bone), 후두골(occipital bone), 측두골(temporal bone), 접형골(sphenoid bone), 하악골(mandible), 관골(zygomatic bone), 상악골(maxilla), 누골(lacmilar bone), 비골(nasal bone) 등으로 구성되어 있다(그림 8-1). 두개골은 뇌를 보호하고 구강의 안면 구조의 골격을 형성하며 연인두-비강의 골격을 형성한다.

상악골은 윗턱과 **경구개**(hard palate)를 형성한다. 상악골은 2개(왼쪽과 오른쪽)의 뼈가 중앙에서 만나며, 구강의 지붕과 비강의 바닥을 형성한다. 경구개의 앞쪽의 가운데 부분은 **절치공**(incisive foramen)이라 불리는 부위가 있으며, 경구개는 절치공에 의해 구분된다. 공(formen)은 뼈 구조에 나 있는 구멍으로 신경이나 혈관이 다른 영역으로 지나갈 수 있도록 해 준다. 절치공은 전상악(premaxill)의 삼각형 모양의 뼈

측면	정면
1. 전두골 2. 두정골 3. 후두골 4. 측두골 5. 접형골 6. 하악골 7. 관골 8. 상악골 9. 누골 10. 비골	1. 전두골 2. 두정골 3. 측두 4. 비골 5. 관골 6. 상악골 7. 하악골 8. 접형골

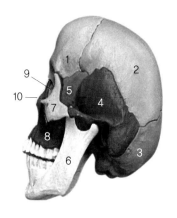
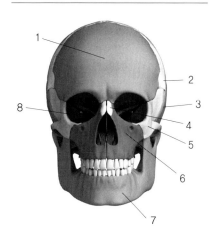

그림 8-1 구강 안면을 형성하는 두개골

출처 : Seikel et al. (2010).

끝에 위치해 있다. 전상악의 양측 가장자리는 절치봉합선(incisive suture lines)이 있으며, 절치봉합선 뒤에 한 쌍의 **상악골 구개돌기**(maxillary processess of the maxilla)가 있다. 상악골의 구개돌기(palatine process)는 중앙의 **정중구개봉합선**(intermaxillary suture)에서 만나며, 상악골의 전방 4분의 3을 차지한다. 이 뼈는 **구개횡단봉합선**(transverse palatine suture line)에서 끝난다. 구개횡단봉합선 뒤에는 한 쌍의 구개골 **수평판**(horizontal plates of the palatine bone)이 있다. 이 뼈는 경구개의 후방 4분의 1 부분에 해당하며 정중봉합선까지 확장된 **수평돌기**(horizontal process)를 가지며 후비극(posterior nasal spine)에서 끝난다(그림 8-2). 상악골로부터 돌출된 또 하나의 돌기는 **치조돌기**(alveolar process)이다. 치조돌기는 아래쪽으로 확장되어 윗니가 들어 있다. 윗니 뒤에는 치조돌기에 의해 형성된 **치조**(alveolar ridge)라 불리는 돌출된 뼈가 있으며 /ㄴ/, /ㄷ/, /ㅅ/, /ㄹ/과 같은 치조음이 조음될 때 혀 끝이 닿거나 근접하는 부위이다. 구개열과 같은 구조적 기질적 문제를 가질 경우 이러한 조음을 산출하는

기저면	정면
1. 전상악 2. 절치공 3. 상악골의 구개돌기 4. 구개골의 수평판 5. 절치봉합선 6. 정중구개봉합선 7. 구개횡단봉합선 8. 후비극	9. 치조돌기

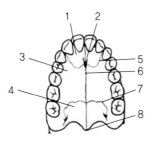
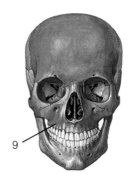

그림 8-2 상악골

출처 : Seikel et al. (2010).

데 어려움을 보일 수 있다.

하악골(mandible)은 아래턱으로 조음이나 저작 활동 시에 움직이는 뼈이다. 성인의 경우 상악골의 치조돌기와 마찬가지로 하악골의 치조돌기에도 16개의 영구치(permanent teeth)-6개의 어금니(molars), 4개의 소구치(premolars), 2개의 송곳니(canines), 4개의 전치(in-cisors)-의 공간을 제공한다(그림 8-3).

측두하악관절(temporomandibular joints, TMJ)은 두개골의 옆부분(측두골)과 하악골이 만나 이루는 턱관절이다(그림 8-4). TMJ는 신체 어느 관절보다 복잡한 운동을 하고 있는데, 상대적으로 안정화된 두개골에 반해 하악골은 상하, 좌우, 전후와 같이 여러 방향으로 움직일 수 있다. TMJ는 모든 턱 운동의 중심축으로 작용하므로 말하거나 음식을 씹는 것과 같은 턱의 기능을 수행하는 데 매우 중요하다.

1.2 성도

성도(vocal tract)는 구부러진 튜브 모양으로 수직 위치에 있는 인두강(pharynx)과 수

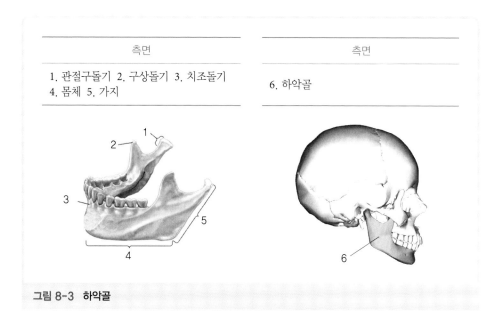

측면	측면
1. 관절구돌기 2. 구상돌기 3. 치조돌기 4. 몸체 5. 가지	6. 하악골

그림 8-3 하악골

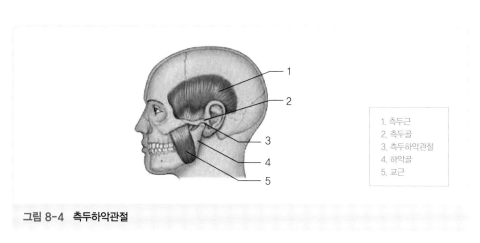

1. 측두근
2. 측두골
3. 측두하악관절
4. 하악골
5. 교근

그림 8-4 측두하악관절

평 위치에 있는 구강(oral cavity) 및 비강(nasal cavity)으로 구성되어 있다(그림 8-5). 성도의 모양은 아주 불규칙하고 복잡하며 혀, 입술, 턱의 움직임에 따라 모양이 다양하게 변하는 특징을 지닌다.

1.2.1 구강

구강(oral cavity)은 다양한 구조로 이루어진 공간이다(그림 8-6). 구강의 전방에는 입술, 측면에는 뺨(cheek), 천장에는 경구개(hard palate), 연구개(soft palate 혹은 velum)

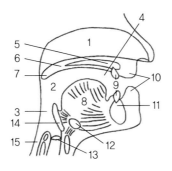

1. 비강	9. 치아
2. 구강	10. 입술
3. 인두강	11. 하악골
4. 치조(치경)	12. 설골
5. 경구개	13. 성대
6. 연구개	14. 후두개
7. 구개수(목젖)	15. 식도
8. 혀	

그림 8-5   성도

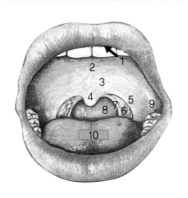

1. 상순소대	6. 구개편도
2. 경구개	7. 후협구궁
3. 연구개	8. 인두후벽
4. 구개수(목젖)	9. 뺨
5. 전협구궁	10. 혀

그림 8-6   구강의 구조

와 같은 구개(palate)가 있으며, 뒤쪽에는 인두(pharynx)가 위치해 있다. 구강은 말소리 산출에 있어서 매우 중요한데 입술(lips), 치아(teeth), 치조(alveolar ridge), 경구개, 연구개, 혀와 같은 말소리를 만드는 조음 기관을 포함하고 있기 때문이다.

입천장 중 딱딱한 뼈부분이 경구개인데, 경구개 뒤쪽에는 근육과 부드러운 조직으로 된 연구개(soft palate 혹은 velum)가 있다. 연구개의 움직임은 삼킴이나 구어 산출에 있어서 매우 중요한 밸브 역할을 한다.

구강의 윗부분에서 둥근 천장 모양을 이루는 구개 부위를 **구개궁**(palatal vault)이라고 하고, 구강의 뒤쪽에는 양측으로 쌍을 이루는 커튼 모양의 구조가 있는데, 이를 **협구궁**(faucial pillars)이라 한다. 연구개가 혀를 향해 양측으로 내려오면서 **전협구궁**

(anterior faucial pillars)을 이루며, 전협구궁 뒤쪽에 **후협구궁**(posterior faucial pillars)이 있다. **구개편도**(palatine tonsils)는 전협구궁과 후협구궁 사이에서 관찰된다. 또한 말산출 동안 구강 모양의 변화에 따라 특정 주파수가 증폭되는 **공명**(resonance) 현상이 일어난다.

1.2.2 비강과 인두강

비강(nasal cavity)은 비중격(nasal septum)에 의해 두 부분으로 나뉜다. 비중격은 서골(vomer bone), 사골(ethmoid bone) 수직판, 사각형 연골로 이루어져 있다(그림 8-7). 코의 측벽에는 점막으로 덮여 있는 뼈 구조인 상, 중, 하비갑개(코 선반, turbinates 혹은 concha)가 있다. 상·중비갑개는 사골의 일부이며, 하비갑개는 접형골의 일부이다. 비갑개는 코 안에 난기류를 생성하여 습기를 유지시키며 공기의 흐름을 상부로 바꾸어 후각을 느끼도록 한다. **후비공**(choana)은 뒤 콧구멍으로 비강의 뒤쪽에 위치하며 비인두(nasopharynx)와 연결된다.

 인두(pharynx)는 식도(esophagus)와 비강 사이에 위치하며, 크게 구인두(oropharynx), 비인두(nasopharynx), 하인두(hypopharynx) 혹은 **후인두**(laryngopharynx)로 나눌 수 있다. 구인두는 구강의 바로 뒷부분에 해당되고, 비인두는 구강과 연구개 윗부분, 하인두는 구강의 바로 아래에 있는 후두개(epiglottis)부터 윤상연골까지이며 식도로 이어진다(그림 8-7). 하인두와 식도, 기관은 후두전적출자

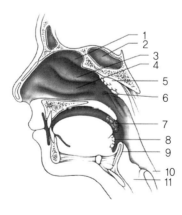

1. 상비갑개
2. 접형골
3. 중비갑개
4. 하비갑개
5. 아데노이드(인두편도)
6. 이관(유스타키오관) 입구
7. 구개편도
8. 설편도
9. 후두개
10. 식도
11. 기관

그림 8-7 비강과 인두강의 구조

의 음성 재활 방법 중 식도 발성을 하는 데 매우 중요하다.

한편, 목구멍의 뒷면을 인두후벽(posterior pharyngeal wall)이라 하고, 목구멍의 측면을 인두측벽(lateral pharyngeal wall)이라고 한다. 특히, 연구개와 인두후벽 사이의 통로를 연인두 통로(velopharyngeal passage)라고 하며, 연인두 통로가 열려 있으면 비강과 구강은 연결되고 연인두 통로가 닫히면 음식물이 코로 역류하지 않고 구어 산출 시에는 구강을 통해 공기가 나오게 된다. 연인두 기능의 문제는 구강음 산출 시에 연인두 통로가 적절히 폐쇄되지 않으면 공기가 비강으로 빠져 나가 비정상적인 비강 공명인 과다비성(hypernasality)을 초래하게 된다. 반대로, 공기가 비음을 산출하기 위해 비강을 지날 때 비강으로 들어가는 것을 방해받으면 비강 공명의 감소로 과소비성(hyponasality)이 나타난다.

비인두의 후벽에는 아데노이드(adenoids)라 불리는 인두편도(pharyngeal tonsil)가 있으며 주로 어린 아동에게 관찰되지만, 성인이 되면 위축되어 거의 남아 있지 않다. 아데노이드는 연인두폐쇄(velopharyngeal closure) 부위의 인두후벽에 위치하므로 많은 아동의 경우는 아데노이드가 연구개와 만나 연인두폐쇄에 어느 정도 도움을 주는 것으로 보고되고 있다(Kent & Vorperian, 1995). 아데노이드는 사춘기 때 급격히 퇴화되고 위축되지만 연인두 운동이 증가하여 성숙한 연인두폐쇄 양상을 보인다. 그러나 구개열 아동과 같이 연인두폐쇄에 문제가 있는 경우는 사춘기 이후의 아데노이드 퇴화가 연인두형성부전(velopharyngeal insufficiency)의 원인이 될 수 있다.

이관[유스타키오관(eustachian tube)]은 중이와 인두를 연결해 주며 비인두의 측면에 이관의 입구가 있다. 이관은 연결 기능뿐 아니라 환기로의 역할을 하고, 중이에서 코 뒤쪽 비인두로 배설물을 내보내는 역할을 하며 콧물 등이 귀 안쪽으로 역류하는 것을 방지하는 역할을 한다. 이관은 휴식 시에는 닫혀 있지만, 침이나 음식을 삼키거나 하품을 할 때는 연구개가 상승하고 구개긴장근이 수축하여 이관의 입구가 열린다. 이때 중이의 환기가 일어나며 귀 안쪽의 압력이 주변 환경과 거의 동일하게 유지된다. 유아기 때에는 급성 중이염에 잘 걸리는데, 대부분 감기와 같은 상호흡기 감염으로 염증이 이관을 통해 중이로 전파되기 때문이다. 성인은 이관이 아래로 비스듬히 기울어져 있지만, 영유아의 이관은 성인에 비해 길이가 짧고 수평으로 되어 있어 배설 기능을 잘하지 못하여 급성 중이염에 잘 걸릴 수 있다.

연인두 기제의 근육은 대부분 접형골의 날개 모양 돌기와 갈고리 모양의 돌기에 부착되어 있으며 중심선 양측에서 쌍을 이룬다(Bzoch, 2004). 연인두 밸브 기능은 주로 연구개가 담당하지만 연구개에는 근육 섬유, 주로 구개거근이 40 % 정도 중간에 포함되어 있으며 다른 연인두 근육들의 상호 작용에 의해 이루어진다. 따라서 연인두 밸브(velpharyngeal valve)의 기능을 제대로 수행하기 위해서는 연인두 근육의 조화로운 움직임을 요구한다. 연인두 근육은 〈그림 8-8〉과 같다.

연인두 근육 중 **구개거근**(levator veli palatini muscle)은 연구개를 이루는 주된 근육으로 주로 연구개 상승에 관여한다. 구개거근은 측두골과 이관의 연골 부분에서 기시하여 아래쪽 가운데를 향해 주행하다가 연구개의 중앙에서 반대쪽에서 오는 구개거근과 만나 서로 얽혀서 삼각거근(muscular sling)을 형성하고 45° 각도로 연구개에 부착된다. 수축 시에는 연구개가 후상방으로 움직여 인두 후벽에 닿아 폐쇄되므로 연인두 밸브를 닫는 주된 역할을 한다.

구개설근(palatoglossus muscles)은 혀 근육인 동시에 연구개 근육으로서 구개거근과 길항 작용을 하여 연구개를 끌어내리거나 혀를 올리는 데 관여한다. 혀의 측면에서 기시하여 혀의 위쪽을 지나 전협구궁(anterior faucial pillar)을 형성하고 구개건막

정면	측면	측면
1. 구개거근 2. 구개긴장근 3. 구개설근	4. 구개수근(목젖근) 5. 구개인두근	1. 구개거근 2. 구개긴장근 3. 구개설근 4. 구개수근(목젖근) 5. 구개인두근 6. 상인두수축근

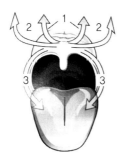 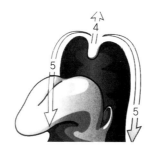 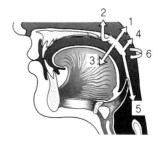

그림 8-8 연인두 근육

(palatal aponeurosis)의 아래 표면에 삽입된다.

　구개긴장근(tensor veli palatini muscle 혹은 palatal tensor muscle)은 구개거근의 바깥쪽에 수평과 수직으로 위치해 있다. 구개긴장근은 접형골과 이관의 연골 부분에서 수직으로 내려가 접형골의 중앙 날개판까지 부착되어 있으며, 90° 방향을 바꾸어 수평 부분은 경구개와 연구개까지 부착되어 있다. 구개긴장근은 이관(유스타키오관)을 여는 데 관여하여 중이의 환기와 배수를 돕는다. 구개긴장근이 수축하면 구개거근을 도와 연구개를 들어올리며, 구개건막(palatal aponeurosis) 내의 긴장도가 증가한다.

　구개수근(목젖근, uvulus muscle)은 연구개의 유일한 내부 근육으로 연구개 내부에만 포함되어 있다(Bzoch, 2004). 구개골에 의해 형성된 후비극의 측면에서 기시하여 구개거근에 의해 형성된 삼각거근(sling) 근처의 경구개 뒷부분과 연구개의 뒤쪽 가장자리까지 주행한다. 구개수근이 수축하면 연구개의 길이를 짧게 하고, 연구개를 들어올리며, 발성 동안 연구개의 비강측 표면을 볼록하게 만들어 두께를 증가시킨다.

　구개인두근(palatopharyngeus muscle)은 인두측벽의 아랫부분과 갑상연골(thyroid cartilage)에서 기시하여 위쪽을 향하여 후협구궁(posterior faucial pillar)을 거쳐 연구개에 삽입된다. 구개인두근은 해부학적으로 연구개의 중심선까지 확장되어 있지 않으므로 삼각거근을 직접적으로 아래로 끌어내리지는 않지만(Moon & Kuehn, 2004), 연구개의 다른 구조와의 상호 연결을 통해 여전히 기능적으로 연구개를 후하방으로 끌어내리는 효과를 지니는 것으로 본다. 구개인두근은 인두 측벽을 가운데 쪽으로 밀어서 인두를 좁히는 역할도 하는 것으로 알려져 있다(Ettema & Kuehn, 1994; Moon & Kuehn, 1996).

　상인두수축근(superior pharyngeal constrictor muscle)은 인두 측벽을 중앙으로 움직여 인두강을 좁히는 데 관여한다. 상인두수축근은 인두의 위쪽 부분에 위치해 있으며 여러 지점[접형골의 중앙 날개판과 익돌하악인대(pterygomandibular ligament), 악설골근(mylohyoid muscle)], 혀 후반부에서 기시하여 인두후벽의 중심 솔기(median raphe)에 삽입된다.

　한편, 인두 근육은 삼키기를 하는 동안 인두를 수축하는 역할을 한다. 인두수축근에는 위에서 언급한 상인두수축근 이외에 중인두수축근(middle pharyngeal constrictor muscle)과 하인두수축근(inferior pharyngeal constrictor muscle)이 있으며, 삼키는 동안 인두를 좁히는 역할을 한다. 하인두수축근의 아랫부분에는 인두식도분절

(pharyngoesophageal segment)이라 불리는 신성대가 있어 식도 발성 시에 진동한다.

그 밖에 **경상인두근**(stylopharyngeus muscle)과 **이관인두근**(salpingopharyngeus muscle)은 인두를 거상하고 개방하는 역할을 한다.

1.3 혀

혀(tongue)는 말소리를 생성하는 데 있어 성대 다음으로 조음 기관 중 가장 바쁘게 움직이는 기관이다. 혀는 주로 근육으로 이루어져 있고 설골에 부착되어 있으며, 말소리 생성에 있어서 혀의 서로 다른 부위들이 관여한다. 혀의 부위별 명칭은 〈그림 8-9〉와 같다.

혀의 가장 앞부분은 **혀끝**(tongue tip)이라 하며, 혀끝에서 약 10~15 *mm* 정도 되는 부분, 즉, 입을 다문 상태에서 치경에 닿아 있는 부분을 **혓날**(tongue blade)이라고 한다. 그다음 혀의 가장 큰 부분을 차지하는 것이 **혓몸**(tongue body)이며, 혓몸은 위치에 따라 다시 전설, 중설, 후설로 나뉜다. 전설부는 주로 경구개와 접촉하여 조음되는 부분이고, 후설부는 주로 연구개와 접촉하여 조음되는 부분이다. 혓몸 뒤에는 **혀뿌리**가 있으며 혀끝, 혓날, 혓몸이 구강에 있는 부위라면 혀뿌리는 인두강에 있는 혀의 부위이다(그림 8-9).

혀의 움직임에는 8개의 혀 근육(혀내근 4개, 혀외근 4개)이 관여한다. 혀내근은 주로 혀의 모양이나 위치에 대한 미세 움직임을 조정하는 반면, **혀외근**은 혀를 구강 내에서 다른 위치로 움직이는 데 관여한다. 혀내근은 근육의 기시점(origin)과 정지점(insertion)이 모두 혀의 내부에 부착되어 있는 근육으로, **상종설근**(superior

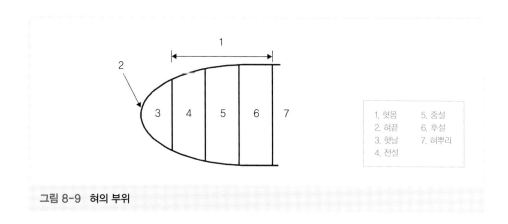

1. 혓몸　　5. 중설
2. 혀끝　　6. 후설
3. 혓날　　7. 혀뿌리
4. 전설

그림 8-9　혀의 부위

longitudinal muscle), 하종설근(inferior longitudinal muscle), 수직설근(vertical muscle), 횡설근(transverse muscle)이 있다(그림 8-10). 상종설근은 넓고 평평한 근육으로 혀의 위 표면 바로 아래에 위치해 있고, 설골로부터 혀뿌리 내에서 기시하여 생선의 비늘과 같은 패턴으로 전방을 향해 뻗어 있다. 상종설근 전체가 수축하면 혀의 길이가 짧아지고 전방에서 후방까지 표면이 불룩하게 된다. 또한 상종설근의 앞쪽을 향하는 섬유가 수축하면 혀끝이 상승하게 된다. 하종설근도 혀의 아래 표면에 위치하고 있으며 상종설근과 마찬가지로 혀뿌리에 있는 설골로부터 기시하지만 혀끝의 아래 표면에서 정지된다.

수직설근은 혀등의 바로 아랫부분에서 기시하여 수직적으로 아래쪽을 향하고 혓몸을 지나 측면을 향해 뻗어 있다. 횡설근은 혀 내부 안에서 한쪽 끝에서 다른 한쪽 끝으로 지나가는 근육이다. 횡설근이 수축하면 혀의 한쪽과 다른 한쪽 부분이 중앙선 쪽으로 잡아당겨져 좁아지게 되고 혀는 길어진다.

혀외근은 경돌설근, 구개설근, 설골설근, 이설근이 있다(그림 8-11). 경돌설근(styloglossus)은 측두골의 경상돌기(styloid process)에서 기시하여 혀뿌리의 측면에 부착된다. 경돌설근이 수축하면 혓몸을 위로 올리기도 하고 들어가게 할 수 있으며, 혀끝을 측면 쪽으로 끌어당길 수 있다. 구개설근(palatoglossus)은 구개건막(palatal aponeurosis)에서 기시하여 혀뿌리의 측면에 부착된다. 구개설근이 수축하면 혀뿌리

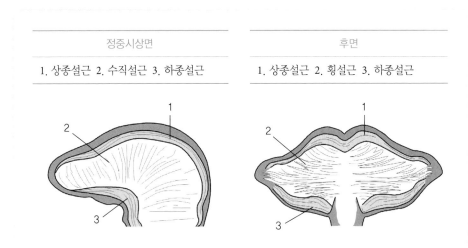

정중시상면	후면
1. 상종설근 2. 수직설근 3. 하종설근	1. 상종설근 2. 횡설근 3. 하종설근

그림 8-10 **혀내근**

측면	정면
1. 경돌설근 2. 이설근 3. 설골설근	1. 구개설근 2. 설골설근 3. 이설근

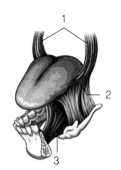

그림 8-11 혀외근

를 위로 올리기도 하고 들어가게 하며 안쪽으로 잡아당길 수 있다.

　설골설근(hyoglossus)은 설골에서 기시하여 혀의 측면 경계에 부착되며 이 근육이 수축하면 혓몸이 아래로 내려가고 뒤쪽으로 당겨진다. 이설근(genioglossus)은 부채 모양으로 혀의 가장 많은 부분을 구성하는 복잡한 혀 근육으로 하악골의 안쪽 표면에서 기시하여 혀뿌리에 부착된다. 이설근이 수축하면 이 근육의 어떤 섬유가 작동하는가에 따라 다양한 결과가 나타날 수 있는데, 혀 뒤쪽 섬유의 수축으로 혀끝이 치아에 대항하여 힘을 주거나 입 밖으로 나가기 위해서 혀뿌리가 앞쪽으로 움직일 수 있으며, 혀 앞쪽 섬유의 수축으로 혀 앞부분이 뒤로 잡아당겨져 혀를 들어가게 하고, 혀의 위 표면의 길이를 따라 움푹 들어가게 하기 위하여 혀의 중심선이 아래로 잡아 당겨질 수 있다.

　말소리는 혀의 다양한 움직임에 의해 만들어진다. 모음은 혀의 움직임이 주로 혓몸의 수직 혹은 수평적 움직임에 의해 만들어진다. 성도 전체에서 가장 좁아지는 협착 위치가 혀를 기준으로 어디인지에 따라 혓몸 중 전설(front), 중설(central) 혹은 후설모음(back vowel)으로 나뉘고, 조음 시에 혀의 높이에 따라 저모음(low vowel), 고모음(high vowel)으로 구분된다. 저모음은 혓몸이 중립 위치보다 내려가면서 만들어지는 소리이며, 고모음은 혓몸이 중립 위치보다 들려 올라가면서 만들어지는 소리이다.

자음은 모음에 비해 좀 더 복잡한 혀의 움직임에 의해 만들어진다. 조음 위치에 따라 양순음(bilabial), 순치음(labiodental), 치음(dental), 치경음(alveolar), 권설음(retroflex), 경구개(palatal), 연구개(velar), 성문음(glottal sound) 등으로 나뉜다. 조음 위치는 아래 조음 기관과 위 조음 기관을 따라 만들어지는데, 아래 조음 기관이 혀는 아래 조음 기관을 생략하고 위의 조음 기관의 명칭만으로 명명되며(김수진, 신지영, 2015), 우리나라 말소리 중에는 치경음, 경구개음, 연구개음이 있다. 치경파열음 /ㄴ/,/ㄷ/은 혓몸과 혀끝의 좀 더 복잡한 움직임이 포함되며, 치경마찰음/ㅅ/과 유음(설측음)/ㄹ/은 가장 늦게까지 발달하는 혀끝소리로 혀의 민첩성을 요구한다.

또한 혀는 정상적인 삼킴 기능에 있어서 음식 덩이를 형성하고 조작하거나 운반하는 데 매우 중요한 역할을 한다(Fei et al., 2013). 혀의 강도가 적절하여야만 구인두(oropharyngeal) 삼킴 기능이 원활한데, 혀는 구강 단계에서 구강 내 음식 덩이를 유지하고 구강의 앞쪽에서 뒤쪽으로 음식 덩이를 운반하는 역할을 한다. 인두 단계에서 혀의 기저부(tongue base)는 후인두 벽과 접촉을 강하게 하여 음식 덩이가 구강에서 인두로 쉽게 통과할 수 있도록 압력을 형성한다(Steele et al., 2010).

지금까지 혀의 근력(strength)을 평가하는 방법으로는 구강 운동(oro-motor) 기능 검사와 같은 주관적 검사 방법이 가장 많이 사용되고 있으나, 최근에는 혀의 근력과 지구력(endurance)을 객관적으로 측정할 수 있는 IOP(IIowa Oral Performance Instrument; Blaise Medical, Hendersonville, TN, USA)와 삼킴 시 혀의 센서 위치별 압력(좌측, 우측, 전방, 중간, 후방)을 측정할 수 있는 DSW(Digital Swallowing Workstation)와 Swallow Signals Lab(Model 7100; KayPENTAX, Montvale, NJ, USA)의 설압계(manometry system)가 있다(Song, 2014; Choi et al., 2018).

IOPI는 혀의 거상과 같은 오로지 하나의 혀 움직임만을 측정할 수 있지만, 대상자가 산출할 수 있는 최대혀압력(maximum tongue pressure)을 측정하기에 매우 민감한 방법이다. DSW의 설압계는 13 *mm* 너비의 공기가 든 벌브와 압력을 잴 수 있는 변환기(transducer)로 구성되어 있으며, 벌브는 혀의 좌측, 우측을 측정할 수 있는 2채널과 전방, 중간, 후방의 압력을 측정할 수 있는 3채널 벌브를 사용할 수 있다(그림 8-12).

1.4 입술

입술(lips)은 근육으로 이루어져 있으며, 혈관이 매우 많이 분포하여 붉은색을 띤다.

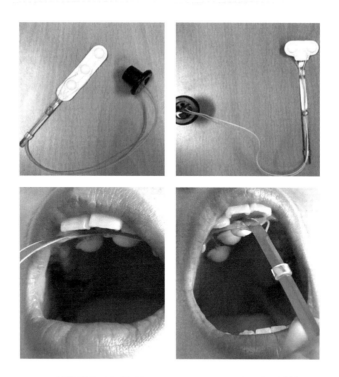

그림 8-12 혀 근력을 측정하기 위한 DSW(Model 7120, KayPENTAX)의 설압계[2채널(좌, 우)과 3채널(전, 중, 후) 혀 벌브]

윗입술은 상악골(maxilla)에 상대적으로 고정되어 있는 반면, 아랫입술은 하악골의 위치에 따라 다양한 위치 변화를 가져온다. 입술은 수직적(vertical)일 뿐 아니라 좌우(side-to-side), 전후(front-to-back) 움직임 차원을 갖는다.

윗입술의 내부 표층은 상악골 치조등의 중앙과 연결된 상순소대(superior labial fre-nulum), 아랫입술의 내부 표층은 하악골의 중앙까지 연결된 하순소대(inferior labial frenulum)로 연결되어 있다. 입술을 구성하는 주요 근육은 윗입술과 아랫입술을 모두 감싸는 둥근 원의 형태를 띠는 입둘레근(orbicularis oris)이며, 많은 안면근이 삽입되어 있다.

윗입술 주위에 삽입된 근육을 올림근(elevators)이라 하며, 아랫입술 주위에 삽입된 근육을 내림근(depressors)이라 한다.

올림근은 윗입술을 올려 주며, 올림근에는 상순거근(윗입술올림근, levator

주요 입술근	울림근	내림근
G. 입둘레근	A. 상순거근 B. 소관골근 C. 대관골근 D. 소근 H. 턱끝근	E. 구각하체근 F. 하순하체근

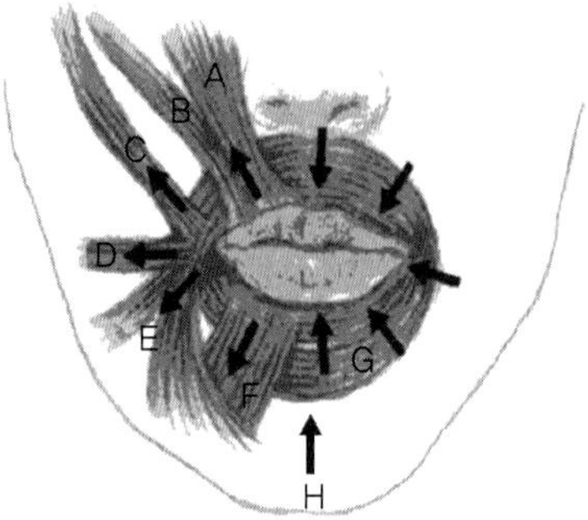

그림 8-13 입술 근육

labii superioris), 구각거근(입꼬리올림근, levator anguli oris), 대괄골근(큰 광대근, zygomaticus major), 소광대근(작은 광대근, zygomaticus minor), 소근(입꼬리당김근, risorius), 턱끝근(mentalis)이 있다.

내림근은 아랫입술을 내려 주며, 구각하체근(입꼬리내림근, depressor anguli oris), 하순하체근(아랫입술내림근, depressor labii inferioris)이 있다(그림 8-13).

입술은 /ㅂ/,/ㅃ/,/ㅍ/,/ㅁ/ 같은 양순음을 조음하는 데 중요하고, 음식과 액체를 구강 내에 유지하는 저작과 삼킴 과정뿐 아니라 미소 짓기와 같은 표정에도 관여한다.

1.5 치아

치아는 치조(alveolar ridge)라는 공간에 박혀 있으며, 음식물의 저작뿐 아니라, 말소리 산출에도 중요한 역할을 한다. 치아는 부동 조음자로서 혀와의 상호 작용을 통해 기류를 조절함으로써 다양한 말소리 산출에 관여한다. 특히, 치아는 마찰음/ㅅ/,/ㅆ/을 산출하는 데 난기류를 형성하기 위한 장애물로서 구강 기류의 저항 역할을 담당한다.

유치는 20개로 상악골에 10개, 하악골에 10개 분포하며, 영구치는 32개로 상악골과 하악골에 각각 16개씩 있다. 치아는 전치(앞니, incisors), 견치(송곳니, canines), 소구치(작은 어금니, premolars), 대구치(큰 어금니, molars)로 구성된다.

치아교합(occlusion)은 윗니와 아랫니와의 관계를 말하며, 상하 치열궁(dental arch)과 각각의 치아의 관계를 말한다. 상하 치열궁 위치와 치아의 관계에 문제가 있을 때 **부정교합**(malocclusion)이라고 한다. 〈그림 8-14〉는 Angle의 분류체계로서 정상교합과 세 종류의 부정교합을 보여준다(Katz, 1992).

제1형 교합은 **중심교합**(neutrocclusion)이라고도 하며, 정상 교합 상태를 나타낸다. 즉, 상악골의 첫 번째 어금니가 하악골의 첫 번째 어금니의 절반 정도 뒤에 놓여 있는 상태이며, 상궁(upper arch)이 하궁(lower arch)을 덮어 윗니가 아랫니를 약간 덮게 된다. 한편, 제1형 부정교합은 개개의 치아가 정렬되어 있지 않거나 회전되어 있지만 교합은 정상 상태이다.

제1형 부정 교합은 대구치의 관계는 정상이나 치아 배열의 이상이나 틈으로 교합선이 부적절한 경우이다.

제2형 교합은 **원심 교합**(distocclusion)이라고 하며, 하악골의 첫 번째 대구치가 정상보다 뒤에 있는 경우로 하악골이 뒤로 들어가 있다. 주로 하악골이 상악골보다 작은 소하악증(micrognathia)에서 나타난다.

제3형 교합은 **근심 교합**(mesiocclusion)으로 하악골의 첫 번째 대구치가 정상보다 앞에 있는 경우이며, 하악골이 상악골보다 앞으로 나와 있다. 구개안면기형과 같은 구개열의 경우, 상악골의 발육 부전과 관련하여 근심 교합이 되는 경향이 있다.

구개열 아동은 일차 혹은 이차 구개의 파열로 인하여 구개열 부위에서 변형된 치열궁 형태와 치아 배열을 바로 잡고, 부정교합을 해소하는 치과적 보철적 치료를 요한다.

1.6 기기를 이용한 말소리 장애 평가

최근에는 기기를 사용하여 말소리 오류를 평가하거나 시각적 피드백을 제공하여 말소리 오류를 중재하는 방법이 점차로 증가하고 있다. 혀의 울트라사운드 이미지는 적절한 조음동작을 위해 필요로 하는 혀의 움직임을 제공함으로써 치료 대상자가 자신의 혀의 움직임이나 모양과 비교하고 실시간 모니터링하면서 조음에 필요한 정확한 혀의 운동에 대한 지식과 훈련을 습득하도록 도움을 줄 수 있다(Preston et al., 2017).

또한 구개도측정기(Palatography)나 전자구개도(electo-palatography)는 구개열을

제1형 교합(중심 교합)	제1형 부정 교합	
위턱의 첫 번째 대구치가 아래턱의 첫 번째 대구치의 절반 정도 뒤에 위치한 교합 상태	대구치의 관계는 정상이나 치아 배열이 삐뚤삐뚤한 교합 상태	대구치의 관계는 정상이나 치아 사이의 틈이 있는 교합 상태

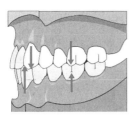 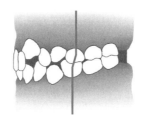 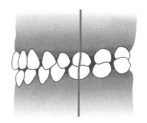

제2형 교합(원심 교합)	제3형 교합(근심 교합)
아래턱의 첫 번째 대구치가 정상보다 뒤에 위치한 교합 상태	아래턱의 첫 번째 대구치가 정상보다 앞에 위치한 교합 상태

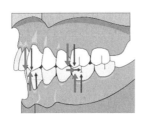 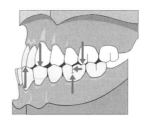

반대 교합(cross bite)	개방 교합(open bite)
치아의 관계에서 바뀌어 아랫니가 윗니보다 밖으로 나온 경우의 교합 상태	치아가 서로 맞물리지 못하는 교합 상태

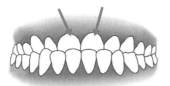 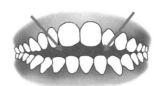

그림 8-14 **치아 교합**

포함한 말소리장애를 가진 아동들이 보이는 부정확한 혀의 위치 및 긴장도를 측정하고 모니터링할 수 있도록 하여 말소리 장애 진단 및 치료에 유용하게 사용할 수 있다 (Michi et al., 1986; Woo et al., 2017).

2. 공명 · 조음체계의 생리

2.1 연인두폐쇄

인두(pharynx)는 이동 관(mobile tube)으로, 인두 운동은 후두의 상하 운동을 통해 길이가 길어지거나 짧아지고, 인두측벽 운동에 의해 안팎으로 움직이고, 인두후벽 운동에 의해 전후로 움직인다.

　연구개(velum)는 주로 근육으로 이루어진 통통한 덮개(flap)로 휴식 시에는 축 늘어져 구인두(oropharynx) 공간에 매달려 있으나 밸브 작용을 위해 후상방(upward-backward) 혹은 전하방(downward-forward)으로 움직인다. 연구개가 최대한 상방으로 움직일 때는 무릎처럼 굽혀져 비인두 내에 인두후벽과 최대로 넓은 표면이 접촉한다(굽힘 운동, knee action). 이때 연구개가 굽혀지는 지점을 연구개 패임(velar dimple)이라 하며 연구개 위쪽 표면의 근육이 부풀어 오른 부분, 즉 연구개가 구부러질 때 가장 높은 지점을 연구개 융기(velar eminence)라 한다(그림 8-15). 모음과 구

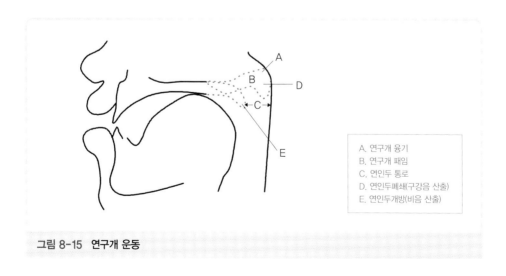

A. 연구개 융기
B. 연구개 패임
C. 연인두 통로
D. 연인두폐쇄(구강음 산출)
E. 연인두개방(비음 산출)

그림 8-15　연구개 운동

강음을 산출할 때는 〈그림 8-15〉의 A와 같이 연인두폐쇄가 이루어져 호기류가 구강 쪽으로 흘러가 구강 공명이 일어나고, /ㄴ, ㅁ, ㅇ/과 같은 비음을 산출할 때는 E처럼 연인두가 개방되어 소리 에너지는 비강을 통과하고 비강 공명이 일어나게 된다.

정상적인 연인두폐쇄는 연구개, 인두측벽, 인두후벽의 조화로운 운동에 의해 이루어진다(Bzoch, 2004). 이때 인두와 연구개의 움직임은 덮개-괄약근(flap-sphincter) 운동으로 연구개는 덮개, 인두는 괄약근과 같은 역할을 한다. 〈그림 8-16〉은 비인두 내시경을 통해 연인두 괄약근 전체를 위에서 아래로 내려다 본 연인두폐쇄 양상을 나타낸 것이다. 연인두폐쇄는 개인마다 보이는 기본 폐쇄 양상은 다양하지만, 크게 네 가지 형태로 나눌 수 있다.

환형(coronal) 폐쇄는 정상인에게 가장 흔히 관찰되는 폐쇄 형태이다(Witzel & Posnick, 1989). 주로 연구개의 후상방 운동으로 연구개가 인두 후벽에 넓게 접촉하는 형태로 연구개가 주로 폐쇄에 기여한다.

그다음으로 흔히 관찰되는 폐쇄 형태는 원형(circular) 폐쇄이다. 이 폐쇄 형태는 연

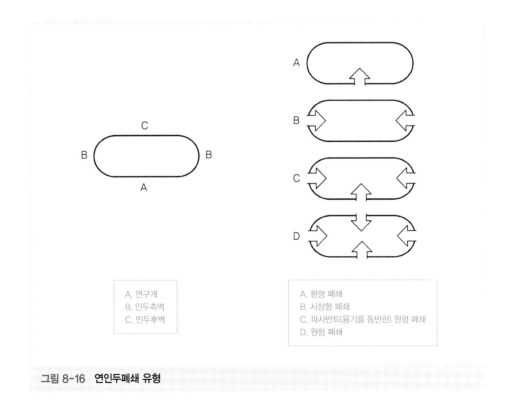

A. 연구개
B. 인두측벽
C. 인두후벽

A. 환형 폐쇄
B. 시상형 폐쇄
C. 파사반트(융기를 동반한) 원형 폐쇄
D. 원형 폐쇄

그림 8-16　**연인두폐쇄 유형**

구개가 후상방으로, 인두측벽이 중앙측으로, 인두후벽이 전방으로 움직이면서 폐쇄되는 형태로, 연구개, 인두측벽, 인두후벽이 모두 연인두폐쇄에 기여한다. 한편, **파사반트**(융기를 동반한) 원형 폐쇄(circular with Passavant's ridge)는 연구개는 후상방으로, 인두측벽이 중앙 측으로 움직이고, 인두후벽에 있는 파사반트 융기가 돌출되어 연구개와 함께 연인두폐쇄를 돕는다. 파사반트 융기는 인두후벽에 돌출되는 선반 모양의 융기로 연인두폐쇄가 일어날 때 생긴다. 파사반트융기는 정상적인 연인두 기능에 필요한 전제 조건이 아니며, 보상 기제도 아니다. 또한 항상 존재하는 영구적인 구조가 아니고 정상 화자에게 모두 발견되지는 않는다(Casey & Emrich, 1988).

마지막으로 **시상형**(sagittal) 폐쇄는 가장 드물게 나타나는 폐쇄 양상으로(Witzel & Posnick, 1989), 이 폐쇄 형태는 인두측벽이 주로 기여한다. 인두측벽이 중앙 측으로 움직여 연구개 뒤의 중심선에서 만나 폐쇄를 이루는 형태로 연구개가 인두후벽에 닿지 않아도 완전한 연인두폐쇄를 이룬다. 말산출 시에 연인두폐쇄 형태는 개인마다 차이가 있으므로 말장애 화자를 평가할 때 연인두 구조와 폐쇄 양상을 파악하여 진단과 치료 방법을 결정하는 것이 중요하다.

정상적인 연인두폐쇄는 비강을 구강과 차단시켜 주는 밸브 역할을 한다. 말산출뿐 아니라, 노래 부르기, 불기와 같은 양압의 공기압 활동과 빨기와 같은 음압의 공기압 활동 및 삼키기, 구역질하기, 구토하기와 같은 비공기압 활동에서도 일어나며 활동에 따라 폐쇄 양상도 다양하다(Flower & Morris, 1973; Shprintzen, McCall, Skolnick, & Lencione, 1975). 하지만 모든 공기압 활동에서 연인두폐쇄 양상은 생리학적으로 상이하다(Kuehn & Moon, 1994). 예컨대, 불기 시에는 구개거근이 말산출 시보다 더 높이 거상하고, 말산출 시에는 연인두 움직임이 정확하고 신속하게 움직여야 하며, 폐쇄 지점은 말산출 동안 끊임없이 변한다. 따라서 불기, 빨기와 같은 공기압 활동과 말산출 시 연인두 메커니즘은 다르므로 불기와 빨기 연습과 같은 비구어 운동이 말산출을 위한 연인두 기능을 향상시키는 데 도움을 준다고 할 수 없다. 많은 임상가들이 말산출을 위한 연인두폐쇄를 향상시키기 위하여 불기와 빨기와 같은 비구어적 구강 운동을 병행하는 경우가 많은데, 실제로 비구어적(nonspeech) 구강 운동 연습이 연인두폐쇄 부전(velopharyngeal inadequacy)에 도움을 주지 않은 것으로 보고되고 있다(Ruscello, 2008).

2.2 연인두 밸브-입술밸브와 음향 임피던스

말산출에 있어서 연인두 밸브와 입술 밸브 및 혀 밸브를 포함한 구강 입구, 코 입구는 소리 에너지의 음향 임피던스를 조정한다. **음향 임피던스**(acoustic impedence)는 음파가 전파될 때, 그 파면에 평행인 면의 음압을 그 면을 통과하는 파동의 부피 속도로 나눈 양이다. 즉, 음파가 전해지는 매질의 진동 속도를 u(이것을 입자 속도라 한다), 음파의 파면에 평행한 어떤 넓이를 S, 거기에서 음압을 P라 했을 때 $Z = P/uS$로 표시되는 Z가 음향 임피던스이다(uS는 넓이 S를 통과하는 부피 속도).

음향 임피던스는 기류와 반대되는 공기 저항과 비슷한 개념이지만, 말산출에서 기류를 흐르는 데 방해하는 저항은 여러 가지 요소일 수 있다. 예를 들면, 말산출에서는 연인두통로(velopharyngeal port), 입술과 아래턱, 혀 등을 포함한 구강 입구(oral vestibule), 콧구멍의 전방부 등이 공기의 흐름에 대한 저항 요소가 될 수 있으며 음파에서 공기 흐름 전달에 영향을 미친다. 따라서 연인두통로의 구강과 비강 사이의 연결 정도는 소리 에너지가 비강과 구강 간에 어떻게 나누어지는지를 결정하는 데 있어 매우 중요하다. 또한 구강과 비강의 횡단면(cross-section) 모양도 소리 에너지를 방해하는 정도에 영향을 미친다. 예컨대, 연인두 밸브가 개방되어 있으면 구강과 비강은 서로 연결되어 소리 에너지는 자유롭게 교환되며 음향학적으로 서로 상호작용하고 입술이 닫혀 있으면 소리 에너지는 비강을 통해 코의 외부로 빠져나가는 반면, 입술이 열려 있으면, 소리 에너지는 비강과 구강을 통해 코와 입을 통해 지나간다. 반대로, 연인두밸브가 폐쇄되어 구강과 비강이 서로 분리되면 소리 에너지는 구강을 통해 입술 밖으로 전파된다. 이때, 기류가 통과하는 후두부터 입술 혹은 코까지 기도 중 어느 한 부분이 막히거나 좁아진다면 소리 에너지는 기도를 자유롭게 통과하지 못하여 음향 임피던스는 증가하게 되고, 공명에 영향을 미치게 된다.

2.3 구강 공명과 구강 내압

조음기는 음향 에너지를 조음 운동과 조음기의 위치 변화를 통해 구강 및 인두강의 크기와 모양을 변화시킨다. 모음은 구강을 통해 나오는 기류가 조음기에 방해를 받지 않고 만들어지는 소리이며, 자음은 기류가 장애물을 만나 방해를 받아 만들어지는 소리이다. 구강에서 기류를 조정하는 방법은 자음 생성에서 매우 중요하다. 구강과 인두강의 모양은 구강과 인두강 내에서 조음자의 서로 다른 위치에서 폐쇄나 좁힘에 의해 결정된다. 조음자의 **접촉 압력**(contact pressure)은 두 조음자 간의 압축된 힘(compressive force)이다. 표면 접촉 압력(surface contact pressure)은 구강내압이나 인두강 압력을 형성하는 데 필요로 하는 힘을 제공하는 데 매우 중요하다. 특히 구강내압은 모든 파열음, 마찰음, 파찰음과 같은 압력 자음을 산출하기 위해 필요하다. 구강기류가 순간적으로 방해를 받고 나서 구강내압을 형성하고 터지거나(예 : 파열음), 기도 내에 좁아진 협착 지점을 통과할 때(예 : 마찰음) 구강내압이 증가한다.

또한 구강 개방이나 혀의 위치는 구강 공명에 영향을미친다. 말을 할 때 입을 적게 벌리면 후두 주변의 긴장이 증가하며 입 안의 공간이 부족하여 충분한 공명이 일어날 수 없으며 조음 동작을 적절히 하기 어렵다. 구강개방은 구강 공명을 증가시키고 말 명료도를 개선하는 데 도움을 줄 수 있다(최성희, 2020).

2.4 연인두기능부전과 연인두밸브기능검사

연인두기능부전(velopharyngeal dysfunction, VPD)은 삼킴 시나 구강음을 산출하는 동안 연구개와 인두벽 간에 불완전한 폐쇄를 보이는 상태로 삼킴 시 비강역류뿐 아니라 말산출 시 과다비성(hypernasality) 혹은 비누출(nasal emission)과 같은 공명과 조음문제의 원인이 된다. VPD는 여러 가지 원인에 의해 발생할 수 있는데, 연인두폐쇄부전(velopharyngeal insufficiency)은 구개열과 같이 선천적으로 연인두 구조물의 결핍이나 구개암 등으로 인하여 후천적으로 연인두 구조물의 결핍으로 발생할 수 있으며, 연인두폐쇄부전(velopharyngeal incompetence)은 신경학적 원인으로 인한 연구개 마비로 인해 발생할 수 있다. 이외에도 신경학적 원인이나 구조적 원인이 아닌 잘못 학습된 기능적 문제로 인하여 연인두학습오류(velopharyngeal mislearning)가 발생할 수 있다.

이러한 공명 문제를 평가하기 위해서 비인두내시경(nasoendoscope)을 사용하여 연인두밸브 구조와 기능을 육안으로 직접 관찰할 수 있다. 또한 나조미터(nasometer)를 사용하여 비음치(nasalance score)를 통해 비음의 산출 정도를 객관적으로 측정할 수 있을 뿐 아니라 시각적인 피드백을 동시에 제공하면서 중재 시에도 사용할 수 있다(그림 8-17).

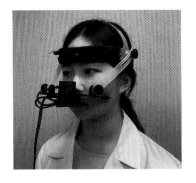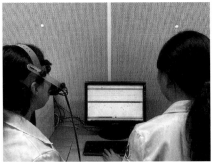

그림 8-17　나조미터(KayPentax 6450)를 이용한 공명장애검사

맺음말

이 장은 말산출에서 공명과 조음 과정에 대하여 간략하게 소개했다. 이 장에서는 공명과 조음과 관련된 구강, 비강 및 연인두 밸브의 해부학적 특성과 기능에 대해 간략히 설명하였다. 공명은 구강, 비강, 인두강의 구조와 연인두 밸브의 기능에 따라 달라진다. 구강과 비강이 비정상적으로 연결되면 과다비성이 나타나고, 성도 안에 막힘이 있으면 과소비성이나 맹관 공명과 같은 공명장애가 발생할 수 있다. 발성과 공명을 거친 소리 에너지는 조음기의 운동에 의해 개별 말소리로 변형된다. 말산출을 하는 동안 모든 구조와 근육들은 빠르고 정확하게 서로 협응하면서 움직여야 한다. 정상 공명 과정과 조음 과정을 이해하는 것은 말장애의 비정상적인 공명 현상과 조음 패턴을 감별·진단할 뿐 아니라 원인을 파악하고 치료 계획을 세우는 데 매우 중요하므로 이들에 대한 기초 지식을 가지는 것은 공명장애와 말소리 장애를 이해하는 첫걸음이 될 것이다.

신경계와 말산출

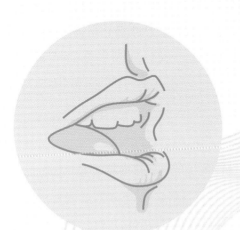

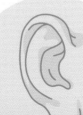

머리말

지금까지 말산출의 하부 체계인 호흡, 발성, 공명 및 조음 체계에 대한 해부 및 생리에 대해 살펴보았다. 이러한 모든 말산출 과정은 말의 움직임에 대한 신경계의 조절에 의해 이루어진다. 특히, 말은 수의적 움직임으로서 수의적인 움직임을 조절하는 신경계인 운동계(motor system)의 작용에 의해 호흡, 발성, 공명, 조음 기관들이 한꺼번에 조화롭게 산출될 수 있다. 말산출에 관여하는 운동계는 중추신경계인 뇌부터 입술, 혀, 후두 등과 같은 말산출 기관의 가장 단순한 근육에 이르기까지 광범위하며 복잡한 경로를 통해 서로 소통한다. 이들 경로 중 어느 한 부분이 손상되어 말 운동을 계획하고 프로그래밍하는 단계나 말을 집행하는 단계에 영향을 미치면 **말실행증**이나 **마비말장애**와 같은 말 운동장애를 초래할 수 있다.

신경계는 중추신경계와 말초신경계로 구성되고, **중추신경계**(central nervous system, CNS)는 **뇌**(brain)와 **척수**(spinal cord)로 이루어지며, **말초신경계**(peripheral nervous system, PNS)는 **뇌신경**(cranial nerves, CN) 12쌍과 **척수신경**(spinal nerves, SN) 31쌍으로 이루어진다. 이 장에서는 말산출에 관여하는 중추신경계인 뇌와 말초신경계인 뇌신경에 대해 간략히 살펴보고 말소리 산출에 있어 중추신경계와 말초신경계 및 중추신경계와 말초신경계를 연결하는 운동신경세포의 역할에 대해 살펴보고자 한다.

1. 중추신경계와 말산출

1.1 대뇌와 대뇌피질

뇌는 **대뇌**(cerebrum), 뇌간(brainstem), 소뇌(cerebellum)로 구성되며(그림 9-1), 이 중 대뇌는 뇌 중 가장 크고 핵심적인 부분이다. 대뇌의 표면은 회색질층(grey matter)으로 구성된 **대뇌피질**(cerebral cortex)이다. 대뇌 표면은 울퉁불퉁한 주름 모양으로 실제 보이는 부분은 대뇌피질의 3분의 1 정도이며 나머지 3분의 2는 안쪽으로 접혀 들어가 있다. 이러한 주름은 좁은 공간에 표면적을 증가시킬 수 있다. 이러한 주름 중 볼록한 부분은 **이랑**(gyrus)이라 하고 이랑 사이에 파인 얕은 홈을 **고랑**(sulcus)이라 하며 깊게 패인 주름을 **열**(fissure)이라 한다.

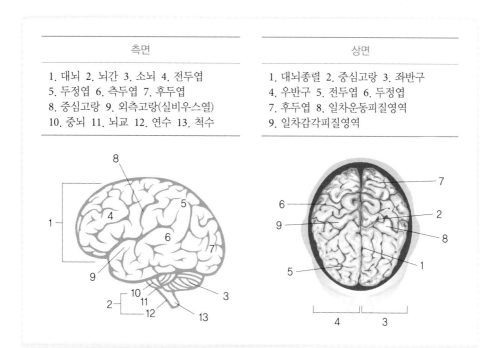

측면	상면
1. 대뇌 2. 뇌간 3. 소뇌 4. 전두엽 5. 두정엽 6. 측두엽 7. 후두엽 8. 중심고랑 9. 외측고랑(실비우스열) 10. 중뇌 11. 뇌교 12. 연수 13. 척수	1. 대뇌종렬 2. 중심고랑 3. 좌반구 4. 우반구 5. 전두엽 6. 두정엽 7. 후두엽 8. 일차운동피질영역 9. 일차감각피질영역

그림 9-1 중추신경계의 구조

고랑과 열은 뇌를 반구와 엽으로 나눈다. 대뇌피질의 주요 고랑 간 영역은 4개의 엽인 전두엽(frontal lobe), 두정엽(parietal lobe), 측두엽(temporal lobe) 및 후두엽(occipital lobe)으로 나뉜다. 대뇌는 뇌의 가운데를 지나는 대뇌종렬(longitudinal fissure)에 의해 좌반구와 우반구로 나뉜다. 외측고랑(lateral sulcus) 혹은 실비우스열(Sylvius fissure)은 대뇌반구의 측면을 따라 가로로 이어지며 뇌를 상하로 구분하고 뇌를 전두엽과 측두엽으로 나눈다. 또 하나의 대표적인 고랑인 중심고랑(central sulcus)은 뇌를 앞뒤로 구분하며 뇌를 전두엽과 두정엽으로 구분한다. 중심고랑 바로 앞의 이랑은 중심앞이랑(precentral gyrus) 혹은 일차운동피질영역(primary motor cortex) 또는 운동띠(motor strip)라고도 하며 각기 다른 신체 조식의 운동을 조절하기 위해 대뇌피질 영역마다 신체 부위를 담당하는 부위가 정해져 있고 담당하는 영역은 '호문쿨루스(homunculus)' 혹은 '대뇌소인도'라 불리는 부위 중에서 운동 호문쿨루스인 신체 운동 뇌지도로 표현된다(그림 9-2). 이 지도는 실제 신체 크기와 비례하지 않으며, 얼마나 섬세한 운동을 요하는가에 따라 크기가 결정된다. 그림에서도 보는 바와 같이 손과 손가락은 몸통을 조정하는 것보다 운동 호문쿨루스에서 더 많은 영역을 차지하고

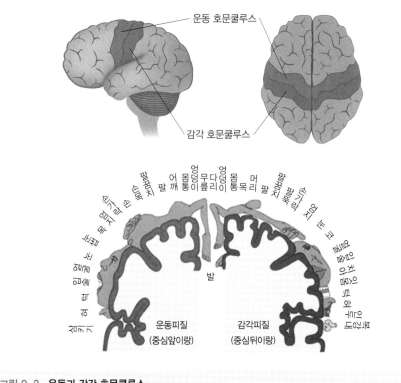

운동 호문쿨루스

감각 호문쿨루스

운동피질
(중심앞이랑)

감각피질
(중심뒤이랑)

발

그림 9-2 운동과 감각 호문쿨루스

있으며, 말산출과 관련된 후두, 혀, 입술과 같은 구조들은 피질의 매우 큰 영역을 차지하고 있음을 알 수 있다.

대뇌피질은 조직학적 차이에 따라 브로드만에 의해 52개의 특정 피질 영역과 대뇌 기능 부위로 나타낼 수 있으며, 구어와 청각에 관여하는 주요 피질 영역에 대한 브로드만 영역과 번호는 〈그림 9-3〉과 같다.

전두엽은 대뇌의 가장 앞쪽에 위치하고 피질의 3분의 1을 차지하여(Seikel et al., 2004) 뇌엽 중 가장 넓은 면적을 차지한다. 전두엽에서 **일차운동피질영역(BA 4)**은 뇌의 연합피질과 피질하 영역으로부터 계획된 운동 정보를 받아서 뇌간과 척수를 통해 근육에 전달한다. 즉, 자발적인 말산출 시에 일차운동피질은 연합피질(association cortex)과 피질하 영역인 기저핵(basal ganglia)과 소뇌(cerebellum), 시상(thalamus)으로부터 계획되고 정교화된 말 운동 정보를 받아 운동신경로와 뇌신경을 통해 말산출 하부체계로 전달하여 말 운동이 시작된다. 전두연합영역(frontal association area) 중 전

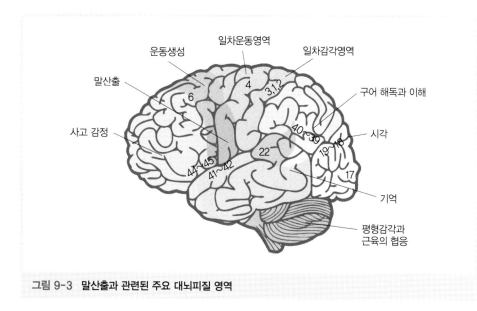

일차운동영역
운동생성
일차감각영역
말산출
구어 해독과 이해
사고 감정
시각
기억
평형감각과
근육의 협응

그림 9-3 말산출과 관련된 주요 대뇌피질 영역

운동영역(premotor area, BA6)은 이차운동피질영역이라고도 불리우며 말 운동이 조직되고 프로그래밍화된다. 이 중 **보충운동영역**(supplementary motor area, SMA)은 전두엽의 BA6 중에서 정중단면 가운데 위치하며 움직임을 순차화(sequencing)하는 데 관여한다. 전운동영역 중, 특히 보충운동영역이 손상되면 말실행증(apraxia of speech, AOS)이 발생할 수 있다. 전운동영역 이외에도 뇌섬(insular, BA15) 손상 시에 말실행증을 초래할 수 있다(김향희, 2009).

전두엽에서 외측고랑 주변의 하전두이랑(inferior frontal gyrus) 중 전두덮개부(frontal operculum, BA44)와 삼각부(pars triangularis, BA45)를 브로카영역(Broca's area)이라 하고 BA44 손상 시 발성실행증을 초래할 수 있으며, 브로카영역 손상 시 브로카 신체와 관련된 대뇌 피질의 영역을 관찰하고, 피질의 크기에 비례하는 '피질 인간(cortex man)' 혹은 '작은 거인(호문쿨루스)'이라는 신체 지도를 그렸다.

한편, 오늘날에는 사람의 뇌를 촬영하는 최첨단 의료영상기기로 사람의 뇌지도를 만드는 기술이 날로 도약하고 있다. 뇌지도는 뇌 사진 위에 피질, 혈관, 척수와 같은 뇌의 구성 요소들의 위치를 표시한 그림이다. 뇌지도는 수평면(axial plane), 관상면(coronal plane), 시상면(sagittal plane)의 세 방향의 단면 영상으로 구성되어 있다.

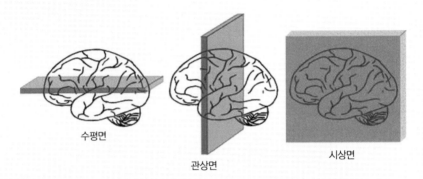

수평면   관상면   시상면

1. 구조 영상
살아있는 사람의 뇌 사진 이미지는 X선과 컴퓨터 단층촬영(Computed Tomography, CT), 자기공명영상(Magnetic Resonance Imaging, MRI)이 있다. X선은 X-레이를 이용하여 물체의 내부를 영상화하는 것으로 인체의 뼈와 같은 기본 구조만을 위주로 영상화한다. CT는 회전하는 X선관과 검출기를 이용하여 인체 내부의 단면을 영상화하는 장치이다. X선은 한 방향으로 투사된 영상 정보만 얻을 수 있는 반면, CT는 컴퓨터 기반 3차원 영상을 얻을 수 있어 내부 장기의 자세한 정보를 얻을 수 있다.

한편, MRI는 양자역학과 푸리에 변환 기반 영상 분석 방법으로 CT보다 훨씬 자세하고 다양한 조직의 구조와 이상을 확인할 수 있다.

2. 분자 영상
기능적 자기공명 영상(functional MRI, fMRI)기법은 두뇌가 활동할 때 혈류 신호를 반복 측정해서 뇌가 기능적으로 활성화된 정도를 알아내는 방법을 말한다.

뇌피질뿐 아니라 피질 안쪽의 부분의 기능에 대한 정보도 얻을 수 있다. fMRI는 신경세포 자체의 신호를 잡는 것이 아니라 신경세포 주변의 혈액의 산소포화도가 변화하는 신호를 잡는 것이므로 간접적인 측정법의 한계가 있다. 하지만 이 기법이 개발되면서 기본적인 뇌의 기능에서 복잡한 인간의 뇌기능을 연구하는 인지신경과학까지 활용할 수 있게 되었다.

양전자 방출 단층 촬영(positron emission tomography, PET)은 양전자를 방출하는 방사성 동위 원소를 포함하고 있는 추적 물질을 극소량 몸속에 투여하여 방사성 동위 원소를 포함한 물질이 신체의 생화학적, 기능적 변화에 의해 체내 특정 부위에 축적된 양전자로부터 방출되는 감마선을 검출하여 영상을 만드는 방법으로 뇌세포의 활동을 자세히 관찰할 수 있다. PET을 이용하여 뇌의 에너지원인 포도당 대사량을 측정하여 뇌세포의 활동을 측정할 수 있다.

3. 융합 영상
최근에는 PET에 CT의 해부학 영상을 더한 PET-CT라는 융합 영상으로 보다 정확한 뇌지도를 볼 수 있게 되었다.

실어증이 발생할 수 있다. 또한 우반구의 BA44, BA45 손상 시에는 감각적 실율증(emotional aprosodia)을 초래할 수 있다. 특히, 뇌섬(BA15)은 전두엽, 두정엽, 측두엽의 덮개부(operculum) 안쪽에 위치하므로 전두엽과 측두엽을 잇는 연결섬유의 통로 역할을 하므로 이 부분의 손상은 따라 말하기에 어려움을 보일 수 있다. 전전두엽(prefrontal cortex)은 일차운동영역과 전운동영역을 제외한 전두엽 앞쪽 부분으로 측두엽, 두정엽, 후두엽뿐 아니라 변연계와도 연결되어 주의력, 사고, 판단, 문제 해결과 같은 고등기능을 담당한다.

두정엽의 주요 피질 부분은 일차감각피질(primary sensory cortex, BA 3, 1, 2)과 일차감각피질과 후두엽 사이에 두정연합영역(parietal association area, BA7)이 있다. 일차운동피질과 마찬가지로 일차체성감각영역도 감각 호문쿨루스인 신체운동 뇌지도로 표현된다(그림 9-2). 하두정소엽에 속하는 모서리위이랑(supramarginal gyrus, BA40)과 각이랑(angular gyrus, BA39)은 이질양식연합영역으로 다양한 인지 기능에 관여하므로 손상 시에는 다양한 인지장애를 보인다. 또한 이질양식연합영역에는 활모양다발(arcuate fasciculus)이나 상종단다발(superior longitudinal fasciculus)과 같은 연합섬유(association fibers)가 지나가므로 따라 말하기나, 시각적으로 안내를 받는 움직임을 통제하는 읽기 및 쓰기 문제를 보일 수 있다.

후두엽에는 일차시각피질영역(primary visual cortex, BA 17)이 있으며 후두엽의 가장 뒤쪽에 있고 시각 자극에 대한 일차적 정보를 받는 역할을 한다. 시각연합영역(visual association area, BA 18, 19)은 일차피질영역과 두정엽, 측두엽 사이에 걸친 피질로서 일차시각피질을 통해 들어오는 시각 정보를 두정연합 영역으로 전달하는 역할을 한다.

마지막으로 측두엽에는 헤쉴이랑(Heschl's gyrus)이라 불리는 일차청각피질영역(primary auditory cortex, BA 41, 42)이 있으며, 대뇌피질로부터 소리를 가장 먼저 받아들이는 감지 역할을 한다. 일차청각피질영역 손상 시에는 청력 자체에는 문제가 없으나, 청각 자극을 뇌에서 감지하지 못하는 청각실인증이 발생한다. 청각연합영역(auditory association area, BA22)은 양측 측두엽의 일차청각영역 뒤쪽부터 실비안종렬 끝 지점까지 위치해 있다. 이 부위는 감지된 소리 신호가 좀 더 세밀한 분석 과정을 통해 세부적인 처리가 이루어지는 곳으로 좌반구의 청각연합영역이 손상되면 말지각에 대한 청지각적 결손이 발생하고 언어이해력 문제를 초래할 수 있으며 우반구의 청각연합영역이 손상되면 감각실음증(sensory amusia)이나 감각실율증(sensory aprosodia)과 같은 음악의 멜로디나 말의 운율을 잘 지각하지 못하는 문제가 발생할 수 있다. BA22 중에서 좌반구 뒤쪽 3분의 1 지점을 베르니케영역(Wernicke's area)이라 하며, 청각피질과 시각피질로부터 전달된 언어에 대한 정보를 해석하는 곳이다. 일반적으로 소음을 들을 때에는 일차청각피질영역이 활성화되지만, 단어와 같은 의미 있는 소리를 들으면 뇌의 좌측에 있는 베르니케영역이 활성화된다(김향희, 2012).

1.2 기저핵과 소뇌, 시상

기저핵(basal ganglia)은 대뇌피질과 마찬가지로 여러 개의 핵군으로 이루어진 대뇌피질하 회백질 구조로서 3개의 큰 핵인 꼬리핵(caudate nucleus), 조가비핵(putamen), 창백핵(globus pallidus)으로 이루어져 있다. 또한 기저핵은 다양한 피질 및 피질하 영역을 연결하는 복잡한 신경 네트워크를 형성한다. 꼬리핵과 조가비핵을 합하여 선조체(striatum)라고 하며 기저핵으로 들어오는 대부분의 피질 정보를 받는다. 한편, 조가비핵과 창백핵을 합쳐 렌즈핵(lenticular nucleus)이라고 하며 기저핵으로 나오는 정보는 창백핵을 통해 시상(thalamus)으로 보내진다. 앞서 언급했듯이 피질연합영역에서의 계획된 말 움직임에 대한 정보는 피질-기저핵-시상-피질회로를 통해 기저핵과 소뇌로 보내진다. 피질-기저핵-시상-피질회로는 말 조절에 매우 중요한 추체외로(extrapyramidal tract)로서 속도, 운동범위, 방향, 힘과 같은 말근육에 미세한 움직임과 협응에 중요한 역할을 한다. 다시 말하면, 기저핵과 소뇌는 이 회로를 통해 연합피질을 일차운동피질과 연결하여 연합피질에서 다듬어지지 않은 정보를 보다 정교하게 다듬어서 시상을 통해 다시 일차운동피질영역으로 보낸다.

흑질(substantia nigra)은 선조체와 연결되어 있으며 선조체에 있는 많은 뉴런은 신경전달물질인 도파민을 필요로 한다. 흑질에서 선조체로 가는 도파민 감소는 **파킨슨병**(parkinson disease)과 같은 **과소운동장애**(hypokinetic disorders)를 초래하여 과소운동성 마비말장애(hypokinetic dysarthria)가 나타날 수 있다. 반대로 도파민이 과도하게 분비되면 헌팅턴병(Huntinton's disease) 혹은 '춤추는 것'처럼 보이는 **무도병**(chorea)과 같은 **과다운동장애**(hyperkinetic disorders)가 발생하며 이와 관련된 말 운동장애인 과다운동성 마비말장애(hyperkinetic dysarthria)가 나타날 수 있다.

소뇌(erebellum)는 뇌간과 대뇌의 후두엽 뒤에 위치하고 가장 중요한 기능은 수의

적 운동을 조정하는 것이다. 따라서 소뇌는 기저핵과 함께 연합피질로부터 의도적 운동의 신경 임펄스를 받고 이에 필요한 시각, 촉각, 청각, 고유감각 수용체로부터 감각 정보를 받아 이를 통합하여 정교하게 다듬어서 처리된 운동 신호를 **시상**(thalamus)을 통해 일차운동피질로 보낸다. 소뇌는 근육의 긴장도 조절, 걷기와 자세 및 균형 유지, 숙련된 운동의 협응을 도우며 손상 시에는 '술 취한 것' 같은 **실조증**(ataxia)이 나타날 수 있다.

시상(thalamus)은 기저핵과 마찬가지로 중요한 대뇌피질하 영역의 회백질 구조이다. 시상은 대뇌피질과 대뇌피질하영역이 서로 의사소통하도록 중간 역할을 한다. 시상은 기저핵과 소뇌로부터 계획된 운동 정보를 정교하게 잘 다듬어 일차운동피질영역으로 보낸다. 일차운동피질은 시상으로부터 정교하고 세밀하게 잘 다듬어진 운동 정보를 받아 **추체로**(pyramidal tract)라 불리는 **운동신경로**(motor pathway)를 통해 최종적인 운동 신호를 뇌신경 혹은 척수신경으로 전달한다(권미선 외, 2004; 김향희, 2012; Freed, 2012).

2. 운동신경로와 말산출

뉴런(neuron, 신경세포)은 신경계의 단위로서 **세포체**(cell body)가 있고, **핵**(nucleus)이 세포체 중심에 있다. 세포체는 인접 신경세포로부터 정보를 받아들이고 통합하는 역할을 하는데, 이 세포체에는 여러 돌기들이 뻗어 나온다. 짧은 **수상돌기**(dendrite)와 긴 **축삭돌기**(axon)들로 이루어져 있으며, 여러 겹의 **수초**(myelin sheath)로 둘러싸여 있다. 축삭은 여러 개의 돌기 중 가장 길게 뻗어나온 줄기로서, 대부분 신경세포는 1개당 1개의 축삭으로 구성된다. 수상돌기는 인접한 신경세포로부터 신호를 받아 세포체로 보내는 역할을 하며, 신호자극은 축삭돌기를 통해 신경연접 쪽으로 진도되어 다음 신경세포로 전달된다(그림 9-4). **신경연접**(synapse, 시냅스)은 축삭돌기의 끝부분과 수상돌기의 말단부위가 연결되는 부위로서 신경전달물질이 전달되는 중요한 역할을 한다. 수상돌기를 덮고 있는 수초는 절연체 역할을 하며 흥분전달속도를 증가시키는 역할을 하는데, 수초는 흰색을 띠므로 **백질**(white matter)을 이룬다. 반대로 핵은 검은색을 띠며 **회백질**(grey matter)을 이룬다. 축삭이 모여 '다발'을 이루면 **신경섬유**

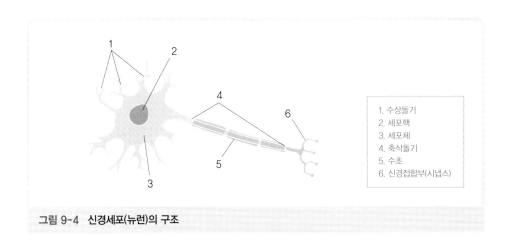

그림 9-4 신경세포(뉴런)의 구조

1. 수상돌기
2. 세포핵
3. 세포체
4. 축삭돌기
5. 수초
6. 신경접합부(시냅스)

(nerve fiber)가 되는데, 다발은 **경로**(pathway) 혹은 **로**(tract)로 축삭이 모이면 경로를 이루게 된다. 운동신경세포들이 모이면 운동신경로를 구성하게 된다.

중추신경계인 뇌와 척수가 말초신경계인 뇌신경과 척수신경을 통해 신체 기관 및 근육의 감각이나 운동 기능을 이어주는 역할을 하는 것이 신경로이다. 신경로 중 운동신경로(motor pathway)는 중추신경계에서 말초신경계로 운동 정보를 전달하는 하행성(descending) 혹은 원심성(efferent) 신경 경로이다. 운동 신경로에는 **추체로**(pyramidal tract)와 추체외로(extra-pyramidal tract)가 있다. 이 두 가지 체계의 운동신경로는 **상부운동신경세포**(upper motor neuron, UMN)이다. 추체로는 일차운동피질영역에서 시작되어 **하부운동신경세포**(lower motor neuron, LMN)로 내려와 근육에 전달된다. 여기서 '하부'란 상부운동신경세포(UMN)로 불리는 중추신경계의 운동 신경으로부터 말초신경계의 운동 신경을 구분하기 위한 용어로 사용된다(Freed, 2012). 상부운동신경세포는 대뇌피질이나 뇌간과 같은 중추신경계 내에서 운동신경자극을 전달하고 이 자극은 최종적으로 말초신경계인 뇌신경 혹은 척수신경에 도달한다. 추체로와 추체외로가 둘 다 손상되면 **경직형 마비말장애**(spastic dysarthria)가 발생할 수 있다. 추체로와 추체외로는 서로 근접해 있으므로 두 체계가 함께 손상되는 일은 임상적으로 흔히 발생한다.

추체로(pyramidal tract)는 대뇌피질의 운동영역에 세포체가 있고, 연수나 척수까지 신경연접(시냅스) 없이 직접(direct) 연결되는 섬유다발이다. 추체로의 이름은 피질에서 출발하여 하행하다가 '피라미드'라 불리는 연수의 한 지점에서 모이게 되어 이 지점을 지나가므로 여기에서 추체로라는 이름이 유래되었다. 이 섬유들은 주로 수의적인 움직임에 관여하며 피질척수로(corticospinal tract)와 피질뇌간로(corticobulbar tract)로 나누어진다. 특히, 말산출에 있어서 중요한 운동신경로는 피질뇌간로이다. 피질뇌간로는 대뇌피질의 운동 호문쿨루스의 안면 영역에서부터 시작하여 뇌간까지 연결되는 신경경로로서 뇌신경을 수의적으로 조정한다. 반면, 피질척수로는 대뇌피질의 일차운동영역에서 출발하지만 운동 호문쿨루스의 신체 팔과 다리 몸통 영역에서 출발하여 척수까지 연결되는 신경경로이다. 피질척수로와 피질뇌간로는 중추신경계에 속하는 내림운동신경로로서 **상부운동신경세포**에 해당한다.

　추체외로(extrapyramidal tract)는 신체의 반사작용, 균형, 근육의 긴장도나 자세 등을 불수의적이고 무의식적으로 움직이며 일단 시작된 움직임을 정교하고 조화롭게 조절하는 운동신경로로서 대뇌피질, 기저핵, 시상, 측질, 적핵, 망상체, 척수 등이 밀접하게 고리 회로를 이룬다. 가장 대표적인 말산출과 관련된 추체외로는 앞에서 언급하였듯이 피질-기저핵-시상-피질회로이다. 이 밖에도 망상체척수로(reticulospinal tract), 전정척수로(vestibulo-spinal tract), 적핵척수로(rubrospinal tract), 덮개척수로(tectospinal tract) 등이 있다.

잠깐!

뇌 속의 뉴로네트워크-백질

사람의 뇌는 크게 핵들이 모여 있는 회백질과 신경섬유인 백질로 구성되어 있다. 사고 기능은 회백질이 맡으며 백질은 회백질 사이를 고속도로로 연결하면서 정보를 전달한다. 신경세포는 크게 세포체, 축삭돌기, 수상돌기의 세 부분으로 구성되어 있다. 신경세포 중 세포체와 수상돌기는 회백질로 구성되어 있고, 축삭돌기는 백질로 되어 있다. 수상돌기는 다른 신경세포로부터 신호를 받는 부분이고, 축삭돌기는 다른 신경세포로 신호를 전달한다. 축삭돌기는 다른 신경세포에 신호를 전달하기 위해 길게 뻗은 섬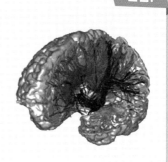
유 무양을 하고 있다. **축삭돌기**는 여러 개가 모여 다발을 형성하는데 이것을 '신경섬유다발'이라 한다. 대뇌피질의 섬유다발은 크게 투사섬유(projection fibers), 연합섬유(association fiber), 교련섬유(connection fiber)가 있다. 투사섬유는 대뇌피질과 대뇌에서 멀리 떨어진 대뇌피질하 영역을 연결하는 통로를 형성한다. 연합섬유는 같은 쪽 피질을 연결하는 통로를 형성하며, 교련섬유는 한쪽 대뇌피질에서 반대 쪽 대뇌피질을 연결하는 통로 역할을 한다. 이러한 신호 전달 통로에 문제가 생기면 여러 가지 뇌 질환이 생길 수 있다.

3. 말초신경계와 말산출

말초신경계는 뇌신경과 척수신경이 있으며 특히, 뇌신경은 말산출에 매우 중요하다. 뇌간(brainstem)에는 말초신경계를 관장하는 많은 신경핵이 위치해 있다. 하나의 뇌신경에 여러 개의 뇌신경핵이 관련 있을 수 있으나[예 : 전정-와우 신경(와우핵, 전정핵)], 여러 개의 뇌신경이 하나의 뇌신경핵을 공유할 수도 있다[예 : 5, 7, 9, 10번 신경(삼차 신경의 척수핵)](김향희, 2009). 12쌍의 뇌신경은 기능에 따라 감각신경, 운동신경 그리고 감각과 운동을 모두 담당하는 복합신경으로 구분된다. 말산출에 중요한 역할을 하는 뇌신경은 삼차(trigerminal nerve, V), 안면(facial nerve, VII), 설인(glossopharyngeal, IX), 미주(vagus, X), 설하(hypoglossal nerve, XII) 신경이 있으며 말산출의 하부 체계인 호흡, 발성, 공명, 조음의 기능과 관련이 있다(표 9-1). 말산출에 관여하는 뇌신경의 손상은 상부운동신경으로부터 오는 운동 임펄스를 말과 관련된 근육으로 전달할 수 없게 되어 정확한 말산출에 영향을 미친다. 말산출과 관련된 뇌신경 손상은 이완성 마비말장애(flaccid dysarthria)를 초래할 수 있다.

호흡은 설인(IX)신경, 미주(X)신경이 관여하며 호흡 시에 혈관 내의 산소량을 감지하여 호흡을 조절하는 역할을 한다.

공명은 삼차(V)신경, 설인(IX)신경, 미주(X)신경이 관여하는데, 삼차신경은 총 3개의 가지인 눈측, 상악, 하악가지로 나뉘고, 그중 하악가지는 유일한 운동기능을 가진다. 하악가지는 구개긴장근(tensor veli palatini muscle)을 조절하여 연인두폐쇄에 관여한다. 설인신경은 경상인두근(stylopharyngeus muscle)의 수의적 움직임에 관여하여 수축 시에 연인두가 폐쇄된다. 미주신경의 인두가지는 구개올림근, 구개인두근, 구개설근의 수축에 관여하여 연인두 개폐에 관여한다. 따라서 인두가지의 양측 손상은 연구개의 거의 모든 근육이 약화나 마비를 보여 심한 과다비성을 보일 수 있다.

미주신경(vagus nerve)은 발성에 관여하는 뇌신경으로 알려져 있으며, 크게 인두가지(pharyngeal branch), 상후두가지(superior laryngeal branch), 반회귀 후두신경가지(recurrent laryngeal nerve)로 나뉜다. 미주신경의 상후두가지는 외측가지(external branch)와 내측가지(internal branch)로 나뉜다. 이 중 외측가지는 후두내근 중 유일하게 윤상갑상근(cricothyroid muscle)을 지배하며 윤상갑상근이 수축 시에는 성대의 길이가 늘어나 음도를 높이는 역할을 하는 반면, 내측가지는 후두의 감각에 관여한다.

표 9-1 말산출에 관여하는 뇌신경

뇌신경	위치	분류	기능	손상	결과의 해석
삼차 신경 (V)	뇌교	복합 신경	• 일반감각 : 눈측(머리, 이마), 상악(위턱, 구개), 하악가지(아 래턱, 혀 앞 3분의 2) • 일반운동 : 구개긴장근 조절, 턱의 운동 조절(공명과 조음)	편측	• 손상된 부위와 동측턱과 연구개 근 육의 약화나 마비
				양측	• 하악, 연구개 근육의 양측 약화나 마 비로 조음, 공명에 심각한 영향
안면 신경 (VII)	뇌교	복합 신경	• 특수감각 : 혀 앞 3분의 2와 경 구개, 연구개 미각 • 일반감각 : 귀 뒤 • 일반운동 : 안면근육, 설골근육 • 이마와 얼굴 아랫부분의 근육 지배(조음)	편측 UMN 손상	• 얼굴 윗부분은 거의 정상이나 대측 아래쪽 얼굴 약화나 마비
				편측 LMN 손상	• 동측 얼굴 윗부분과 아래쪽 얼굴의 약화나 마비
				양측 UMN/ LMN 손상	• 얼굴 전체 마비
설인 신경 (IX)	연수	복합 신경	• 일반감각 : 혀 뒤 3분의 1, 구 개궁, 상부 인두, 경상인두근 • 특수감각 : 혀 뒤 3분의 1 미각 • 일반운동 : 인두운동, 경상인 두근의 수의적 움직임(공명)	편측	• 동측 혀 뒷부분 미각 상실
				양측	• 혀 뒤 미각 상실
미주 신경 (X)	연수	복합 신경	• 일반감각 : 인두, 후두, 외이 주변(구토 반사) • 장기운동 : 호흡에 관여하는 장기 운동(호흡) • 일반운동 : 인두, 후두(공명, 발성)	인두가지 편측 손상	• 휴식 시 손상된 쪽의 연구개가 대측 보다 낮아져 있음. • '아-' 발성 시 손상받지 않은 쪽으로 목젖이 딸려 올라감.
				인두가지 양측 손상	• 연구개 양쪽 근육의 약화나 마비로 연인두폐쇄부전(과다비성)
				외측상후두 신경 가지 편측 손상	• 음도를 다양화하는 데 어려움
				외측상후두가지 양측 손상	• 윤상갑상근의 능력 감소로 음도 증 가에 현저한 어려움
				반회귀후두 신경가지 편측 손상	• 일측 내전근 성대 마비-손상된 쪽의 성대가 방정중위(para-median position) 에 고정(동측의 편측성대 마비) • 일측 외전근 성대 마비-흡기협착음
				반회귀후두 신경가지 양측 손상	• 양측 외전근 성대 마비(호흡 곤란) • 양측 내전근 성대 마비-방정중위에 성대고정(기식성 음성, 흡인과 같은 삼킴 문제)
설하 신경 (XII)	연수	운동 신경	• 일반운동 : 혀 운동(조음)	편측	• 손상된 신경과 동측 혀 약화나 마비
				양측	• 혀의 전반적 약화나 양측 혀 근육 마비

반회귀 후두신경은 윤상갑상근을 제외한 모든 후두내근을 지배한다. 특히, 좌측 반회귀 후두신경은 대동맥궁(aortic arch)까지 내려갔다가 후두로 올라 오기 때문에 갑상선 수술이나 심장 수술과 같은 외과적 수술 시에 손상을 받기 쉬우며, 손상 시에는 동측에 편측성대마비가 발생할 수 있다.

조음과 관련된 뇌신경은 삼차(V), 안면(VII), 설인(IX), 설하(XII)신경이다. **삼차신경의 상악가지(maxillary branch)**는 비강, 비인두강, 경구개 및 연구개의 감각에 관여하므로 조음 위치별 말소리에 대한 감각 정보를 제공함으로써 공명 및 조음 산출에 영향을 미친다. 삼차신경 중 유일한 운동기능을 가지는 하악가지(mandibular branch)는 교근(masseter), 측두근(temporalis), 익상근(pterygoids)과 같은 턱 근육의 운동에 관여하여 조음 활동에 영향을 준다. **안면신경**은 입술을 포함한 얼굴 근육의 움직임에 관여하여 조음에 영향을 준다. 피질로부터 시작되는 대부분의 **상부운동신경세포**는 뇌신경에 양측 지배를 하지만, 안면신경의 운동핵과 설하신경핵은 대측지배를 한다. 특히, 안면신경은 얼굴 윗부분인 이마와 얼굴 아랫부분이 서로 다르게 신경 지배를 받는데, 얼굴 윗부분을 지배하는 안면신경 가지는 좌측과 우측의 양측 상부운동신경의 통제를 받으므로 한쪽이 손상되었을 때 다른 쪽의 상부운동신경의 지배를 받으므로 거의 정상적인 근육의 수축을 보인다. 반면에 얼굴 아랫부분은 오직 반대측 뇌로부터 일측 상부운동신경의 지배를 받으므로 이로 인해 좌측 피질뇌간로의 손상은 우측 얼굴 아랫부분의 약화나 마비를 초래한다. 이러한 일측 상부운동신경손상은 **일측 상부운동신경형 마비말장애(unilateral upper motor neuron dysarthria)**를 나타낼 수 있다.

안면운동핵 이전의 상부운동신경세포의 한쪽 손상으로 대측 얼굴의 아랫부분이 마비되면 **중추성 안면마비(central facial palsy, CFP)**라 하고, 안면운동핵 이후의 하부운동신경세포의 손상으로 동측 얼굴 전체가 마비되면 **말초성 안면마비(peripheral facial palsy, PFP)**라 한다. 안면근육의 마비는 볼이나 입술이 처지면서 마비된 쪽으로 침이 흐르기도 한다.

설인신경은 혀의 뒤쪽 3분의 1의 일반감각을 담당하며, 연구개음 생성 시에 혀의 뒷부분에 대한 감각을 느끼게 하여 조음에 관여한다.

마지막으로 **설하신경**은 조음 기관 중 가장 많이 움직이는 혀의 움직임에 관여한다. 혀를 내밀었을 때 왼쪽으로 기울어지면 신경 경로상 교차 전 우뇌의 손상이거나 신경이 교차된 후 좌측 손상을 의미한다. 피질뇌간로는 연수에서 교차하는데, 설하신경

역시 연수에서 교차한다. 즉, 혀는 약한 쪽으로 쏠리므로 왼쪽 혀의 약화나 마비를 의미한다. 또한 신경세포가 교차점 아래에서 손상이 될 경우, 혀를 들여다보았을 때, 혀가 미세하게 떨리는 **속상수축**(fasciculation)이나 **위축**(atrophy)이 있을 수 있다. 따라서 뇌신경 손상은 이완성 마비말장애를 초래할 수 있으나, 말산출에 관여하는 뇌신경 중 어느 신경이 손상되었는가에 따라 호흡, 발성, 공명, 조음의 서로 다른 말산출의 특징을 보일 수 있다.

4. 신경세포의 생리

4.1 신경신호의 전달

휴식 시에는 신경세포를 둘러싸고 있는 세포막을 경계로 세포막의 외부는 양전하(positive electric charge, +), 세포막의 내부는 음전하(negative electric charge, −)를 유지하며, 세포막의 안쪽에는 칼륨(K+) 이온이 상대적으로 많이 분포하고, 세포막의 바깥쪽에는 나트륨(Na+) 이온이 더 많이 분포한다. 세포막 안쪽의 칼륨 이온은 세포막 투과성이 높아 세포막 밖으로 쉽게 빠져 나갈 수 있지만, 세포막 바깥쪽의 나트륨은 세포막 투과성이 낮아 세포막 안으로 들어오기 힘들다. 이러한 **선택적 투과성**(selective permeability) 때문에 안정화 단계에서는 세포막 안쪽은 안정 시에 음전하를 유지한다. 그러나 신경세포와 같은 흥분성 세포는 전기적 자극이나 신경전달물질에 의해 세포막의 투과성이 높아지면서 바깥쪽의 나트륨 이온이 세포막 안으로 다량으로 들어오게 되고 이로 인하여 세포막의 이온 투과도가 변한다. 즉, 세포막의 안쪽은 음전하에서 양전하로 바뀌고, 세포막의 바깥쪽은 양전하에서 음전하로 바뀐다. 이것을 '**활동전위**(action potential)' 혹은 '**탈분극**(depolarization)'이라 한다. 활동전위는 세포막 안쪽이 −70 mV 수준에서 세포막 안쪽이 +30~50 mV로의 양전위로 바뀌는데, 이러한 활동전위를 유발할 수 있는 최소한의 자극강도를 **역치**(threshold)라 한다. 신경생리학에서 역치는 매우 중요한 의미를 지니는데, 자극이 역치에 도달하지 않으면 반응이 일어나지 않으며, 역치 이상의 자극은 크기와 상관없이 활동전위를 발생시킨다.

이러한 활동전위는 축삭(axon)을 따라 전파되어 연결된 신경세포로 신경신호가 전달된다. 축삭은 수초에 의해 둘러싸여 있어서 전도가 빨리 일어난다.

4.2 시냅스와 신경전달물질

신경세포 내에서 전기신호는 세포 간에는 대부분 화학신호로 전달된다. 축삭을 통해 전달된 활동전위는 **시냅스**(synapse)라 불리는 신경연접에서 **신경전달물질**(neurotransmitter)에 의해 화학적으로 연결되어 있다. 신경연접은 축삭의 끝부분과 수상돌기의 말단이 연결된 부위로서 신경근접부에서 신경전달물질이 분비되어 신경 자극을 근육에 전달한다.

신경전달물질은 신경연접의 연접 틈새를 건너 인접 세포의 연접 후 수용기를 자극하여 수상돌기로 신경신호를 전달하는 화학물질을 말한다. 신경전달물질은 연결된 세포를 흥분시키기도 하지만 억제하는 작용을 할 수도 있다. 대표적인 **신경전달물질**로는 글루타민산(glutamate)이나 **아스파르트산**(aspartate)과 같은 아미노산류와 아세틸콜린(acetylcholine)이 있다.

맺음말

이 장은 신경계를 구성하는 뉴런과 말산출 과정에서 중추신경계와 운동신경로의 역할과 기능에 대하여 간략하게 소개했다. 이 장에서는 호흡, 발성, 공명과 조음과 관련된 뇌신경과 기능에 대해 간략히 설명하였다. 신경계는 '말'의 계획 및 산출에 이르기

잠깐!

시냅스와 신경전달물질

시냅스란 말은 그리스어의 '함께'라는 의미인 'syn'과 '걸다'라는 의미인 'haptein'의 합성어 'synaptein'에서 유래되었다. 축삭돌기 말단에는 신경전달물질이 저장되어 있는 소포체(endoplasmic reticulum)가 있어서 세포체에서 축삭돌기로 전기신호가 전달되면 소포체는 신경전달물질을 시냅스 틈으로 방출한다. 수상돌기는 방출된 신경전달물질의 신호를 받아 다시 세포체에서 전기 신호를 생성한다. 일반적으로 1개의 신경세포는 1개의 신경전달물질을 생성한다. 예를 들면 도파민을 생성해 시냅스를 이루는 신경세포는 '도파민 세포'라 불린다.

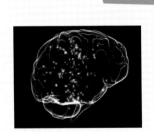

최근 신경전달물질인 도파민 분비 결핍으로 생기는 파킨슨병을 치료하는 '뇌심부자극술(deep brain stimulation, DBS)'은 망가진 뇌의 스위치를 전기 자극으로 켜 주는 것으로 뇌의 시상부위에 전극을 심고 높은 주파수의 전기 자극을 하는 획기적인 치료 방법으로 사용되고 있다.

까지 말의 움직임에 대한 욕구부터 계획된 말 움직임을 더욱 세밀하고 정교하게 다듬고 다듬어진 말 운동 정보를 운동신경로를 통해 말과 관련된 기관과 근육에 이르기까지 전달하는 필수적인 역할을 담당하므로 신경계의 손상은 말하부 산출체계에 영향을 주어 다양한 말장애를 유발할 수 있다. 따라서 다양한 말장애를 진단하고 치료하기 위해서는 말산출에 관련된 신경계의 구조와 기능에 대한 정확한 지식을 가지는 것이 필수적이다.

자음의
음향학적 특성

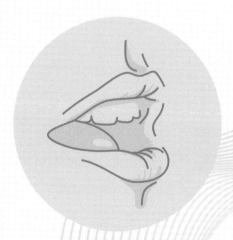

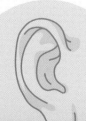

머리말

말소리는 조음과정에 따라 크게 자음과 모음으로 나누어진다. 자음은 상대적으로 성도의 방해가 큰 소리인 데 반하여 모음은 성도 중앙부에서의 방해를 받지 않는다. 또한 모음은 성문에서의 발성이 다양한 모습의 성도에서 공명되어 나타나는데 자음에서는 소리의 근원과 성도의 모습이 모음보다 더 다양하다. 예를 들어서 치조마찰음의 경우, 치조에서의 좁은 틈을 기류가 빠른 속도로 통과하면서 나타나게 되는 마찰 성분이 소리의 근원이 된다. 또한 연구개파열음은 연구개 부분에서 성도가 완전히 막혔다가 터지게 된다. 더불어 모음, 특히 단모음은 하나의 조음 동작으로 이루어지는 데 반하여 자음은 여러 동작이 순차적으로 조합되어 나타날 수 있다. 예를 들어 파찰음을 조음하기 위해서는 성도의 막힘, 좁힘, 개방 등의 동작이 연속적으로 이루어져야 한다.

자음은 크게 성도의 방해가 나타나는 위치(조음 위치), 방해의 유형(조음 방법), 그리고 발성 시 기류 조절 유형(발성 방법) 등에 따라 구별된다. 한국어에는 총 19개의 자음이 있는데, 이들은 일반적으로 다섯 곳의 조음 위치(양순, 치경, 치경경구개, 연구개, 성문), 다섯 가지의 조음 방법(파열, 마찰, 파찰, 비음, 유음), 그리고 두 가지의 발성 유형(기식, 긴장) 등에 따라 개별 말소리로 구별된다. 이 장에서는 조음 위치, 조음 방법, 그리고 발성 방법과 같은 한국어 자음의 구별요소들이 음향학적으로 어떻게 나타나는지 살펴보고자 한다.

1. 한국어 자음체계

표준어 발음법에 따르면 한국어에는 모두 19개의 자음이 있다. 일반적으로 자음은 조음 위치, 조음 방법, 그리고 발성 유형 등에 따라 구분한다. 한국어 자음의 조음 위치는 크게 다섯 곳으로 구분되는데 이는 양순, 치경(치조), 치경경구개(혹은 경구개), 연구개, 그리고 성문이다. 한국어 자음의 조음 방법 역시 크게 다섯 가지로 나누어지는데, 파열음, 마찰음, 파찰음, 비음, 유음이다. 또한 발성 유형은 기식성과 긴장성으로 구분되는데, 이에 따라 한국어 자음은 평음, 격음, 경음으로 구분된다(표 10-1 참조). 이와 같은 이중적인 발성 유형의 대립은 영어와는 다른 특성이다. 영어 자음은 발성

표 10-1 한국어 자음 체계

		양순음	치경음	치경경구개음	연구개음	성문음
파열음	평음	ㅂ	ㄷ		ㄱ	
	격음	ㅍ	ㅌ		ㅋ	
	경음	ㅃ	ㄸ		ㄲ	
마찰음	평음		ㅅ			ㅎ
	경음		ㅆ			
파찰음	평음			ㅈ		
	격음			ㅊ		
	경음			ㅉ		
비음		ㅁ	ㄴ		ㅇ	
유음		ㄹ				

유형에 따라 유성음과 무성음으로 나누어지는데, 이와 같은 유/무성 대립은 한국어에서는 변별적인 자질로 기능하지 않고 변이음으로 나타난다. 예를 들어 한국어 파열음 평음은 어두 초성에서 무성음으로 산출되나 유성음 사이에서는 유성음화되어 산출된다. 즉 /고기/에서 어두 초성인 '고'의 /ㄱ/은 무성음인 데 반하여 어중 초성인 '기'의 /ㄱ/은 유성음인 모음 사이에 위치하기에 유성음으로 산출된다. 또한 한국어 자음은 방언에 따라 큰 차이를 보이지는 않지만 일부 방언에서는 마찰음의 발성 유형 대립(예 : /ㅅ/과 /ㅆ/)이 없다고 한다.

2. 자음의 음향학적 기술

2.1 파열음

파열음(stop, plosive)은 정지음, 폐쇄음이라고도 하며, 막힘, 지속, 개방의 세 단계의 조음 동작으로 이루어진다. 파열음은 성도의 한 부분에서 기류의 완전한 막힘이나 폐쇄가 일정 시간 동안 지속되며, 이러한 막힘이 터지듯이 개방되면서 압축된 기류가 다시 흘러나가게 된다. 성도의 완전한 막힘의 지속 시간이 파열음에서는 상대적으로 긴 편이고 1회이다. 하지만 이러한 막힘의 지속 시간이 상대적으로 짧은 소리를 **탄설음**(flap), 짧은 막힘이 여러 번 반복되는 소리를 **전동음**(trill)이라고 한다. 또한 파열음의 개방은 상황에 따라 나타나지 않을 수도 있다. 예를 들어 한국어 파열음은 종성 위치에서 개방이 나타나지 않으며, 이러한 현상을 **미파화** 혹은 **불파음화**라고 한다.

파열음을 포함하는 2음절 단어 /아파/의 스펙트로그램은 〈그림 10-1〉에 나타나 있으며, 이를 이용하여 파열음의 음향학적 특성을 좀 더 자세히 살펴보면 다음과 같다.

스펙트로그램은 시간에 따른 소리의 변화를 살펴볼 수 있는 유용한 도구이며, 다음과 같은 정보를 이용하여 스펙트로그램을 해석할 수 있다. 일반적으로 스펙트로그램의 x축은 시간을, y축은 주파수를 나타내는데, 아래에서 위로 올라갈수록 주파수는 높아지게 된다. 또한 에너지가 강한 부분은 짙은 색으로, 에너지가 약한 부분은 연한 색으로 표현된다. 모음에서 색이 진한 부분, 즉 에너지가 강한 부분은 포르만트 주파수를 나타낸다. 예를 들어 첫 음절인 모음 /아/의 경우, 1,000 Hz 주변의 두 곳, 3,000 Hz 아래, 4,000 Hz 아래, 총 네 곳에서 포르만트 주파수를 관찰할 수 있다.

특히 스펙트로그램은 광역(wide band)과 협역(narrow band)으로 분석될 수 있는데, 〈그림 10-1〉은 광역 스펙트로그램을 나타낸다. 이러한 광역 스펙트로그램에서는 세로줄이 관찰되는데, 이러한 세로줄 사이의 시간 간격은 발성 주기를 나타낸다. 즉 반복적으로 세로줄이 나타나는 부분은 성대의 개폐가 주기적으로 나타나는 유성음이라

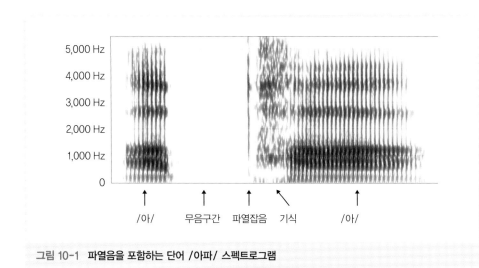

그림 10-1 **파열음을 포함하는 단어 /아파/ 스펙트로그램**

는 것을 나타내며, 이러한 세로줄 사이의 시간 간격을 측정하여 성대의 개폐 주기와 기본주파수(fundamental frequency)를 측정할 수 있다. 반면 협역 스펙트로그램에서는 가로줄이 나타나는데, 이러한 가로줄은 각각 기본주파수와 조화음(harmonics) 혹은 배음을 나타낸다(그림 10-2 참조).

광역 스펙트로그램인 〈그림 10-1〉을 분석하면 다음과 같다. 우선 제일 처음에 나타나는 반복적인 세로줄 부분은 앞서 설명하였듯이 주기적으로 성대의 개폐가 나타나는 유성음이라는 점을 알 수 있다. 또한 포르만트 주파수를 이용하여 어떠한 종류의 모음인지 알 수 있는데 이는 다음 장에서 보다 자세히 설명할 것이다.

/아/ 이후에는 스펙트로그램에서 아무런 표시가 없는데, 이는 /ㅍ/을 조음하기 위한 막힘 구간(stop gap) 혹은 무음 구간(silent gap)을 나타낸다. 이러한 무음 구간에서는 성도가 완전히 폐쇄되어 아무런 소리가 나타나지 않기에 스펙트로그램에서도 빈 공간으로 관찰된다. 일반적으로 파열음 무음 구간의 길이는 50~100 ms 정도이며 이러한 무음 구간이 파열음을 나타내는 제일 중요한 음향학적 단서이다. 특히 /ㅍ/은 무성음이기에 무음 구간이 공백으로 나타나지만 유성파열음에서는 유성 띠(voice bar)라고 하는 낮은 주파수 대역의 에너지가 무음 구간의 스펙트로그램에서 관찰될 수 있다. 예를 들어 〈그림 10-3〉은 유성파열음을 포함하고 있는 /aba/의 스펙트로그램이다. 〈그림 10-1〉과 마찬가지로 스펙트로그램의 처음 부분은 모음을 나타내며, 다음 부분은 무음 구간을 나타낸다. 하지만 〈그림 10-1〉과는 달리 〈그림 10-3〉에서는 무음 구간 아랫부분에 유성 띠가 나타나 있으며, 이것이 성대의 진동이 지속되고 있음

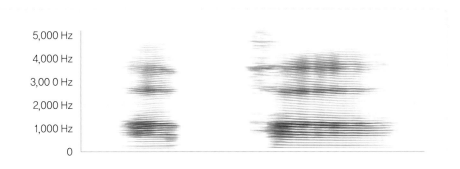

그림 10-2 /아파/의 협역 스펙트로그램

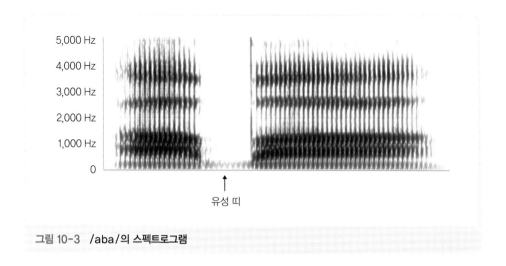

그림 10-3 /aba/의 스펙트로그램

을, 즉 유성음이 조음되고 있다는 것을 나타낸다.

　초성 위치의 파열음에서는 일시적으로 폐쇄되었던 성도가 개방되면서 압축된 공기가 터지듯이 빠져나가면서 짧은 파열이 나타나게 되는데, 이때 때로는 마찰 성분이 동반될 수 있다. 이러한 파열음의 마찰 성분은 순간적이라는 점에서 지속적인 특성을 지닌 마찰음의 마찰 성분과는 그 특성이 다르다. 파열은 스펙트로그램상 10~30 *ms* 정도로 매우 짧은 순간 관찰되며, 성도 폐쇄로 인하여 상승하였던 공기 압력이 배출되면서 나타난다. 〈그림 10-1〉에서 성도의 막힘 이후에 나타나는 세로줄이 개방과 관련된 **파열 잡음**(burst noise)을 나타낸다. 하지만 파열음이 다른 조음 위치의 장애음 앞에 있을 때에는 이러한 파열이 들리지 않을 수도 있으며, 이를 **무음 개방**(inaudible release)이라고 한다. 또한 어말종성에 파열음이 위치한 경우나 동일한 위치의 파열음이 연속적으로 오는 경우에는 파열음의 개방이 나타나지 않을 수도 있다. 예를 들어 /국가/를 발음하는 경우에 어중종성을 조음하기 위하여 성도의 막힘이 나타나지만, 이후 성도의 개방은 어중초성을 조음하기 위한 과정으로 생각할 수 있다. 〈그림 10-4〉는 /국가/의 스펙트로그램을 나타내는데, 그림 가운데의 부분은 파열음 /ㄱ/의 무음 구간을 나타낸다. 이러한 무음 구간 이후에 나타나는 파열 잡음은 어중종성이라기보다는 어중초성을 조음하기 위한 개방을 나타낸다는 것이다.

　파열 잡음 이외에 파열음을 나타내는 음향학적 특징으로는 초성의 경우에는 최고 강도까지, 종성의 경우에는 최소 강도까지 도달하는 속도가 빠른 편이라는 것이다.

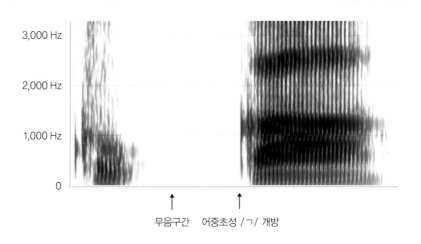

무음구간 어중초성 /ㄱ/ 개방

그림 10-4 /국가/의 스펙트로그램

최대/최소 강도까지 도달하는 속도가 빠른 이유로는 조음 동작의 속도가 빠르고 폐쇄된 부분의 공기의 압력이 상승되기 때문이다(Kent & Read, 2002).

첫 번째 포르만트 주파수인 F1의 주파수 변화 역시 파열음을 나타낸다. 다음 장에서 자세히 설명하겠지만 F1은 성도의 개방 정도와 관련이 있으며, 성도가 폐쇄되면 F1은 0에 가깝고 성도가 매우 좁혀지면 매우 낮은 F1을 보인다. 파열음 이후에 모음이 나타나는 경우에는 파열음을 산출하기 위해 성도의 폐쇄가 나타난 이후 모음을 산출하기 위해 성도가 개방된다. 이에 파열음에서 이어지는 모음까지 F1은 상승하게 된다(그림 10-3 참조).

다음으로 파열음에서 관찰될 수 있는 것은 기식(aspiration)이다. 기식은 파열음의 개방 이후 나타나는 /ㅎ/과 유사한 마찰 소음이다. 〈그림 10-1〉에서 파열 잡음과 모음 발성 사이의 소음을 나타내는 부분이 기식을 나타낸다. 모음 부분에서는 주기적인 성대의 개폐에 따라서 주기적인 세로줄이 관찰되지만 소음을 나타내는 부분에서는 이와 같은 주기적인 모습이 관찰되지 않는다. 영어에서 기식은 발성과는 상보적 분포를 따르나, 한국어에서 기식은 발성 유형을 구분하는 주요 요소가 된다. 예를 들어 영어에서 기식은 무성 파열음에서만 나타날 수 있으며 유성 파열음에서는 기식이 나타나지 않는, 상보적 분포를 따른다. 하지만 한국어 파열음은 이후에 좀 더 자세히 설명하겠지만 기식의 유무에 따라서 유기음과 무기음으로 나뉜다. 이에 〈그림 10-1〉은 유기음인 /ㅍ/을 나타내기에 기식 구간이 관찰되지만 〈그림 10-3〉은 무기음인 /b/이기에 기식 구간이 관찰되지 않는다.

파열음의 조음 위치를 구별하는 음향학적 단서로는 우선 파열 성분의 스펙트럼이다. 예외는 있지만 일반적으로 양순파열음은 뒤따르는 모음의 F2보다 낮은 주파수 대역에서, 치조파열음은 뒤따르는 모음의 F2보다 상대적으로 높은 주파수 대역에서, 그리고 연구개파열음은 뒤따르는 모음의 F2와 유사한 주파수 대역에서 큰 에너지를 갖는다고 한다. 이에 양순파열음의 파열은 상대적으로 낮은 주파수 대역에서 큰 에너지를 갖기에 하강하는 형태의 스펙트럼 패턴을, 치조파열음은 주파수가 상승할수록 큰 에너지를 갖는 형태인 상승 형태의 스펙트럼 패턴을, 연구개파열음은 중간 대역이 큰 에너지를 갖기에 산 모양의 패턴을 보이게 된다.

특히 파열음과 모음으로 이루어진 음절을 조음하는 경우에는 모음을 조음하기 위해서 성도의 변화가 나타나는데, 이러한 성도의 변화는 파열 개방 시기의 **포르만트의 전이**(formant transition)로 관찰된다. 〈그림 10-5〉에서도 나타나듯이 모음에서 파열음까지는 F1의 하강이, 파열음에서 후행하는 모음까지는 F1의 상승이 나타난다. 이와 같은 특성은 전술하였듯이 파열음을 조음하기 위해서는 성도를 폐쇄하여야만 하지만 모음을 조음하기 위해서는 성도를 개방하여야 하기 때문이다. 반면 F2와 F3는 파열음의 조음 위치에 따라 다른 전이 양상을 나타낸다. 포르만트의 전이가 시작되는 부분을 **로커스**(locus)라고 부르며, 양순음의 F2 로커스는 대략 800 Hz, 치조음의 F2 로커스는 대략 1,800 Hz, 연구개음은 1,300 Hz와 3,000 Hz 두 위치에서 관찰된다. 이에 양순음의 F2 로커스는 모음의 F2보다 상대적으로 낮기에 상승하는 형태의 전이를 보인다. 반면 치조음의 경우에는 후행하는 모음의 F2에 따라 전설모음의 경우에는 상

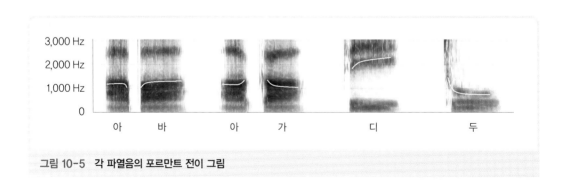

그림 10-5 각 파열음의 포르만트 전이 그림

승 형태를, 후설모음의 경우에는 하강 형태의 전이를 나타낸다. 즉, /디/와 /두/에서 F2의 전이 형태가 달리 나타난다. 〈그림 10-5〉에서 나타나듯이 전설모음인 /디/의 경우에는 상승을, 후설모음인 /두/에서는 하강 형태를 보인다. 연구개음의 경우에는 두 곳의 로커스가 있기에 전설/후설 모음 모두 하강 형태의 전이를 나타내지만 F3는 상승 형태를 나타낸다.

파열음의 조음 위치를 구별할 수 있는 또 다른 요소는 **발성시작시간**(voice onset time, VOT)이다. 발성시작시간은 파열음 개방부터 발성이 시작되는 순간 사이의 상대적인 시간이다. VOT는 일반적으로 ms로 측정되며, 양의 값을 갖게 되면 개방 이후에 발성이 시작되었음을 나타내며 발성이 개방 이전에 시작되었으면 VOT는 음의 값을 갖는다. 일반적으로 성도의 앞쪽에서 조음되는 자음은 뒤쪽에서 조음되는 자음보다 짧은 VOT를 갖는다고 한다. 즉, 양순음은 짧은 VOT를, 연구개음은 상대적으로 긴 VOT를 갖는다(Ferrand, 2007). 이는 성도의 폐쇄점에서부터 성문까지의 공간이 작을수록 성문상압이 커지기 때문에 성대진동이 시작될 때까지 시간이 오래 걸리기 때문이다.

발성시작시간은 또한 초성 파열음의 발성 유형을 구별하는 데 사용될 수 있다. 영어의 발성 유형은 유성과 무성으로 나뉘는데, 유성파열음은 $-20 \sim +20\ ms$ 정도의 짧은 VOT를, 무성파열음은 $25 \sim 100\ ms$ 정도의 상대적으로 긴 VOT를 갖는다. 반면 스페인어, 이태리어, 불어 등에서 유성파열음은 음의 VOT 값을 갖는 반면, 무성파열음은 영어의 유성파열음과 유사한 VOT를 갖는다(Kent & Read, 2002). 초성과는 달리 파열음 이후에 모음이 나타나지 않는, 즉 종성의 경우에는 VOT를 측정할 수 없기에 VOT 이외에 종성 파열음의 유/무성을 구별하는 요소로는 선행하는 모음의 길이, 막힘 지속 상태, 파열의 강도, 기본주파수 등이 영어에서는 사용될 수 있다. 예를 들어 무성파열음은 유성파열음보다 상대적으로 짧은 선행모음, 더 긴 막힘 지속 시간, 높은 기본주파수를 가지며, 더 강한 파열을 보일 수 있다. 예를 들어 영어 단어 /bit/와 /bid/의 경우, /bit/의 모음은 /bid/의 모음보다 더 짧을 수 있다. 또한 앞에서 설명하였듯이 유성파열음은 막힘이 지속되는 동안에도 성대의 진동이 나타날 수 있다 (Ferrand, 2007).

한국어는 영어와 달리 유/무성보다는 기식성과 긴장성 여부로 파열음의 발성 방법이 구분되어, 평음(연음), 경음, 격음으로 구분된다. 연음은 [−기식성]과 [−긴장성]

이라는 특성을 보이는데 이는 기식성과 긴장성을 모두 가지고 있지 않다는 의미이다. 반면 경음은 [−기식성]과 [+긴장성]을, 격음은 [+기식성]과 [+긴장성]을 보인다. 즉 격음은 기식성과 긴장성을 모두 보인다. 한국어 파열음은 기본적으로 무성음이나 연음은 유성음 사이의 위치에서 유성음화되어 나타날 수 있다. 즉 영어 파열음에서 유/무성은 음운을 나타내는 주요한 변별자질인데 반하여 한국어 파열음에서 유/무성은 변이음을 나타내게 된다. 예를 들어 전술하였던 바와 같이 /고기/의 경우, 어두초성은 무성파열음인 데 반하여 어중초성은 유성파열음으로 실현된다.

〈그림 10-6〉은 치조파열음의 세 가지 발성 유형을 포함하는 음절인 /다, 따, 타/의 파형과 스펙트로그램이다. 이를 통하여 한국어 파열음의 발성 유형에 따른 음향학적 특성을 살펴보면 다음과 같다. 우선 한국어 파열음의 세 가지 발성 유형 중 경음이 가장 짧은 VOT를 보이며, 기식성이 없다. 비록 한국어 경음이 영어의 유성파열음과 유사할 정도로 짧은 VOT를 보이지만, 영어의 유성파열음과는 달리 한국어 경음은 음의 VOT를 갖지 않는다. 반면 연음은 경음보다는 좀 더 긴 VOT를 가지며 약간의 기식성을 보이고, 격음은 세 유형 중 가장 긴 VOT를 보이며, 강한 기식성을 보인다. 이와 같은 특성을 〈그림 10-6〉에서 살펴보면 다음과 같다. 우선 /다/의 경우에는 파열 이후에 잡음으로 나타나는 약간의 기식이 관찰되며, 이러한 기식 이후에 발성이 시작

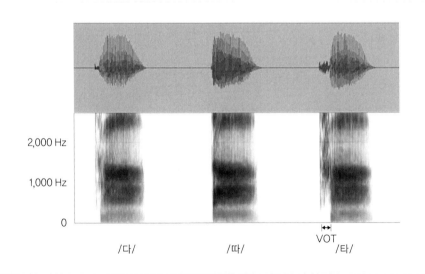

그림 10-6 /다, 따, 타/ 스펙트로그램

되는 것을 알 수 있다. 반면 /따/의 경우에는 잡음으로 나타나는 기식성이 관찰되지 않으며 파열 이후에 바로 발성이 시작되는, 세 음절 중 가장 짧은 VOT를 나타낸다. 마지막으로 /타/는 가장 길고 강한 기식성을 나타내며, 파열 이후 모음 발성이 나타나기까지의 시간, 즉 VOT도 세 자음 중 가장 긴 것으로 나타난다. 성문의 개방 정도 역시 발성 유형에 따라 차이를 나타내는데, 격음이 가장 큰 성문의 개방 정도를 보이며, 연음은 중간 정도를, 경음은 가장 작은 개방 정도를 보인다. 이는 기식성과도 관련이 있을 것이다. 더불어 무음 구간의 시간 역시 경음이 가장 길고 연음이 가장 짧으며, 혀와 입천장의 접촉면 역시 격음과 경음이 연음보다 더 크다

　발성 유형은 파열음에 후행하는 모음의 특성으로도 파악이 될 수 있다. 우선 청자는 기본주파수가 높고 짧은 VOT를 갖는 음을 경음으로, 기본주파수가 높고 긴 VOT를 갖는 음을 격음으로, 낮은 기본주파수와 중간 정도의 VOT를 갖는 음을 연음으로 판단한다고 한다. 더불어 격음과 경음의 긴장성은 연음과 비교, 더 큰 압력과 압력의 지속시간으로도 파악된다. 예를 들어 파열음에 후행하는 모음의 강도는 경음이 가장 세며, 격음, 연음의 순이다. 또한 청자는 강도가 점진적으로 증가하면 평음으로, 급작스럽게 증가하면 경음으로 판단한다고 한다. 또한 모음의 음질은 첫 두 조화음의 강도를 비교하거나 조화음과 포르만트 주파수의 강도를 비교하여 살펴볼 수 있는데, 이를 이용하여 발성 유형을 구분하려는 시도도 있었다. 이러한 발성 유형에 따른 차이는 격음과 경음이 연음에 비하여 더 강한 소리라는 것을 나타낸다. 이와 같은 차이는 긴장음을 발음하는 데 근육은 더 긴장을 해야 하며, 이로 인하여 긴장음에서 더 큰 압력을 갖게 되기 때문인 것으로 생각된다.

2.2　마찰음

마찰음(fricatives)은 좁혀진 성도의 틈으로 기류가 흘러나가면서 만들어진다. 특히 성도의 좁혀진 틈으로 기류가 흘러나갈 때 난기류(turbulence)와 난기류 소음(turbulence noise)이 생성될 수 있을 정도로 성도의 틈은 작아야 하며 기류의 흐름은 강해야 한다. 성도의 틈으로 기류가 흘러가지만 난기류와 난기류 소음이 동반되지 않은 경우에는 **접근음**(approximant)이 된다. 또한 마찰음은 소리가 지속적으로 산출되는 지속음이다.

　마찰음의 스펙트럼은 좁힘점 앞의 성도의 모양에 따라 달라진다. 예를 들어 영어

의 마찰음 중 /f/와 같은 순치마찰음과 'th' 발음인 /θ/와 같은 치간마찰음은 좁힘점 앞 부분에 공명 구간이 없기에 상대적으로 약한 강도를 갖는다. 반면 /s/와 같은 치조마찰음은 성인 남성의 경우에는 상대적으로 높은 주파수 대역인 4000 Hz 부근에서 강한 에너지를 갖는다. 이는 치조마찰음의 조음점인 치조에서 입술까지의 길이가 약 2 cm로 상대적으로 짧기에 높은 주파수 대역에서 공명이 나타나기 때문이다. 또한 기류가 상대적으로 딱딱한 부위인 치아 뒷면에서 부딪히기에 난기류가 형성되기 때문이다(Hixon et al., 2008). 하지만 치조마찰음보다는 조금 후방의 위치에서 조음되는 마찰음인 영어의 /ʃ/는 치조마찰음인 /s/보다 더 긴 공명 구간을 갖기에 치조마찰음보다 조금 낮은 주파수 대역인 약 2,000 Hz 부근에서 강한 에너지를 갖는다. 이는 또한 영어 /ʃ/의 경우에는 원순 모음을 조음할 때와 유사하게 입술이 모여져서 앞쪽으로 내밀어지기에 공명 구간의 길이가 길어지는 효과가 있기 때문이다. 〈그림 10-7〉은 한국어 치조마찰음을 포함하는 음절 /사/와 영어 마찰음 /ʃa/의 파형과 스펙트로그램이다. 그림에서 알 수 있듯이 치조마찰음의 마찰 성분의 주파수가 /ʃa/보다 더 높게 나타난다.

더불어 공명의 반대 개념인 반공명(anti-resonant 혹은 zero)이 마찰음의 스펙트럼을 설명할 수 있다. 공명은 특정 주파수 대역의 에너지가 강화되는 현상인 데 반하여 반공명은 반대로 특정 주파수 대역의 에너지가 약화되는 현상이다. 말 산출에서 반공

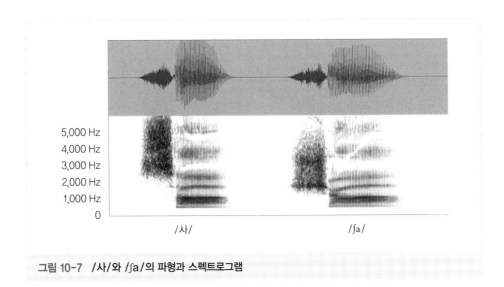

그림 10-7 /사/와 /ʃa/의 파형과 스펙트로그램

명은 두 가지 정도의 원인으로 나타날 수 있는데, 첫 번째는 성도가 구강과 비강처럼 두 부분으로 나뉠 때이다. 이와 관련된 반공명은 이후 비음을 설명하는 부분에서 좀 더 자세히 다룰 것이다. 두 번째는 마찰음을 조음할 때와 같이 성도의 일정 부분이 매우 좁혀지는 경우이다. 좁힘점 이전의 구간, 즉 성문에서 좁힘점까지의 성도는 양 끝이 모두 막힌 관의 공명 특성을 보이게 되는데, 이러한 좁힘점 이전 구간의 반공명의 영향으로 상대적으로 낮은 주파수 대역의 에너지는 마찰음에서 매우 약화된다.

한국어의 마찰음은 치조와 성문에서 조음된다. 특히 치조마찰음은 발성 유형에 따라 연음과 경음으로 구분되지만 성문마찰음은 발성 유형에 따라 구분되지 않는다. 한국어 마찰음은 모두 무성음이나 치조마찰음 연음 /ㅅ/은 파열음 연음과는 달리 모음 사이에서 유성음화되지 않는다. 파열음의 연음이 경음보다 혀와 입천장의 접촉면이 적은 것처럼, 마찰음 연음은 경음과 비교, 더 큰 좁힘 통로를 갖고 있다. 〈그림 10-8〉은 한국어 마찰음 /사, 싸, 하/의 파형과 스펙트로그램을 나타낸다.

치조마찰음은 치조와 혀 사이가 좁혀져서 만들어지지만 혀의 상승 부위는 개인에 따라 혀끝(tip), 혹은 혓날(blade)이 될 수 있다. 또한 전술하였듯이 치조마찰음을 조음할 때에는 윗니와 아랫니 사이의 틈이 매우 좁아서 치아 뒤에서 난기류가 형성되어야 한다. 이와 같은 특성으로 인하여 치조마찰음은 상대적으로 강한 에너지를 갖기에 **치찰음**(strident 혹은 sibilant)이라고도 한다. 반면 영어의 마찰음은 한국어 마찰음보다 좀 더 다양한 조음 위치를 갖게 되는데 순치음은 치조마찰음과는 달리 그 에너지

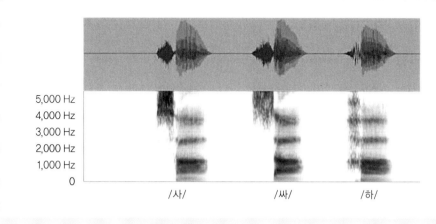

그림 10-8 /사, 싸, 하/의 파형과 스펙트로그램

가 상대적으로 약한 편이다.

또한 치조마찰음 연음은 특히 어두 초성의 경우에는 뒤따르는 모음의 제2포르만트 부근에서 기식 잡음을 보이나 경음은 이와 같은 기식 잡음이 상대적으로 짧거나 보이지 않을 수 있다. 이는 연음 조음 시 성문의 개방 정도가 경음보다 더 크기 때문이다. 하지만 VCV와 같은 어중초성의 위치에서는 연음의 성문 개방 정도는 상대적으로 작아져 기식 잡음을 보이지 않는다.

마찰음 경음은 연음에 비하여 마찰의 길이가 더 길며, 이러한 연음과 경음의 마찰 길이의 차이는 특히 VCV 위치에서 더 두드러진다. 마찰음 연음과 경음은 음절 형태에 따라 다음과 같은 특성으로도 구분될 수 있다. 우선 VCV 환경에서는 연음에 선행하는 모음의 길이가 경음에 비하여 더 길다. 또한 CV 환경에서는 경음에 후행하는 모음의 길이가 연음에 후행하는 모음에 비하여 더 길다. 더불어 마찰 길이는 후행하는 모음에 따라서도 달라질 수 있는데 고모음이 후행하는 경우가 저모음이 후행하는 경우보다 마찰음의 마찰 길이가 상대적으로 더 길다.

성문마찰음은 치조마찰음과는 달리 비치찰음이기에 상대적으로 약한 에너지를 갖으며, 상대적으로 좀 더 넓은 주파수 대역에서 소음 성분이 나타난다. 또한 성문마찰음은 기본적으로 성문에서 조음되나, 뒤 따르는 모음의 위치에 영향을 받는 동시 조음이 매우 빈번히 나타난다. 이에 예를 들어 〈그림 10-8〉에서와 같이 /하/를 조음하는 경우에는 모음 /ㅏ/의 성도 모양이 성문마찰음을 조음하는 동안에도 나타나기에 성도 모양의 변화를 나타낼 수 있는 포르만트의 전이가 잘 나타나지 않으며, 소음 성분이 나타나는 구간에서도 후행하는 모음이 포르만트를 살펴볼 수 있다. 예를 들어 〈그림 10-8〉에서 /사, 싸/의 마찰 구간의 소음 성분이 상대적으로 높은 주파수 대역에 집중되어 있으나 /하/에서는 상대적으로 넓은 주파수 대역에, 옅은 색으로 소음 성분이 표시되어 있다. 또한 /사, 싸/ 이후에는 포르만트의 전이가 관찰되나 /하/의 경우에는 이러한 포르만트의 전이가 관찰되지 않으며 소음 성분이 관찰되는 구간에 후행하는 모음과 같은 주파수 대역에서 강한 에너지가 관찰된다. 이와 같은 특성은 〈그림 10-9〉에서도 잘 나타난다. 〈그림 10-9〉는 /하, 히, 헤/의 파형과 스펙트로그램을 나타내는데, 후행하는 모음의 포르만트가 동시조음의 영향으로 마찰 성분에서도 나타난다.

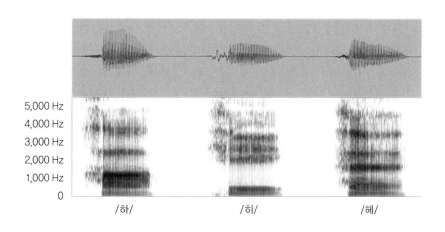

/하/   /히/   /헤/

그림 10-9 **/하, 히, 헤/의 파형과 스펙트로그램**

2.3 파찰음

파찰음은 파열음과 마찰음의 연속으로 생각할 수 있다. 즉 성도의 일정 부분이 폐쇄된 이후 개방이 나타나지만 개방 이후 성도의 좁은 구간에서의 마찰 성분 역시 나타난다. 하지만 파찰음은 일반적으로 마찰음보다는 짧은 마찰 지속시간을 갖는다. 또한 파찰음은 마찰음보다 최대 강도까지 이르는 시간(rise time)이 더 짧다.

한국어 파찰음은 하나의 조음 위치에서 산출되며, 파열음과 마찬가지로 세 가지 발성 유형으로 구분된다. 한국어 파찰음의 조음위치는 연구자에 따라 다르게 설명되지만 신지영(2014)에 따르면 한국어 파찰음의 조음 위치는 치경경구개라고 하는 치경과 접해 있는 경구개 부분이다. 〈그림 10-10〉은 한국어 파찰음 /자, 짜, 차/의 파형과 스펙트로그램을 나타낸다. 한국어 파찰음은 다른 한국어 파열음, 마찰음과 마찬가지로 VOT는 경음이 가장 짧고 격음이 가장 길며, 모음의 F0도 평음이 가장 낮으며 경음과 격음이 상대적으로 높다. 또한 파찰음 마찰소음은 경음이 가장 높은 주파수를 보인다.

2.4 비음

비음은 비강의 공명이 동반되는 소리이다. 일반적으로 파열음, 마찰음, 파찰음 등은 비강의 공명 없이 구강에서의 공명으로만 산출되기에 **구강음**(oral sounds)이라고 한

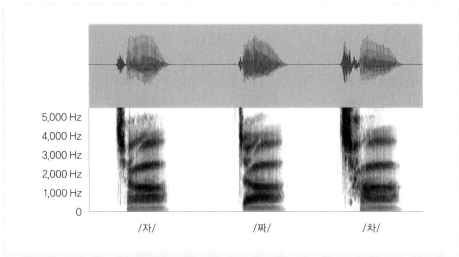

그림 10-10 /자, 짜, 차/의 파형과 스펙트로그램

다. 반면, 비음은 연인두가 개방되어 비강의 공명이 동반된다. 비음은 구강에서의 막힘도 동반이 되는데, 한국어 비음은 입술, 치조, 연구개에서 구강의 막힘이 나타난다. 특히 연구개비음은 한국어에서는 종성의 위치에서만 나타난다. 또한 한국어의 비음은 영어와 비교, 그 비음성이 상대적으로 약하다고 한다. 또한 이로 인하여 비음에 선행하는 모음 역시, 영어에 비해 비음화 정도가 약하게 된다. 〈그림 10-11〉은 한국어

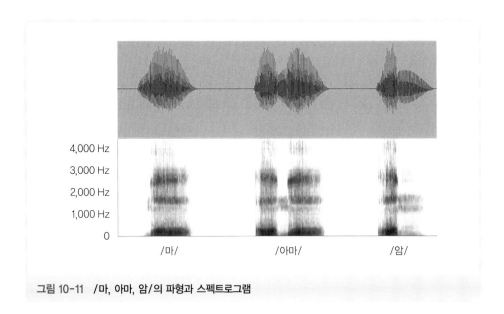

그림 10-11 /마, 아마, 암/의 파형과 스펙트로그램

비음을 포함하는 음절인 [마, 아마, 암]의 파형과 스펙트로그램을 나타낸다.

연인두의 개방으로 인하여 공명관은 더 길어지게 되는데, 이로 인하여 비음은 상대적으로 더 낮은 주파수에서 공명을 하게 된다. 이러한 웅얼거리는 것과 유사한 비음의 낮은 주파수 대역의 공명을 **비강 포르만트**(nasal formant 혹은 nasal murmur)라고 하는데, 성인 남성의 경우 200~300 Hz 대역이 된다. 이러한 비강 포르만트는 비음의 조음 위치에 따라서 차이가 날 수 있는데 양순음이 가장 낮으며, 연구개음이 상대적으로 높다.

비음은 또한 상대적으로 음향학적 에너지가 낮다는 특징이 있다. 이는 부드러운 비강 벽을 통과하면서 음향 에너지가 많이 손실될 수 있기 때문이다. 그리고 앞서 설명한 것과 마찬가지로 성도가 구강과 비강으로 둘로 나뉘게 대면서 특정 주파수 대역의 에너지가 약화되는 **반공명**(antiresonance)이 나타나기 때문이다. 반공명 주파수는 조음위치에 따라 달라지는데, 조음 위치가 뒤로 갈수록 반공명 주파수는 높아진다. 예를 들어서 양순음이 가장 낮고(500~1,500 Hz), 연구개음이 가장 높으며(3,000 Hz), 치조음은 둘의 중간값을 갖는다. 비음은 파열음과 구강에서의 막힘의 위치가 동일하기에 포르만트의 전이 등이 비음의 조음 위치를 판별하는 데 도움이 될 수 있다.

2.5 유음

한국어에서 유음은 한 가지 종류만 있지만 탄설음과 설측음이라는 두 가지 변이음으로 산출된다. 〈그림 10-12〉는 /라, 아라, 알/의 파형과 스펙트로그램을 나타낸다. 설측음은 /알/에서처럼 종성의 위치에서 실현되며, 영어의 /l/과 조음 방법에서 큰 차이가 없다고 한다. 즉 혀끝이 치조 혹은 치아 뒤 중앙에서 접촉을 하며, 소리가 혀의 양 옆에서 산출된다. 하지만 탄설음은 어중초성 등의 위치에서 실현되며, 혀끝이 치조 혹은 치아 뒤를 가볍게 한 번 치는 조음 동작으로 이루어진다. 이에 아래 스펙트로그램에서 나타나는 것처럼 종성의 조음 시간이 상대적으로 더 길며, 탄설음의 경우에는 파열음과 마찬가지로 음향학적 에너지가 적은, 아주 짧은 구간이 나타난다. 이와 더불어 유음의 음향학적인 특징은 포르만트의 전이와 안정된 구간이 같이 나타난다는 것이다. 예를 들어 종성 /알/에서 이와 같은 특징은 분명하게 드러난다.

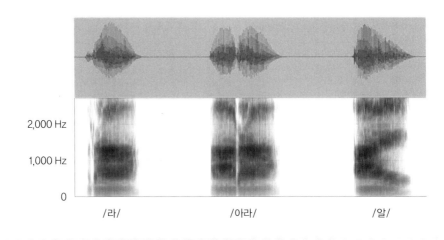

/라/ /아라/ /알/

그림 10-12 /라, 아라, 알/의 파형과 스펙트로그램

맺음말

이 장에서는 한국어 자음의 특성이 음향학적으로 어떻게 나타나는지 시각적 분석도구를 이용하여 살펴보았다. 일반적으로 자음은 조음의 방법, 위치, 그리고 발성 방법에 따라 분류가 되는데, 이러한 특성들은 스펙트로그램, 스펙트럼과 같은 시각적인 분석 도구를 통하여 구별될 수 있었다. 예를 들어 파열음에서는 성도의 막힘으로 인하여 무음 구간이, 마찰음에서는 마찰 성분의 지속적으로 나타나는 점 등이 주요 구별 특징이 될 수 있었다. 또한 비음은 연인두개방으로 인하여 반공명이 나타나고 비강에서의 에너지가 흡수되기에 상대적으로 약한 에너지를 보였다. 조음의 위치는 자음에 후행하는 모음에서의 포르만트 전이 등을 포함하는 여러 특징들로 살펴볼 수 있었다. 마지막으로 발성 방법은 영어와는 달리 긴장성과 기식성으로 구분이 되는데, 이러한 특성이 VOT, 강도 등의 다양한 방식으로 나타났다.

위와 같은 특성은 각 언어에 따른 특성일 수도 있지만 말 산출과 관련된 공통적이고도 자연적인 생리학적인 기전에 따른 특성일 수 있다. 예를 들어 긴장음을 산출하기 위해서는 발성 및 조음 기관을 더 긴장시켜야 하는데, 이로 인하여 음도 및 강도 등이 자연스럽게 연음보다 더 강하게 나타나는 것이다. 즉, 자음의 특성을 이해하기 위해서는 일반적인 말 산출 메커니즘을 이해하고, 이러한 말 산출 메커니즘이 청지각적인 특성으로, 그리고 기기를 이용한 보다 객관적인 측정에서 어떻게 분석될 수 있는지 알아야 할 것이다. 매우 간략한 예이긴 하지만 마비말장애를 보이는 성인은 초성에서 /ㄴ/의 정확도가 가장 높았으며 /ㅆ/의 정확도가 가장 낮았는데 이는 조음방법의 난이도 등에 의한 결과일 것이다(이영미 외, 2013). 이와 같이 정상적인 말 산출 기제의 이해를 바탕으로 조음장애와 마비말장애 등과 같은 여러 말 언어장애에서 나타나는 말 산출 특색을 이해할 수 있을 것이다.

모음의
음향학적 특성

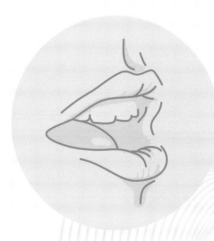

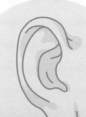

머리말

모음은 상대적으로 성도의 방해가 적은 상태에서 나타나는 소리이다. 모음은 한국어에서 음절의 핵을 구성하며, 특히 단모음은 자음과는 달리 하나의 조음 동작으로 이루어진다. 모음은 일반적으로 혀의 높이(혹은 입의 개폐 정도), 위치, 그리고 입술의 모양 등에 따라 구별된다. 이 장에서는 한국어의 모음 체계와 일반적으로 모음을 구별하는 데 사용되는 음향학적 특성에 대해서 설명하고자 한다.

1. 한국어 단모음체계

단모음(monophthong)은 하나의 조음동작으로 만들어지는 모음을 말한다. 〈그림 11-1〉은 /이, 위/의 스펙트로그램으로 단모음과 이중모음의 차이를 나타낸다. 우선 첫 번째는 /이/의 스펙트로그램으로 이 그림에서는 포르만트의 전이 혹은 변화가 관찰되지 않는다. 포르만트 주파수란 상대적으로 강한 에너지를 보이는 주파수 대역으로, 스펙트로그램에서는 짙은 색으로 나타난다. 이후에 보다 자세히 설명하겠지만 성도는 필터의 역할을 하므로 성도의 모양에 따라 강조되는 특정 주파수 대역, 즉 포르만트 주파수가 달라진다. /이/에서는 짙은 색을 나타내는 주파수 영역, 혹은 포르만트가 시간에 따라 달라지지 않는데 이는 성도 모양의 변화가 없다는 점을 나타낸다. 반면 /위/에서는 짧은 시간 동안 포르만트가 변화하는 것이 관찰된다. 이러한 포르만

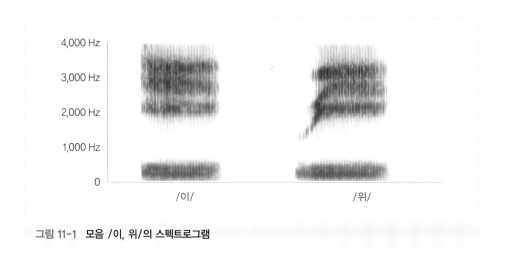

그림 11-1 모음 /이, 위/의 스펙트로그램

트의 전이는 조음기의 움직임으로 인하여 성도의 모습이 변화하였다는 것을 의미한다. 즉 첫 번째 스펙트로그램은 성도 모양의 변화가 없는 단모음 /이/를, 두 번째 스펙트로그램은 조음 동작에서 움직임이 있는 이중 모음인 /위/를 나타내는 것으로 해석할 수 있다.

한국어의 단모음체계는 방언과 학자에 따라 달리 나타날 수 있으나 표준 발음법에 따르면 10개의 단모음이 있다(표 11-1 참조). 이러한 10모음 체계는 전설모음과 후설모음이 각각 5개씩 대칭을 이루고 있는 균형된 체계이다. 하지만 이러한 10모음 체계는 현재의 일반적인 화자에게서는 관찰되지 않기에 현실적이지 못하다는 지적이 있다(신지영, 2014). 예를 들어 〈그림 11-1〉에서와 같이 원순전설모음인 /위/에서는 포르만트의 전이가 관찰되므로 /위/는 단모음이 아니라 이중모음으로 일반적으로 발음된다는 것이다. 더불어 /외/ 역시 이중모음으로 발음되는 경우가 많으며, /애/와 /에/는 서로 상/하강하여 합류하거나 중간음으로 발음되어 일반적으로 10모음 체계가 아니라 7모음 체계를 보인다는 것이다(이호영, 1996). 이러한 7모음 체계에서는 후설모음에서만 평순모음과 원순모음의 대비가 남아 있어, 후설모음의 수가 더 많게 된다(표 11-2 참조). 반면 경상방언에서는 위 7모음 체계에서 /으, 어/가 합류하거나

표 11-1 **한국 표준어의 단모음 체계**

	전설모음		후설모음	
	평순	원순	평순	원순
고모음	이	위	으	우
중모음	에	외	어	오
저모음	애		아	

표 11-2 **한국어 7모음 체계**

	전설모음	후설모음	
	평순	원순	평순
고모음	이	으	우
중모음	에/애	어	오
저모음		아	

각각 모두 /으/ 또는 /어/로 발음하게 되어 6모음 체계를 이룬다고 하나, 젊은 세대에서는 서울 화자와 유사하게 7모음 체계를 이루기도 한다(강옥미, 2003; 장혜진, 신지영, 2006).

2. 모음의 음향학적 기술

상대적으로 제한된 변화의 모습을 보이는 성도에서 위와 같은 다양한 소리, 특히 모음이 나타나는 것을 설명하는 것이 음원-필터 이론이다. 이후에는 음원-필터 이론을 설명하고, 모음의 특성, 특히 포르만트 주파수의 패턴을 설명하는 여러 이론을 소개하고자 한다.

2.1 음원-필터 이론

음원-필터 이론(source-filter theory)에 따르면 상대적으로 독립적인 성대에서의 발성(음원, source)이 성도에서 공명이라는 필터작용을 거쳐서 다양한 말소리가 산출된다. 비록 발성과 공명이 완전히 독립되어 있지는 않지만 설명의 편의상 독립된 것으로 생각할 것이다.

음원이 되는 발성은 기본주파수와 기본주파수의 정수배인 조화음(harmonics) 혹은 배음으로 이루어진 복합음인데, 조화음은 주파수가 증가할수록 강도가 낮아지는 특성을 보인다. 일반적인 발성의 경우 주파수가 두 배가 되는, 즉 한 옥타브 높아질수록 약 12 dB의 강도 감소를 보인다. 즉 예를 들어 100 Hz의 강도가 36 dB라면, 100 Hz의 두 배인 200 Hz는 24 dB, 200 Hz의 두 배인 400 Hz는 12 dB의 강도를 보인다. 하지만 발성 방법이 달라지면 이러한 강도의 감소 폭은 달라진다.

또한 기본주파수의 차이로 인하여 조화음의 간격도 달리 나타난다. 예를 들어 성인 남성과 같이 상대적으로 낮은 기본주파수를 갖는 경우에는 조화음이 좀 더 촘촘하게 배열되어 있으며 성인 여성과 같이 상대적으로 높은 기본주파수를 갖는 경우에는 조화음의 간격이 더 넓어지게 된다. 예를 들어 100 Hz가 기본주파수라면 조화음은 100 Hz의 정수배인 200 Hz, 300 Hz, 400 Hz 등으로 이루어지는 데 반하여 기본주파수가 200 Hz라면 조화음은 200 Hz의 정수배인 400 Hz, 600 Hz, 800 Hz 등으로 구성된다.

　이러한 음원이 성도를 통과하면서 특정 주파수의 에너지는 강화 혹은 약화되는 필터링 과정을 거치게 된다. 이렇게 강화 혹은 약화되는 주파수는 앞에서 설명한 것과 마찬가지로 성도의 모양에 따라 달라진다. 더불어 최종적으로 소리가 입 밖으로 빠져나갈 때에는 고주파수 대역의 에너지가 조금 더 강화된다(그림 11-2 참조). 즉 최종 결과물인 입 밖으로 나오는 말소리는 음원인 발성과 같은 주파수의 배열을 가지지만 성도에서의 공명작용 등으로 인하여 각 주파수의 강도는 달라진다.

2.2　모음의 포르만트 주파수

　모음을 음향학적으로 기술하고 구분하는데 일반적으로 가장 많이 사용하는 것은 포르만트 주파수이다. 일반적으로 공명이 되는 주파수 대역은 5,000 Hz 미만이므로 가장 낮은 4~5개의 포르만트가 모음을 설명할 때 사용이 되며, 특히 첫 두 포르만트 주파수를 많이 사용한다. 포르만트 주파수는 가장 낮은 주파수부터 F1, F2, F3 등으로 이름 붙인다. 일반적으로 F1이 가장 강한 공명 주파수이며, 말소리의 강도는 일반적으로 F1의 강도와 관련이 있다. 또한 F1의 주파수가 낮아지게 되면, F1을 포함한 상위 공명 주파수의 강도 역시 약해진다. 그리고 공명 주파수가 가까워지면 가까워진 그 둘의 강도는 강해진다.

　전술하였듯이 포르만트 주파수는 성도의 모양 혹은 필터 특성에 따라 결정되는데,

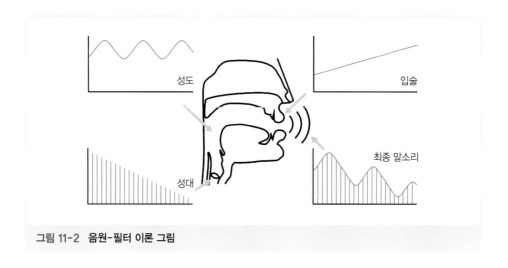

그림 11-2　음원-필터 이론 그림

일반적으로 F1은 혀의 높낮이와 관련이 있다고 한다. 예를 들어 저모음은 F1 주파수가 높으며 고모음은 반대로 낮은 F1 주파수를 보인다. 이러한 혀의 높낮이와 F1 주파수와의 관계는 입술의 개방, 인두강의 부피 등으로 설명된다. 혀의 높이가 낮아지면, 혀 뿌리는 인두쪽으로 밀려나가기에 인두강의 부피는 감소하여, 높은 주파수에서 공명이 나타나게 된다. 반면 혀끝이 상승하면 반대로 인두강의 부피는 증가하게 되는데, 이로 인하여 낮은 주파수에서 공명이 나타나게 되는 것이다.

반면 F2는 혀의 전후 위치에 따른 구강의 길이와 관련 있다고 한다. 예를 들어 후설모음은 낮은 F2를, 전설모음은 높은 F2 주파수를 보인다. 이는 전설모음의 경우 구강의 길이가 짧아져 공명 주파수가 상승하며, 후설모음의 경우에는 구강의 길이가 길어져 공명 주파수가 낮아지기 때문이다. 이와 같은 포르만트 주파수와 성도의 양상은 〈그림 11-3〉에 나타나 있다. 〈그림 11-3〉은 두 모음 /이, 아/의 스펙트로그램과 스펙트럼이다. 〈그림 11-3〉의 윗부분은 스펙트로그램, 아래는 스펙트럼이다. 전술하였듯이 스펙트로그램은 시간에 따른 소리의 특성을 잘 나타내는 데 반하여 스펙트럼은 주어진 특정 시간의 소리의 주파수 강도 등을 잘 나타낸다. 스펙트럼에서 x축은 주파수를, y축은 강도를 나타낸다. 첫 번째는 모음 /이/의 스펙트로그램과 스펙트럼이다. 모음 /이/는 고모음이기에 상대적으로 낮은 F1 값을 보인다. 반면 두 번째 모음인

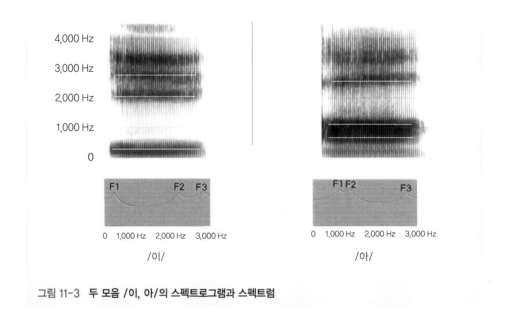

그림 11-3 두 모음 /이, 아/의 스펙트로그램과 스펙트럼

/아/는 개모음이기에 /이/보다는 높은 F1 값을 보인다. 반면 /이/는 전설모음이기에 상대적으로 높은 F2를, /아/는 후설모음이기에 상대적으로 낮은 F2를 보인다.

2.3 모음의 포르만트 주파수를 설명하는 다른 이론

모음의 포르만트 주파수를 앞에서 설명한 것처럼 혀의 고저와 전후 위치뿐 아니라 이전 장에서 설명한 관음향학을 이용하여 설명할 수도 있다. 중립적인 모음 /ə/를 성인 남성이 발화하는 경우에는 이 성인 남성의 성도를 한쪽 끝(성문)은 막히고 다른 쪽 끝(입술)은 열린, 일정한 직경의 17 *cm* 정도의 길이를 갖는 관(tube)이라고 생각할 수 있다. 이러한 관은 관 길이의 네 배 길이의 파장(약 68 *cm*)을 갖는 주파수, 즉 약 500 Hz에서 공명을 하게 된다. 또한 이러한 관은 정상파(standing wave)의 특성을 보이기에, 500 Hz의 홀수 배에 해당하는 주파수인 1,500 Hz, 2,500 Hz에서 공명을 하게 된다. 즉 이 세 주파수 대역이 중립적인 모음 /ə/의 F1, F2, F3가 되는 것이다. 반면 /이/와 같은 모음을 조음하기 위해서는 혀끝이 치조 부위로 상승하게 되므로 성도의 앞부분은 좁혀지고 뒷부분은 넓은 병 모양을 이루는데 이러한 성도의 형태를 **헬름홀츠 공명기**(helmholtz resonator)로 생각할 수 있다. 이렇듯 모음을 산출할 때 나타나는 성도의 모양을 여러 개의 관으로 나누어 성도의 변화에 따른 모음의 포르만트 주파수 변화를 설명할 수 있다(Stevens, 1998).

또한 **섭동이론**(perturbation theory)에 근거하여 모음의 포르만트 주파수를 설명할 수 있다(Kent & Read, 2002). 압력이 높은 곳에서는 단위 부피당 공기의 입자 수가 많다. 반면 공기 입자의 움직임도 적어져서 체적 속도(volume velocity)와 압력은 서로 반대의 특성을 지니게 된다. 즉 체적 속도가 최고치인 곳에서 압력은 최소치가 되며, 체적 속도가 최소치인 곳에서 압력은 최고치가 된다. 특히 체적 속도(혹은 압력)가 최고 혹은 최소치를 나타내는 부분에서의 성도 좁힘은 공명 주파수에 변화를 주게 되는데, 체적 속도가 최소치(혹은 압력이 최고치)인 곳의 성도의 단면적이 단면적이 감소하면 이와 관련된 포르만트 주파수는 상승하게 된다. 반대로 체적 속도가 최고치(혹은 압력이 최소치)인 곳의 단면적이 감소하면 포르만트 주파수는 하강한다. 반면 체적 속도 혹은 압력이 최고 혹은 최소치가 아닌 부위에서의 단면적의 변화는 포르만트 주파수의 변화에 큰 영향을 끼치지 않는다.

위와 같은 원리를 모음의 포르만트 주파수에 적용하면 다음과 같다(그림 11-4 참조). 중립모음에서 F1의 체적 속도가 최고가 되는 곳은 입술이며, 최소가 되는 곳은 성문이다. 한편 F2의 체적 속도가 최고가 되는 곳은 두 곳인데, 이들은 각각 입술 부위와 인두 부위가 된다. 반면 F2의 체적 속도가 최소가 되는 곳은 경구개 부위로 생각할 수 있다. 이와 같은 원리로 F3이 체적 속도가 최고가 되는 곳은 세 곳, 최소가 되는 곳은 두 곳이 된다. 모음 /이/를 산출하기 위해서는 F2의 체적 속도가 최소가 되는 경구개 부위 주변에서 좁힘이 나타나는 것으로 생각할 수 있다. 체적 속도가 최소가 되는 곳, 즉 압력이 최대치인 곳에서 단면적이 좁혀지면 앞서 설명하였듯이 포르만트 주파수는 상승하기에 /이/ 모음은 높은 F2를 갖게 된다. 또한 F1의 체적 속도가 최고가 되는 입술에서의 좁힘도 나타나기에 F1은 낮아지게 된다. 반면 /아/ 모음은 F2의 체적 속도가 최고치(혹은 압력이 최소치)가 되는 인두 부위가 좁혀지기에 낮은 F2를 보이게 된다. 또한 입술에서는 개방이 나타나기에 F1은 상대적으로 높게 나타난다.

이를 앞서 설명한 혀의 고저, 전후 위치와 관련지어 생각하면 다음과 같다. 제1포르만트 주파수에서 체적 속도가 최고치가 되는 곳은 한 곳, 바로 입술 부위이다. 즉 입술 부위를 좁혀 고모음을 산출하면, F1은 하강하고 이 부위를 개방하여 저모음을 산출하면 F1은 상승하게 된다. 한편 F2의 경우 입술, 경구개, 인두 등이 체적 속도의 최고 혹은 최소치를 나타내는 부위이기에 구강 모양의 변화에 민감하게 반응을 하게

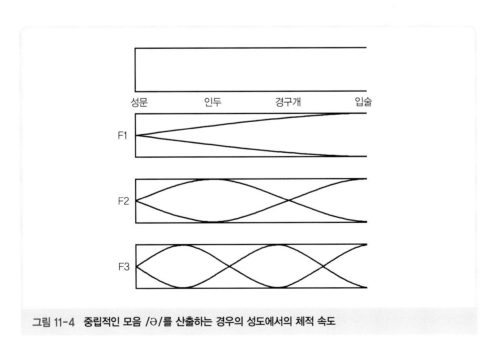

그림 11-4 중립적인 모음 /ə/를 산출하는 경우의 성도에서의 체적 속도

된다. 예를 들어 혀의 뒤쪽 부분이 상승을 하게 되면 F2는 하강하게 되고, 반대로 체적 속도가 최소인 구강 부위가 혀 혹은 턱의 움직임으로 인하여 좁혀지게 되면 F2는 상승하게 된다.

원순모음의 경우에는 입술을 동그랗게 하고 내밀며 조음하게 되는데, 그 결과 전체적인 성도의 길이가 증가하는 것과 유사한 효과가 나타나게 된다. 이와 같은 전체적인 성도 길이의 증가로 인하여 원순모음은 평순모음과 비교하여 전체적으로 낮은 포르만트 주파수를 갖게 된다.

2.4 한국어 모음의 포르만트 주파수

영어와 달리 한국어 모음의 포르만트 주파수와 관련된 기초 연구는 매우 부족한 편이다. 하지만 상대적으로 많은 수의 표준어 남성 화자를 대상으로 측정한 한국어 모음의 F1과 F2는 〈표 11-3〉과 같다. 또한 성인의 7모음 스펙트로그램과 스펙트럼은 〈그림 11-5〉부터 〈그림 11-8〉에 나타나 있다.

전설고모음인 /이/는 낮은 F1(292~341 Hz)과 높은 F2(2,053~2,351 Hz)를 보인다. 반면 /에/와 /애/는 포르만트 주파수에서 큰 차이를 보이지 않는다. 특히 F1은

표 11-3 **한국어 단모음의 포르만트 주파수 패턴**

		이	에(애)	아	어	오	우	으
1	F1	299.6	454.9(490.0)	692.1	515.1	427.0	398.6	377.9
	F2	2351.4	1997.5(1973.8)	1313.5	1060.5	933.0	983.2	1360.3
2	F1	292.6	458.9	663.0		466.4	381.7	
	F2	2243.8	1949.8	1343.1		1432.9	1355.5	
3	F1	257.1	455.1	782.8	513.6	306.3	256.7	313.6
	F2	2052.8	1781.0	1285.3	930.9	686.8	728.5	1400.4
4	F1	292	558(580)	767	561	373	313	375
	F2	2290	1937(1926)	1303	923	681	720	1321
5	F1	341	526(542)	755	593	456	374	392
	F2	2281	1948(1950)	1211	1263	857	1045	1533

1) 정일진(1997), 2) 최예린(2010), 3) 장혜진, 신지영(2007), 4) 문승재(2007), 5) 조성문(2003)

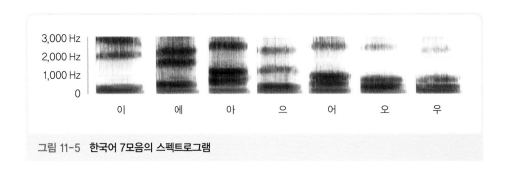

그림 11-5 한국어 7모음의 스펙트로그램

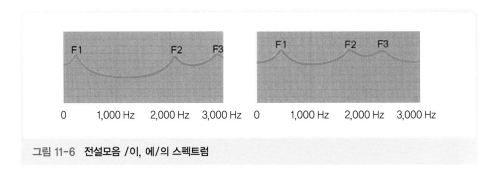

그림 11-6 전설모음 /이, 에/의 스펙트럼

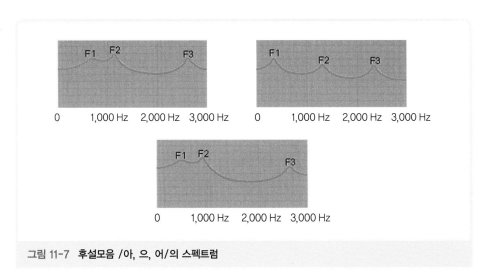

그림 11-7 후설모음 /아, 으, 어/의 스펙트럼

500 Hz 내외(455~558 Hz)이기에 중모음이라는 특성이 잘 나타난다. 반면 F2는 같은 전설모음인 /이/ 보다는 낮지만 상대적으로 높은 패턴(1,781~1,998 Hz)을 보인다. 또한 전설모음의 경우에는 F2와 F1의 차이도 상대적으로 큰 편이다.

후설모음은 공통적으로 낮은 F2를 보이며, 전설모음과는 달리 F1과 F2의 차이

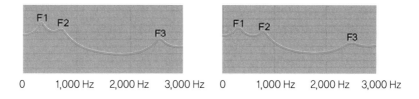

그림 11-8 **후설모음 /오, 우/의 스펙트럼**

도 적은 편이다. 후설저모음인 /아/는 높은 F1(663~783 Hz)과 낮은 F2(1,211~
1,343 Hz)를 보인다. 이는 낮은 F1과 높은 F2를 보이는 전설고모음인 /이/와는 상
반되는 패턴이다. 반면 후설 고모음인 /으/는 상대적으로 낮은 F1(313~392 Hz)
과 F2(1,321~1,533 Hz)를 보인다. 후설중모음인 /어/는 500 Hz를 약간 상회하는
F1(514~593 Hz)과 낮은 F2(923~1,263 Hz)를 보인다.

원순모음은 전체적으로 낮은 F1과 F2를 보인다. 우선 후설고모음인 /우/의 F1은
257~399 Hz로 같은 후설고모음이지만 평순모음인 /으/보다 약간 낮은 패턴을 보인
다. F2 역시 720~1,356 Hz로 /으/보다 낮은 패턴을 보인다. 후설중모음인 /오/의
F1(306~466 Hz)과 F2(681~1,432 Hz) 역시 평순모음인 /어/보다 다소 낮은 패턴을
보인다.

아동의 경우, 성인보다 성도의 길이가 짧기에 전체적으로 모음의 포르만트 주파수
가 높은 편이라고 한다. 하지만 학령전기아동의 각 모음에 따른 포르만트 주파수의
패턴은 성인과 유사하다(심화영 외, 2006; 이규식 외, 2001).

2.5 모음 구별 요인

각 모음의 절대적인 포르만트 주파수 위치보다는 각 포르만트 주파수의 상대적인 차
이가 모음을 구별하는 데 더 유용할 수 있다. 예를 들어 전설고모음은 F1과 F2의 차
이가 상대적으로 크며, 반대로 후설저모음의 경우에는 두 포르만트 주파수의 거리가
상대적으로 가까운 편이다. 이와 같은 포르만트 주파수의 패턴 이외에도 모음을 구
별하는 데 스펙트럼의 패턴이 영향을 끼칠 수 있는데, 전체적인 스펙트럼의 기울기,
각 피크 사이에서의 깊이, 강도 등의 변화는 모음을 판별하는 데 주는 영향은 적지만
피크 위치의 상대적인 변화와 피크 주위의 기울기의 변화는 그 영향력이 클 수 있다

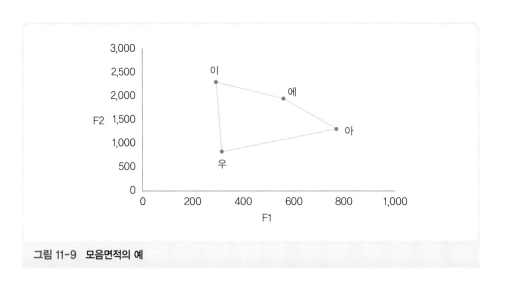

그림 11-9 모음면적의 예

(Miller, 1984).

이와 관련하여 /이-아-우/ 혹은 /이-에-아-우/ 등과 같이 모음 포르만트 주파수를 좌표로 사용하여 모음 공간의 면적을 계산하기도 한다(그림 11-9 참조). 이와 같은 모음삼각도 혹은 모음사각도의 면적은 학령전기 아동의 경우, 연령이 높아지면서 증가하며 말 명료도와 유의한 상관관계를 보였다(심화영 외, 2016). 또한 마비말장애 심각도에 따라서도 모음 공간의 면적에서 차이가 나타나기도 하였다(이옥분 외, 2010). 즉 이와 같은 결과는 운동 및 조절 능력이 음향학적으로 어떻게 분석될 수 있는지를 시사한다.

더불어 영어에서는 긴장성 여부(긴장모음과 이완모음), 강세, 뒤따르는 자음의 유/무성 등에 따라 모음의 길이가 변화할 수 있는데, 이러한 길이의 차이는 유사한 모음을 구별하는 데 도움을 줄 수 있다고 한다. 하지만 한국어에서 장단은 거의 변별적 기능을 상실했다고 한다. 또한 고모음은 일반적으로 저모음보다 높은 기본주파수를 갖게 되며, 이러한 기본주파수의 차이 역시 모음을 구별하는 데 부차적인 역할을 할 수 있다. 이러한 기본주파수의 차이는 고모음을 산출하기 위한 해부학적인 기능의 결과로 추정된다.

2.6 이중모음

이중모음(diphthong)은 단모음과 유사하게 상대적으로 개방된 성도에서 산출되며 포르만트 주파수가 잘 파악된다. 하지만 단모음과는 달리 이중모음은 산출 시 성도의 모양 변화가 나타나며, 이러한 성도의 형태 변화가 포르만트 주파수의 변화로 나타난다.

한국어 이중모음은 영어와는 달리 활음이 단모음 앞에 오는 상향 이중모음이다. 단모음과 결합할 수 있는 활음은 총 세 가지(j, w, ɥ)이며, 이들이 각각 결합할 수 있는 모음에는 제한이 있어 총 10개의 이중모음이 존재한다(표 11-4 참조). 아래 표에서 * 표시는 해당하는 이중모음이 존재하지 않는다는 것이다. 즉 활음 /j/는 전설고모음인 /이/와 결합하여 이중모음을 만들 수 없다는 것이다.

〈그림 11-10〉은 활음 /j/ 계열의 이중모음인 /야, 여, 요, 유, 예/의 스펙트로그램이다. 우선 이중모음 /야/는 전설고모음과 유사한 위치에서 발음되는 /j/계열의 이중모음으로, 처음 시작 부분은 전설고모음의 특징인 상대적으로 낮은 F1과 높은 F2를 보인다. 하지만 이후 F1의 상승과 F2의 하강이 나타나는데, 이는 후설저모음인 단모음 /아/로의 전이를 나타낸다. 즉 활음과 비교하여 혀의 높이는 낮아지고 혀의 위치는 뒤쪽으로 변화하였음을 나타낸다. 이와 같은 F1의 상승과 F2의 하강은 /j/계열 이중모음에서 모두 관찰된다.

〈그림 11-11〉은 활음 /w/ 계열의 이중모음인 /위, 웨, 와, 워/의 스펙트로그램이

표 11-4 한국어의 이중모음 체계

	이	에	아	으	우	어	오
j 계열	*	예	야	*	유	여	요
w 계열	위	웨	와	*	*	워	*
ɥ 계열	의	*	*	*	*	*	*

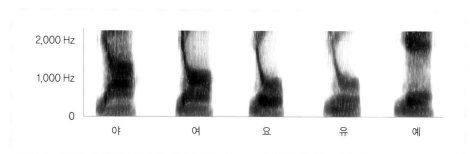

그림 11-10 활음 /j/ 계열 이중모음의 스펙트로그램

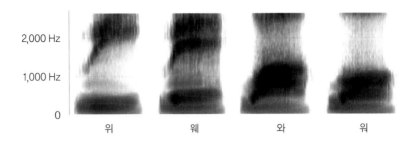

그림 11-11　활음 /w/ 계열 이중모음의 스펙트로그램

다. 〈그림 11-10〉과 마찬가지로 이중모음의 스펙트로그램에서 포르만트의 전이를 살펴볼 수 있다. /j/계열 이중모음이 F1의 상승과 F2의 하강이 주요 특징이라면 /w/ 계열 활음은 포르만트의 상승, 특히 F2의 상승이 두드러진다. 이와 같은 포르만트의 상승은 활음 /w/이 원순모음의 특성을 가지고 있어 전체적으로 포르만트가 낮기 때문이다.

　〈그림 11-12〉는 이중모음 /의/의 스펙트로그램이다. 이중모음 /의/는 위치에 따라 음가가 다양하게 나타난다. 하지만 〈그림 11-12〉에서와 같이 단독으로 발음될 때에는 단모음인 /이/의 F1은 낮고 F2는 높은 편이기에 F1의 하강과 F2의 상승이 관찰된다.

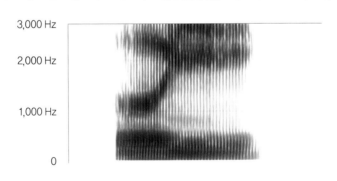

그림 11-12　이중모음 /의/의 스펙트로그램

이 장에서는 모음의 특성을 나타내는 음향학적 단서에 대해서 살펴보았다. 일반적으로 모음은 혀의 고저, 전후, 그리고 입술 모양 등에 따라 분류된다. 음원-필터 이론에 따르면 성대에서 생성된 발성이 성도를 통과하면서 특정 주파수 대역의 에너지가 강조/약화되는 필터링 과정을 거치게 된다. 이에 포르만트 주파수는 성도의 모양에 영향을 받게 되며 이러한 포르만트 주파수를 이용하여 각 모음을 구별할 수 있을 것이다. 예를 들어 F1은 혀의 고저를, F2는 혀의 전후 위치를 나타내며, 원순모음의 경우에는 전체적으로 성도의 길이가 더 길어지는 효과가 나타나므로 전체적으로 포르만트 주파수가 낮아진다는 특성을 이용하여 각 모음을 구별할 수 있을 것이다.

단모음이 하나의 조음동작으로 이루어지는 데 반하여 복모음은 여러 조음 동작으로 이루어진다. 한국어 이중모음은 활음과 단모음의 결합으로 나타나는데, 이러한 조음 동작의 움직임이 포르만트의 전이로 나타나게 된다.

특히 이번 장에서는 이 책의 앞부분에서 설명한 소리와 공명의 특성을 이용하여 모음의 특성을 기초적인 수준에서 설명하고자 하였다. 예를 들어 성도에서의 발성은 성도를 통과하면서 공명되는데, 성도의 모습에 따라서 공명이 되는 주파수, 혹은 강조되는 주파수가 달리 나타나게 된다. 이로 인하여 다양한 포르만트 주파수의 형태를 갖는 모음을 산출할 수 있게 된다. 이에 성도 모양을 세밀하게 조절할 수 있는 능력이 명료한 모음 산출과 관련이 있음을 알 수 있을 것이다.

초분절적 요소 및 기타 특성

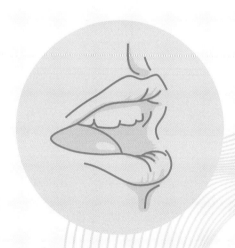

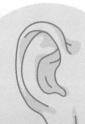

머리말

이전 장에서는 자음과 모음과 같은 분절적(segmental) 요소에 대해서 살펴보았으며, 이번 장에서는 분절음에 얹히는 요소인 초분절적(suprasegmental) 요소 혹은 운율(prosody)에 대해서 살펴볼 것이다. 초분절적 요소는 자음과 모음 등과 같은 분절음으로 설명할 수 없는 발화의 특성으로, 음높이, 크기, 길이 등과 운율 자질(prosodic feature)로 이루어져 강세(stress), 억양(intonation) 등을 구성한다.

초분절적 요소는 하나 이상의 분절음, 즉 음절, 단어, 구, 문장 등에 얹혀 의미 구별, 감정 표현 등과 같은 기능을 수행할 수 있다. 하지만 운율 자질은 분절음의 음가에는 영향을 끼치지 않는다. 예를 들어 /아/를 높은 음도 혹은 낮은 음도로, 크게 혹은 작게, 길게 혹은 짧게 발화할 수 있으나 모음의 음가는 변화하지 않는다.

언어는 운율 유형에 따라 강세 언어, 성조 언어, 고저 악센트어, 강세 고저어 등으로 나뉜다(이호영, 1997). 강세 언어는 강세 규칙으로 어휘의 강세를 예측할 수 없는 영어, 러시아어 등과 같은 자유 강세어와 강세 규칙에 따라 강세가 부여되는 헝가리어, 핀란드어와 같은 고정 강세어로 나뉜다. 일반적으로 자유 강세어에서는 강세에 따라 어휘의 의미가 구별된다. 성조 언어는 높이가 어휘 의미의 변별기능을 수행하는 언어이며 대표적인 언어로는 중국어이다. 고저 악센트어는 낱말의 한 음절 혹은 모라에만 고저 악센트가 부여되며 나머지 음절 혹은 모라는 규칙에 따라 높이가 결정되는 언어로 일본어가 이에 해당한다. 강세 고저어는 낱말의 한 음절에 강세가 부여되며, 강세 음절에 대립적인 성조가 얹히는 언어로 스웨덴어가 대표적이다. 한국어가 어떠한 운율 유형에 따르는지에 대해서는 성조 언어설, 고저 악센트설, 강세 언어설 등과 같이 다양한 이견이 있다.

1. 강세

강세는 조음적 측면에서는 조음의 힘의 정도로, 음향학적 측면에서는 진폭과 세기로, 청취적 측면에서는 돋들림으로 실현된다(이호영, 1997). 즉 강세가 있는 음절은 강세가 없는 음절보다 더 강한 조음의 힘으로 조음되며, 그 결과 강세가 있는 음절은 더 강한 진폭과 세기를 가지며, 청자에게 강세가 있는 음절은 더 돋들리게 된다.

전술하였듯이 영어에서는 어휘 강세(lexical stress)의 위치를 예측할 수 없으며, 이와 같은 어휘 강세가 단어의 의미를 구별하는 역할을 담당하나 한국어에서는 강세가 그러한 어휘의 의미 구분 기능을 수행하지 않는다. 하지만 한국어에서 강세는 의미의 준변별 기능을 수행할 수 있다. 예를 들어 한국어에는 강세의 유무와 위치에 따라서 의미가 구별되는 구와 복합어들이 있는데, 예를 들어서 /큰 엄마/가 키가 큰 엄마를 의미할 때에는 /큰/과 /엄/ 모두에 강세가 놓이지만 큰아버지의 부인을 의미할 경우에는 /큰/에만 강세가 놓인다고 한다(이호영, 1997). 또한 한국어에서 강세는 중요한 부분을 강조하는 강조 기능, 리듬 패턴을 구성하는 리듬 기능, 말토막 억양을 구성하는 억양 기능, 말토막이 시작되는 위치를 알려주는 경계 표시 기능, 강세를 받은 음절을 그렇지 않은 음절보다 더 돋들리게 하는 절정적 기능, 비강세 음절의 단모음화와 같은 현상을 설명하는 데 필요한 음운론적 기능 등을 수행한다.

하나의 한국어 단어에서는 하나의 주강세가 있으며, 주강세의 위치는 단어의 음절 수와 첫 음절의 음절 구조에 따라 결정된다고 한다(이호영, 1997). 즉 한국어의 단어 강세는 일반적으로 첫음절에 부가되지만, 셋 이상의 음절로 이루어진 단어의 경우, 첫음절이 가벼운 음절이면 둘째 음절에 강세가 부가되기도 한다. 〈그림 12-1〉은 /어머니/와 /학생증/의 음도, 강도, 스펙트로그램 등을 나타내고 있다. 그림의 첫 번째 줄에는 음파가, 두 번째 줄에는 음도, 세 번째 줄에는 강도, 그리고 마지막 줄에는 스펙트로그램이 나타나 있다. /어머니/와 같이 첫음절이 종성이 없는 가벼운 음절인

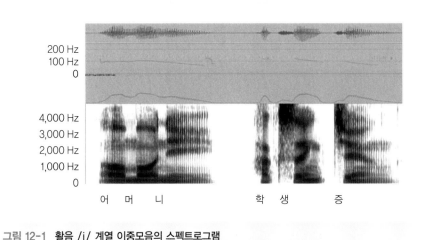

그림 12-1　활음 /j/ 계열 이중모음의 스펙트로그램

경우에는 둘째 음절인 /머/에 주강세가 부가되어, 음도와 강도가 둘째 음절에서 조금 더 높은 상태이다. 반면 /학생증/의 경우에는 첫음절 /학/에 주강세가 부가된다. 음절의 길이는 개별 분절음 등의 종류에 따라 다르게 나타나 있다. 더불어 복합어의 경우에는 구성 형태소의 수에 따라 둘 이상의 강세가 부가되기도 한다고 한다.

강세는 높은 기본주파수, 긴 지속 시간, 큰 강도 등으로 나타날 수 있다. 전술하였듯이 조음 측면에서 강세는 더 큰 조음의 힘으로 설명된다. 즉, 특정 음절에 강세를 두기 위해서 화자는 더 큰 노력 혹은 힘으로 발화하게 되는데, 그 결과 성대는 더 긴장된다. 이렇듯 성대의 긴장이 증가하면 성문하압(subglottal pressure) 역시 증가한다. 즉, 성대의 긴장과 성문하압의 증가로 기본주파수의 강도와 높이가 증가하게 된다. 강세 이외에도 분절음의 내재적인 특성에 따라서 기본주파수는 달라질 수 있다. 예를 들어 고모음은 저모음보다 다소 높은 기본주파수를 보인다. 더불어 음절의 유형에 따라서도 달라질 수 있는데 유성자음에 후행하는 경우보다 무성자음에 후행하는 모음의 기본주파수가 다소 높은 편이다. 또한 음절의 지속시간이 더 길어지게 되면 조음기가 모음의 목표 위치까지 접근하는 데 더 많은 시간이 걸릴 수 있기에 이와는 반대로 강세가 없는 음절의 모음은 목표 위치에 도달하지 못하는 현상이 나타날 수 있다. 이와 같은 특성은 자유 강세어인 영어에서 두드러지게 나타난다. 예를 들어 영어에서 강세가 없는 음절의 모음은 중성화되어서 나타나는 경향을 보인다.

영어 강세에서 가장 큰 영향요소는 기본주파수이며, 다음으로는 지속 시간이라고 한다. 강도는 위 두 가지보다는 상대적으로 영향이 적다고 한다(Raphael et al., 2011). 하지만 개별화자가 2음절 단어에서 강세를 표현하기 위해서 기본주파수, 지속 시간 등을 사용하는 방식은 매우 다양하게 나타날 수 있다. 반면 한국어에서 강세는 강약이 주요한 요소라는 의견, 높낮이가 주요 요소라는 의견, 세기와 길이 등 여러 가지 요소가 함께 중요하다는 의견 등 다양한 의견이 존재한다. 예를 들어 이현복(1973)은 길이가 한국어 강세의 주요 요소라고 주장하였으며, 성철재(1992) 역시 길이와 세기가 돋들림에 영향을 주며, 고저는 그 영향이 적다고 하였다. 반면 한국어 낱말의 고저 위치는 분절음의 자질, 음절 구조, 하강 현상과 같은 물리적 요인에 따라 실현된다고도 한다(구희산, 1995).

이처럼 한국어의 단어 강세에 대해 여러 이견이 있고 어휘의 의미를 구별하는 기능을 하지 않기에 의사소통장애 영역에서 활발히 연구되고 있지는 않다. 하지만 발달성 말실행증 아동과 중국인 유학생 등이 낱말 강세에서 일반집단과 비교, 차이를 보인다는 점이 지적되었다(박희정, 석동일, 2006; 이경재 외, 2013). 또한 운율훈련을 통하여 인공와우 아동이 단어 강세에서 정확도가 높아진다는 연구도 있다(이은경, 석동일, 2004). 즉 이와 같은 결과는 다양한 의사소통장애 집단이 일반인과 비교, 말의 자연스러움에서 차이를 보일 수 있으며 그러한 차이의 원인이 강세일 수 있다는 점을 시사한다.

2. 억양

비록 높낮이가 한국어에서 단어의 뜻을 구별하지는 않지만 절 혹은 문장의 전체적인 높낮이, 즉 인토네이션(intonation)은 절 혹은 문장의 의미와 화자의 태도와 감정 등을 표현할 수 있다. 우선 억양은 문장의 의미를 나타낼 수 있는데, 예를 들어 의문문은 상승조를 보이며, 평서문은 하향조를 보인다. 〈그림 12-2〉는 평서문인 "밥 먹었어"와 의문문인 "밥 먹었어?", 그리고 이어진 문장인 "밥 먹고 학교 갔어"의 스펙트로그램과 피치(pitch)의 변화를 나타낸다. 일반적으로 피치의 변화는 기본주파수로 측정한다. 첫 번째 문장인 "밥 먹었어"는 평서문으로 기본주파수가 하향하는 모습을 보인다. 이와 같은 평서문에서는 일반적으로 구 혹은 문장의 처음 부분 근처에서 가장 높은 피치가 관찰되며 이후 지속적으로 낮아져 마지막 부분에서 최저치를 보인다. 반면 두 번째 문장인 "밥 먹었어?"의 경우에는 의문문으로 피치가 상승하는 모

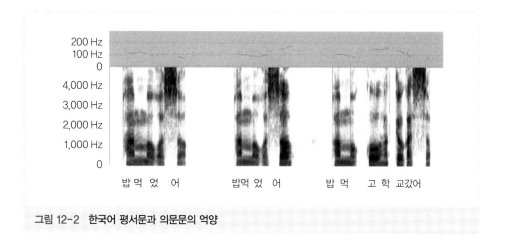

그림 12-2 한국어 평서문과 의문문의 억양

습이 관찰된다. 억양의 상승 이외에도 어휘, 통사, 상황적인 큐를 이용하여 청자는 의문문이 발화되고 있다는 것을 알 수 있다. 마지막 문장인 "밥 먹고 학교 갔어"의 경우에는 "밥 먹고"에서는 상승조를 보이는데, 이는 문장이 아직 끝나지 않았음을 나타낸다. 이와 같은 상황에서의 억양의 상승폭은 의문문보다는 적은 편이다. 반면 이어지는 "학교 갔어"에서는 평서문으로 하향조가 관찰된다.

평서문 발화의 마지막이 하향조인 것은 거의 모든 세계 언어에서 공통적으로 나타나는 현상으로 생리학적인 현상으로 추측된다(Raphael et al., 2011). 이러한 하향조는 유아의 울음소리에서도 발견이 되는데, 이는 날숨이 끝나가면서 압력이 빨리 하강하게 되고, 이로 인하여 성대의 개폐도 느려져서 기본주파수가 낮아지기 때문이다. 반면 의문문과 같은 상승조의 경우에는 윤상갑상근(cricothyroid muscle)의 수축으로 성대의 긴장도가 높아져 성대의 진동수가 상승하게 된다.

발화는 화자의 감정과 태도를 표현할 수 있는데, 높낮이, 말 속도, 강도, 음성 질 등 다양한 초분절적인 요인이 이를 나타낼 수 있다. 예를 들어 행복함은 높은 음도와 강한 강도, 약간 빠르거나 느린 속도 등으로 표현되는 데 반하여 슬픔은 약간 낮은 음도와 약한 강도, 약간 느린 말 속도 등으로 나타날 수 있다(Murray & Arnott, 1993).

특히 억양구의 마지막 음절에 얹히는 억양 패턴을 핵 억양(nuclear tone) 혹은 경계성조(boundary tone)라고 하며, 이호영(1997)은 낮은 수평조, 가운데 수평조, 높은 수평조, 낮내림조, 높내림조, 온오름조, 낮오름조, 내리오름조, 오르내림조 등 9개의 핵 억양을 제시하였다. 핵 억양은 화자의 태도 등을 나타낼 수 있는데 예를 들어 낮은 수평조는 단정적, 냉정한 태도를, 높은 수평조는 관심 있는, 놀라운 태도 등을 나타낸다. 더불어 억양구의 마지막 음절은 길어지게 되는, 어말 장음화를 보이며, 이후에 물리적인 휴지기가 동반된다.

비록 표준어에서는 높낮이가 단어의 의미를 구별하지 못한다고 하지만 일부 방언에서는 높낮이에 따른 의미 구별이 가능하다고 한다. 중세국어 이후에 성조가 사라지면서 장단으로 변화하였다는 의견이 지배적이지만 경상방언의 경우에는 고저의 차이가 남아 있다고 한다. 예를 들어 경북방언에서는 고저와 저조, 경남방언에서는 고조, 중조, 저조의 구별이 이루어지고 있다고 한다. 예를 들어 경남방언에서는 '말'이 저조로 발음되면 '언어'를, 중조로 발음되면 '곡식이나 액체의 단위'를, 고조로 발음되면 '사람이 타는 동물'을 의미한다고 한다. 특히 이와 같은 성조 형태는 개별 단어로 발음될 때보다는 조사 등과 함께 발음될 때 더 두드러지게 나타난다고 한다.

국내의 다양한 의사소통장애 집단의 평서문, 의문문 등의 억양 관련 연구가 있다. 우선 이성은 등(2010)은 억양의 문제가 청각장애인의 말 명료도와 용인도에 모두 영향을 줄 수 있다고 보고하였는데 이와 같은 결과는 억양이 말의 중요한 특성임을 시사한다. 더불어 우반구 손상 환자는 평서문에서는 차이가 없었으나 의문문에서 억양의 차이를 보였으며(임혜숙, 유재연, 2015), 마비말장애를 보이는 사람은 일반인보다 억양이 전반적으로 완만하였다(서인효, 성철재, 2012). 더불어 발달성 말실행증, 자폐스펙트럼, 지적장애인 등 여러 집단의 억양이 일반인과 비교했을 때 다를 수 있다는 점이 보고되었다(박지현 외, 2019; 박희정, 석동일, 2006; 송기영, 유재연, 2011; 최지은, 이윤경, 2019).

3. 강도

발화에서 강도는 변화를 보이는데, 우선 이는 자음이 모음보다 강도가 약하기 때문이다. 일반적으로 자음과 모음의 강도 차이는 7~14 dB 정도라고 한다. 또한 자음과 모음의 강도 차이는 실제 발화 환경에서는 여러 다양한 요인으로부터 영향을 받을 수 있는데, 예를 들어 자음과 모음의 종류, 단어 내에서의 자음의 위치, 강세, 전체적인 발성 노력 정도, 화자의 성 등에 따라 자음과 모음의 강도 차이는 달라질 수 있다.

〈그림 12-3〉은 〈그림 12-2〉에 제시된 발화의 강도를 나타내며, 이를 좀 더 자세히 살펴보면 다음과 같다. 우선 전체적으로 자음보다 모음의 강도가 더 큰 편이다. 아래 그림에서 나타난 자음은 순서대로 파열음 /ㅂ/, 비음 /ㅁ/, 파열음 /ㄱ/, 마찰음 /ㅆ/와 /ㅎ/ 등이며, 모음은 나타난 순서대로 /ㅏ, ㅓ, ㅗ, ㅛ/ 등이다. 예를 들어 첫 문장의 '었'의 경우, 모음 /ㅓ/는 전후에 위치하는 자음 /ㄱ, ㅆ/보다 더 큰 강도를 보이는 것을 알 수 있다. 또한 비음은 같은 공명음인 모음보다 약한 강도를 보이고 있다. 또한 자음의 종류에 따라서도 강도의 차이를 살펴볼 수 있는데, 마찰음의 강도가 상대적으로 작은 편이다. 또한 첫 문장은 평서문이기에 하향조를 보이고 있으며 마지막 음절은 상대적으로 작은 강도를 보인다. 반면 두 번째 문장은 의문문이기에 상향조를 보이고 있으며, 마지막 음절은 상대적으로 큰 강도를 보인다. 이와 관련하여 지

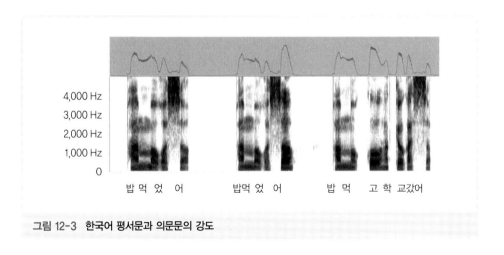

그림 12-3 한국어 평서문과 의문문의 강도

적장애인은 일반인과 비교, 독해능력이 낮아 끊어 읽는 방식으로 읽고 적절한 음성 강도를 유지하는 데 어려움을 보이기에 문장 읽기에서 강도의 변화가 큰 것으로 나타났다(송기영, 유재연, 2011).

4. 길이와 리듬

한국어 표준발음법에 따르면 길이는 단어의 뜻을 구별한다고 하나 실제 많은 표준어 화자들은 장단으로 단어의 뜻을 구별하지는 않는다. 하지만 길이는 화자와 상황에 따라 매우 다양하게 나타난다. 우선 각 분절음들은 내재적인 길이의 차이가 있을 수 있다. 예를 들어 이중모음은 단모음보다, 저모음은 고모음보다, 그리고 마찰음은 파열음보다 길이가 더 길다. 이러한 분절음의 내재적인 특성 이외에도 문맥과 같은 다양한 외적 특성에 따라 길이는 달라질 수 있다. 이전 장에서 설명하였듯이 영어에서는 유성음 앞에 있는 모음은 무성음 앞에 놓인 모음보다 더 길게 발음된다. 또한 다음 절단어에서 강세를 받는 음절이나 1음절 단어이지만 발화에서 강조가 되는 단어는 강세를 받지 않는 음절이나 강조가 되지 않는 다른 음절보다 길이가 길어질 수 있다. 빠른 말 속도보다는 느린 말 속도에서 분절음의 길이는 길어지며, 구나 절의 마지막 음절은 앞서 설명하였듯이 어말장음화로 인하여 상대적으로 길게 발음된다. 이러한 길이의 변화로 청자와 화자는 발화가 끝난다는 점을 알 수 있다.

리듬은 음절 등의 길이와 관련이 있는데, 영어는 강세시간언어 혹은 강세박자언어(stress-timed language)라고 한다. 강세시간언어는 강세가 있는 긴 음절과 강세가 없는 짧은 음절이 교대로 나타나는 언어이며, 각 강세 사이의 길이가 일정하게 나타난다. 반면 음절시간언어 혹은 음절박자언어(syllable-timed language)는 음절이 리듬 단위가 되며, 매 음절이 유사한 길이를 가지게 된다. 대표적인 음절시간언어로는 프랑스어 등이 있다. 한국어는 음절시간언어의 특성을 좀 더 강하게 보이지만 강세시간언어와 음절시간언어의 특징이 모두 나타나기에 한국어가 어떠한 형태를 따르는지에 대해서는 더 논의가 필요할 것이다. 더불어 화자의 연령대에 따라 다른 양상을 보인다는 연구 결과도 있다. 예를 들어 젊은 층은 음절시간언어와 유사한 발화 특성을, 장년층은 강세시간언어와 유사한 발화 특성을 보인다는 연구도 있다(이현복 외, 1993).

5. 동시조음

분절적인 요소, 즉 개별음이 음절, 단어, 문장 등을 형성하기 위하여 조합될 때에는 문맥의 영향을 받아서 발음된다. 즉, 실제 발화에서는 분절음 단위로 산출되는 것이 아니라 여러 말소리가 연속적으로 이어져서 산출되기에 발화 시 개별 분절음은 자신의 고유한 특성을 잃어버리고 주위 소리의 특성을 나타낼 수 있다. 이러한 현상을 **동시조음**(coarticulation)이라고 한다.

동시조음은 우선 개별 음운이 지니고 있는 변별자질을 이용하여 설명할 수 있다. **변별자질**(distinctive features)은 음운자질(phonological features)이라고도 하며, 하나의 음운을 다른 음운과 구별하는 특성을 의미한다. 변별자질은 크게 주요 부류자질, 공명강자질, 조음방법자질, 음원자질 등으로 나누어지는데, 신지영(2014)은 다음과 같이 한국어 음운을 위한 변별자질을 설명하였다. 한국어 자음은 자음성, 성절성, 공명성의 세 가지 주요 부류 자질, 지속성, 지연개방성, 설측성과 같은 조음 방법을 위한 세 가지 자질, 설정성과 전방성과 같은 두 가지의 조음 위치와 관련된 자질, 긴장성, 기식성과 같은 발성 유형과 관련된 두 가지의 변별자질을 이용하여 설명할 수 있다. 한국어 모음과 반모음의 경우에는 자음성, 성절성, 공명성의 세 가지 주요 부류 자질 이외에도 고설성, 저설성, 후설성과 같은 세 가지의 혀의 위치와 관련된 변별자질, 원순성과 같은 입술 모양과 관련된 변별자질을 이용하여 설명될 수 있다. 예를 들어 /수/라는 음절의 개별 음소의 변별자질을 살펴보면 우선 /ㅅ/은 치조마찰음이기에 [+ 설정성]이라는 특성을 지니지만 입술의 모양은 치조마찰음을 조음하는 데 주요 요소가 아니기에 이에 해당하는 자질값을 가지고 있지 않다. 반면 /ㅜ/는 원순모음이기에 [+ 원순성]라는 변별자질값을 갖는다. 이에 /수/라는 음절을 조음할 때, 치조마찰음이 [원순성]에서는 이미 지정된 값이 없기에 후행하는 모음의 변별자질값에 영향을 받아 실제 조음하는 상황에서는 원순성이 추가되어 치조마찰음을 조음할 때 입술 모양이 동그랗게 된다는 것이다. 이러한 동시조음을 통하여 개별 음소의 변별자질을 비연속적으로 발음해야 하는 비효율적인 상황을 피하고 일련의 소리를 부드럽게 산출할 수 있게 된다.

동시조음은 순행 혹은 역행적일 수 있다. 순행(backward) 동시조음의 경우에는 앞선 음의 영향을 받아서 뒤의 음이 변화하는 동시조음이며, 역행(forward) 동시조음은 뒤 음의 영향을 받아서 앞선 음의 변화가 나타나는 경우이다. 역행 동시조음의 예로는 앞서 설명한 /수/와 같은 /자음 + 원순모음/ 형태의 음절 발화 시, 자음을 발화할 때 입술 모양이 후행하는 원순모음의 영향으로 동그랗게 모이는 경우이다. 이러한 역행 동시조음은 전술하였듯이 연속적인 음운의 조음과정을 사전에 계획하면서 나타날 수 있다. 반면 순행 동시조음의 예로는 /마/와 같이 비음과 구강음이 연속으로 나타날 때 비음에 후행하는 구강음에서 비강공명이 나타나는 경우이다. 〈그림 12-4〉는 /아, 마, 파/의 비성도(nasalance)를 나타낸다. 모음 /아/와 자음 /ㅍ/은 모두 구강음이기에 /아/와 /파/에서 낮은 비성도를 보인다. 반면 /마/는 비음 /ㅁ/과 구강음 /ㅏ/로 구성되어 있으나 비음에 후행하는 /ㅏ/는 구강음으로만 이루어진 /아/ 혹은

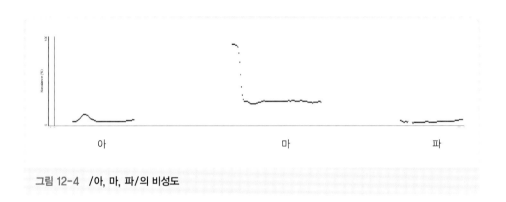

그림 12-4 /아, 마, 파/의 비성도

/파/ 보다는 높은 비성도를 보인다. 이와 같은 순행 동시조음은 관성 등의 특성으로 인하여 조음기가 한 위치에서 다른 위치로 빨리 움직이지 못하기 때문인 것으로 설명될 수 있다. 특히 동시조음은 말소리장애아동의 오류 유형에 영향을 미칠 수 있기에 말소리장애아동의 평가와 치료에 이를 고려할 필요가 있다(김민정, 2014). 예를 들어 /구/와 같이 연구개파열음이 후설모음과 결합한 경우에는 정조음을 할 수 있으나 /ㅣ/와 같이 전설모음과 결합한 경우에는 [디]로 오조음한 경우는 동시조음의 영향일 수 있다.

6. 화자에 따른 차이

말소리는 성별, 나이, 방언 등과 같은 다양한 요인에 따라 달리 나타날 수 있는데, 이는 생리적 요인, 학습적 요인 등에 의해서일 수 있다.

우선 성인 여성은 성인 남성과 비교, 높은 음도를 보이기에 성인 여성의 음성/조음 분석 시에는 이를 고려하여야 한다. 우선 성인 여성은 성인 남성보다 더 높은 기본주파수를 보이기에 배음의 간격도 더 넓다. 이에 포르만트 주파수를 정확히 분석하기에 어려움이 따를 수 있다. 특히 기기를 이용하여 음성을 분석할 때 일반적으로 사용하는 대역폭(bandwidth)은 화자의 기본주파수의 두세 배를 이용하기에 남성, 여성, 그리고 아동의 음성을 분석할 경우에는 서로 다른 대역폭을 사용하는 것이 적절할 것이다. 예를 들어 〈그림 12-5〉는 성인 남성과 여성, 그리고 7세 여자아동의 /아/발화의 음파, 음도, 그리고 협역(30 Hz) 스펙트로그램을 나타내고 있다. 우선 그림 처음에 나타난 것은 성인 여성으로 대략적으로 250 Hz의 기본주파수를 보이고 있다. 두 번째 그림은 7세 여자 아동으로 약 290 Hz의 기본주파수를, 세 번째는 성인 남성으로 대략적으로 100 Hz의 기본주파수를 보이고 있다. 이전 장에서 설명하였듯이 협역 스펙트로그램은 기본주파수와 이에 따른 조화음을 잘 나타내주고 있는데, 상대적으로 기본주파수가 높은 성인 여성과 아동의 경우에는 기본주파수가 높기에 조화음의 간격이 넓은 편이다. 반면 성인 남성은 상대적으로 낮은 기본주파수를 보이고 있으며, 성인 여성과 아동에 비하여 조화음의 간격도 좁은 편이다. 반면 〈그림 12-6〉은 같은 발화 자료를 분석한 광역(300 Hz) 스펙트로그램이다. 이 그림에서 성인 남성의 포르만트

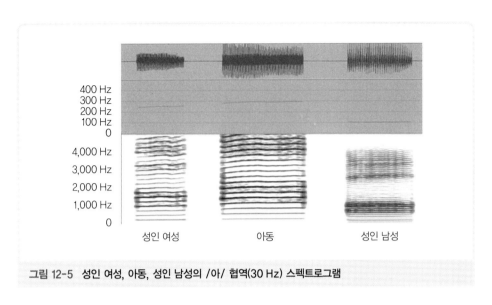

그림 12-5 성인 여성, 아동, 성인 남성의 /아/ 협역(30 Hz) 스펙트로그램

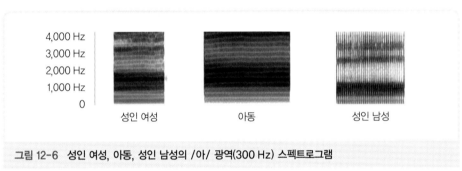

그림 12-6 성인 여성, 아동, 성인 남성의 /아/ 광역(300 Hz) 스펙트로그램

주파수는 성인 여성과 아동보다 좀 더 잘 나타나 있다. 더불어 이전 장에서 설명하였
듯이 성인 남성의 기본주파수는 상대적으로 낮은 편이기에 성대의 진동주기는 상대
적으로 긴 편이다. 이에 높은 기본주파수를 보이는 성인 여성과 아동의 스펙트로그램
과 비교, 발성 주기도 상대적으로 잘 관찰된다.

또한 여성은 성대 접촉 시 부분적인 개방으로 인하여 기식성을 보일 수 있으며,
이로 인하여 제2조화음이 기본주파수보다 상대적으로 강도가 약하며, 제1포르만
트의 대역폭이 커질 수 있다. 더불어 여성은 남성보다 더 큰 성대의 개방지수(open
quotient)를 보일 수 있다. 〈그림 12-7〉은 성인 남성과 여성의 성문의 개폐 상태를 나
타내는 EGG(Electroglottography)이다. EGG는 성대에서의 전류와 임피던스를 측정
하는데, 성대 조직은 공기보다는 전류를 더 잘 전달하기에 성문의 접촉 범위가 넓을

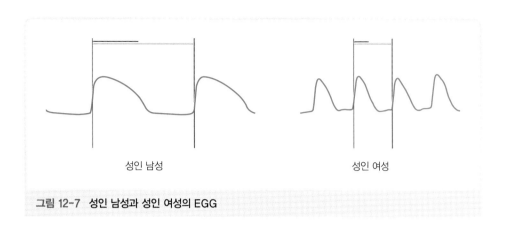

성인 남성   성인 여성

그림 12-7 성인 남성과 성인 여성의 EGG

수록 임피던스는 낮아진다. EGG 그림에서는 1회의 성대진동 사이클과 그 사이클 내에서 성대가 내전된 상태가 표시되어 있다. 성인 남성은 1회의 성대진동 사이클 내에서 성문이 접촉되어 있는 시간이 여성보다 상대적으로 더 길다는 점이 나타나 있다.

더불어 성인 여성의 성도는 성인 남성의 성도보다 길이가 더 짧기에 공명 주파수가 더 높다. 〈그림 12-8〉은 성인 여성, 아동, 성인 남성의 /아/ 스펙트럼이다. 성인 여성의 F1과 F2는 각각 1,077 Hz와 1,550 Hz, 아동은 각각 1,486 Hz와 2,099 Hz를, 성인 남성은 각각 743 Hz와 1,055 Hz를 나타내고 있다. 이는 마찰음의 경우에도 적용되어, 성인 여성 마찰음의 마찰 성분은 성인 남성보다 더 높은 주파수 대역에서 큰 강도를 갖는다. 남성과 여성이 보이는 포르만트 주파수 패턴의 차이는 성에 따른 성도의 길이 차이 이외에도 여성이 남성에 비하여 모음을 산출할 때 더 길고 작은 협착을 이용하며, 배음의 간격 차이가 크다는 점을 보완하기 위하여 각 모음의 음향적 차이를 더 크게 나타나게 하도록 조음한다는 행동적인 특성으로도 설명될 수 있다. 더불어 VOT

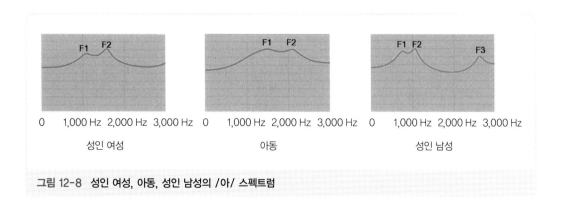

| 0   1,000 Hz 2,000 Hz 3,000 Hz | 0   1,000 Hz 2,000 Hz 3,000 Hz | 0   1,000 Hz 2,000 Hz 3,000 Hz |
| 성인 여성 | 아동 | 성인 남성 |

그림 12-8 성인 여성, 아동, 성인 남성의 /아/ 스펙트럼

에서도 남녀 성별로 차이를 보일 수 있으나 이러한 차이는 언어별로 달리 나타날 수 있다. 예를 들어 영어에서는 여성이 더 긴 VOT를 보였다고 하나 한국어 화자를 대상으로 한 경우에는 남성이 더 긴 VOT를 보일 수 있다.

아동은 성인보다 더 짧은 성도를 갖기에 앞서 언급한 성인 남녀의 차이가 더 크게 나타날 수 있으나, 사춘기를 거치면서 이러한 음성의 특성에 있어서 아동은 급격한 변화를 보인다. 아동의 성도의 길이를 약 8 cm라고 가정한다면, 아동의 중립모음의 포르만트 주파수는 약 2,000 Hz의 간격을 갖는다. 즉 기본주파수가 약 400 Hz라고 한다면, 제1, 2 포르만트는 각각 1,000 Hz와 3,000 Hz가 된다. 이는 성인 남성과는 매우 큰 차이이다. 이전 장에서 설명하였듯이 성인 남성의 성도의 길이는 약 15 cm이고, 중립모음의 포르만트 주파수는 약 1,000 Hz의 간격을 보여 대략적으로 500 Hz와 1,500 Hz에서 제1, 2 포르만트를 갖는다.

또한 노년기에 이르게 되면 조음 동작의 움직임이 느려지게 되어 말 속도가 느려질 수 있다. 또한 분절음의 길이 또한 길어진다고 한다(Hixon et al., 2008). 이와 관련하여 세대에 따라서 VOT 등과 같은 음향학적 특성도 차이를 보일 수 있다. 예를 들어 젊은 세대의 경우에는 연음 VOT가 증가하고 격음의 VOT가 감소하여 노년 세대보다 연음과 격음의 VOT 차이가 줄어들었다고 한다(Silva, 2006).

방언에 따라서도 VOT는 차이를 보일 수 있다(신우봉, 2015; 장혜진 2011; Cho et al., 2002). 또한 성조가 남아 있다고 여겨지는 경상도 방언에서도 발성 유형에 의한 모음 기본주파수의 차이가 유지되지만 그 차이는 표준어보다 적은 편이라고 한다. 이에 F0가 성조를 나타낼 수 있기에 기본주파수의 차이보다는 VOT의 길이가 경상도 방언에서의 발성 유형 구분에 상대적으로 더 중요할 수 있다(장혜진, 신지영, 2010).

맺음말

이 장에서는 높낮이, 길이, 강도 등과 같은 초분절적인 특성과 화자에 따른 분절음과 초분절적인 요소의 차이를 살펴보았다. 한국어에서 초분절적인 특성은 일반적으로 변별적인 기능을 수행하지 않는다. 하지만 초분절적인 요소와 동시조음 등은 말의 자연스러움에 영향을 끼칠 수 있다. 이에 마비말장애, 실어증과 같은 신경언어장애, 다문화 등과 같은 다양한 의사소통장애 영역에서 초분절적인 특성에 대한 연구가 있어왔으며, 이들은 일반인들과 비교, 초분절적인 특성에서 차이를 보일 수 있다고 보고되었다.

　더불어 말 특성은 화자에 따라 달리 나타날 수 있기에 이를 고려한 연구 및 임상활동을 수행해야 할 것이다. 화자에 따른 차이는 해부 및 생리학적인 차이에서 기인할 수도 있지만 기능적인 특성, 혹은 이 둘의 상호작용일 수도 있다. 예를 들어 여성의 발성이 더 넓은 배음 간격을 보이는 것은 여성의 기본주파수가 더 높기 때문일 것이며, 이는 여성 성대의 해부학적인 특성 때문일 것이다. 하지만 전술하였듯이 여성은 이러한 특성을 보완하기 위하여 모음의 포르만트 주파수의 차이를 좀 더 크게 발성하려는 모습을 보일 수 있다.

　특히 이전 장과 이 장에서는 분절적, 초분절적인 특성이 음향학적으로 어떻게 기술될 수 있는지 설명하였는데, 독자는 이와 같은 정보를 이용하여 연결된 발화(connected speech)의 분석을 시도해볼 수 있을 것이다. 이 책에서는 주로 단어 수준에서의 발화를 대상으로 한 스펙트로그램과 스펙트럼 등을 이용하여 분절적 특성과 초분절적인 특성을 설명하였다. 하지만 연결된 발화에서는 화자에 따른 차이, 동시조음, 말 속도 등과 같은 여러 요소로 인하여 지금까지 설명한 특성 등이 다소 불분명하게 나타날 수 있을 것이다. 더불어 지금까지 소개된 음향학적인 정보를 임상적으로 어떻게 적용해야 할지에 대한 논의도 필요하다. 현재 음향학적 특성에 바탕을 둔 몇몇 컴퓨터 프로그램이 상용화되어 있어서 임상에서 활용되고 있다. 더불어 음향학적 분석을 위해서는 CSL(Computerized Speech Lab)과 같은 기기가 일반적으로 사용되나, 이외에도 TF32나 Praat 등과 같은 무료 프로그램을 이용하여 음향학적 분석을 할 수도 있다. 학생, 임상가 및 연구자는 이와 같은 다양한 방법을 이용한 음향학적 분석 정보를 임상활동에 적용시킬 수 있을 것이다.

발화산출이론과
분석 프로그램

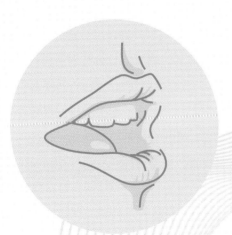

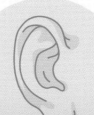

머리말

발화를 산출하기 위해서는 전달할 내용을 개념화하고, 적절한 단어를 선택하고 배치하여 개념을 적절한 언어 구조로 변화시켜야 하며, 조음기와 기타 신체 구조를 움직여 말소리를 생성해야 한다. 특히 말소리 산출에는 폐, 성대, 혀, 입술, 연구개 등 다양한 신체기관의 협응이 필요하다. 추상적인 언어 구조가 구체적인 말소리로 어떻게 변환되는지, 그리고 어떠한 과정을 통하여 이러한 발화를 이해하게 되는지에 대해서는 아직 전체적이고도 완벽한 이론이 성립되어 있지는 않지만 이 장에서는 발화 산출과 관련된 여러 이론과 모델을 간단히 살펴보고자 한다. 또한 이렇게 산출된 발화의 특성을 객관적으로 분석하는 데 사용할 수 있는 주요 기기와 프로그램을 설명하고자 한다.

1. 타깃 모델

발화 산출을 일련의 목표(혹은 타깃)를 생성해내는 과정으로 보는 것이 **타깃 모델** (target model)이다. 발화 산출 목표의 양상에 따라 여러 모델로 나누어지는데, 우선 특정음을 목표로 하기보다는 목표음과 관련된 운동상의 공간적인 형태를 목표로 할 수 있다. 이처럼 공간적인 표상이 목표가 될 때에는 좀 더 효율적인 발화 산출이 가능하다는 장점이 있다. 예를 들어 입에 연필을 물고 있을 때와 같이 방해가 있는 상황에서의 발화를 생각해볼 수 있을 것이다. 만약 각 음운에 대한 조음기의 운동 방향과 움직임과 같은 개별 동작이 목표가 된다면, 이러한 상황에서는 적절한 발화가 산출되기 어려울 것이다. 하지만 전체적인 운동체계가 표상화되어 있다면 어느 정도의 방해 혹은 어려움이 있더라도 다른 조음기의 움직임이 보상작용을 하여 방해가 있는 상황에서도 적절히 발화 산출을 할 수 있을 것이다. 또한 공간적인 형태의 목표는 동시조음과 같은 현상을 잘 설명할 수 있다. 예를 들어 치조마찰음은 후행하는 모음의 위치에 따라 조음 위치가 달라질 수 있다. 즉 /시/와 /수/에서 치조마찰음 /ㅅ/의 위치는 달라질 수 있는데 전설모음인 /ㅣ/가 후행하는 경우 치조마찰음의 조음 위치는 후설모음인 /ㅜ/가 후행하는 경우보다 상대적으로 전진하게 된다. 즉 개별 음소에 따라서 이미 정해진 조음 위치와 방향대로 조음기가 움직이는 것이 아니라 전체적인 형태에서의 조음 동작이 계획된다는 것이다.

공간적인 형태 이외에도 음향–청각적인 목표 역시 사용될 수 있다. 이와 같은 경우, 특히 모음의 경우에는 개별 모음과 관련된 특정 포르만트의 형태가 목표로 설정될 수 있다. 예를 들어 전설고모음인 /이/의 경우, F1과 F2의 거리가 매우 먼 데 반하여 후설저모음인 /아/는 두 포르만트가 매우 가깝다. 더불어 두 가지 형태, 즉 공간적인 목표와 음향–청각적인 목표 모두가 타깃이 될 수도 있다. 예를 들어 원순모음인 /ㅜ/를 산출하는 경우, 입술을 동그랗게 모으면서 발음할 수도 있지만 그러한 입술의 동작이 없이도 원순모음은 산출될 수 있을 것이다. 이전 장에서 설명하였듯이 원순모음은 전체적으로 포르만트가 낮아진다. 이에 입술을 동그랗게 모으는 것 대신에 혀를 후퇴시키거나 성대를 낮추는 방법 등을 이용하여 성도의 길이를 길게 하여 전체적인 포르만트를 낮출 수 있을 것이다. 즉 하나의 음운에 대하여 몇 가지의 공간적인 형태의 타깃이 가능하며, 이러한 몇 가지 공간적인 형태의 타깃과 음향–청각적인 타깃을 고려하여 상황에 맞게 적절한 선택을 한다.

공간적인 형태 혹은 음향–청지각적인 형태의 목표보다 좀 더 추상적인 형태를 목표로 할 수 있다. 예를 들어 **조음음운론**(articulatory phonology)에 따르면 음운은 특정 성도의 형태를 나타내는 동작의 체계로 설명된다[조음음운론에 대한 좀 더 자세한 내용은 Haskins Laboratories 홈페이지(www.haskins.yale.edu/research/gestural.html) 혹은 Browman & Goldstein (1989) 등을 참조할 것]. 조음음운론에 따르면 의도된 발화는 동작 혹은 제스처 표(gesture score)로 제시되며, 이러한 동작을 성취하기 위해서 조음기가 움직여 대화 상대자가 이해할 수 있는 발화가 산출된다. 특히 각각의 동작 혹은 제스처는 성도 특정 부위에서의 막힘 혹은 협착이 생성되고 소멸되는 것으로 나타난다. 성도의 막힘 혹은 협착은 그 위치와 정도가 정해져 있으며, 각각의 제스처에 대한 기능적인 목표는 일련의 조음기가 조화롭게 움직이는 동적인 체계로 설명된다. 예를 들어 〈그림 13-1〉은 /파, 타/의 간략한 동작표를 나타내고 있다. 아래 동작표에는 각 동작의 길이, 위치, 타이밍 등이 표시되어 있다. /파/와 /타/가 다른 점은 우선 입술과 혀의 움직임이 다른 것으로 설명될 수 있다. 즉 /파/에서는 입술에서의 막힘과 개방이 나타나지만 /타/에서는 치조에서 막힘과 개방이 나타난다. 더불어 공통적인 특성으로는 저모음이기에 혓몸이 하강하여 인두는 넓은 모습을 보이며, 연구개는 구강음이기에 두 발화 모두에서 기본적으로 상승하여 닫혀져 있는 모습을 나타낸다.

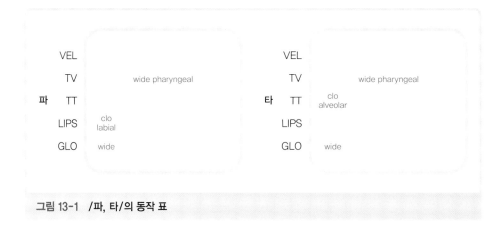

그림 13-1 /파, 타/의 동작 표

성도 역시 기본적으로는 발성의 위치에 있는 것으로 설명되나, /파/와 /타/ 모두 기식음이기에 초기에 성문이 열려져 있는 것으로 표시된다.

조음음운론에서는 음운적인 계획과 음성적인 계획의 차이가 나타나지 않는다는 특징이 있다. 즉 음운 단위를 역동적인 조음 동작으로 살펴보기에 발화는 여러 개의 작은 단위로 나누어진 시공간적인 구성 단위로 이루어진다. 또한 조음음운론에서는 동적인(dynamic) 특성이 강조된다. 즉 각 조음기의 개별 동작이 아니라 여러 동작이 함께 세트로 움직이는 것으로 설명된다. 더불어 이와 같은 동작이론은 발화 이해에도 적용될 수 있다. 예를 들어 청자는 발화를 듣게 되면 이를 통해 조음기의 움직임을 인지하게 된다는 것이다.

2. DIVA 모델

뇌 신경체계의 평행적인 처리 과정을 이용한 것이 **연결주의 모델**이다. 연결주의 모델에 따르면 입력 층위(input layer)와 출력 층위(output layer)가 있으며, 이 둘을 연결하는 중간 층위(intermediate layer)가 있다. 각 층위에 있는 유닛들은 서로 연결되어 있으며, 이로 인해 각 유닛의 활성화가 증가 혹은 감소될 수 있다.

연결주의 모델 중 대표적인 것이 Guenther(2006)가 제시한 **DIVA 모델**(Directions Into Velocities of Articulators model)이다(그림 13-2 참조). DIVA 모델은 말 산출과 관련된 신경학적 모델로 운동 기술의 습득을 포함하고 있으며, 상황적인 변이성, 운

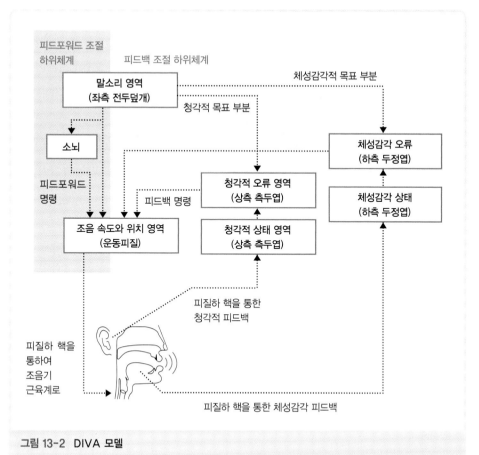

피드포워드 조절 하위체계

피드백 조절 하위체계

체성감각적 목표 부분

말소리 영역
(좌측 전두덮개)

청각적 목표 부분

소뇌

피드포워드 명령

체성감각 오류
(하측 두정엽)

청각적 오류 영역
(상측 측두엽)

피드백 명령

체성감각 상태
(하측 두정엽)

조음 속도와 위치 영역
(운동피질)

청각적 상태 영역
(상측 측두엽)

피질하 핵을 통한 청각적 피드백

피질하 핵을 통하여 조음기 근육계로

피질하 핵을 통한 체성감각 피드백

그림 13-2 DIVA 모델

출처 : Guenther, F. H. (2006). Cortical interactions underlying the production of speech sounds. *Journal of Communication Disorders*, *39*, 350-365.

동의 등가성(motor equivalence), 동시조음, 말 속도 효과 등을 잘 설명한다고 한다. 특히 DIVA 모델은 컴퓨터 프로그래밍을 통하여 검증을 하였다는 특징이 있다.

DIVA 모델의 주요 내용은 〈그림 13-2〉에 간략히 설명되어 있는데, 그림의 각 상자는 신경학적인 표상을 나타내는 뉴런의 집합체 혹은 영역(map)을 나타낸다. 또한 화살표는 하나의 신경학적인 표상이 다른 신경학적인 표상으로 전환되는 **신경접합적인 투사**(synaptic projection)를 나타낸다.

DIVA 모델에서는 발화 산출을 위한 학습 단계를 제시하고 있는데, 첫 번째 학습 단계는 옹알이 단계와 유사하다. 이 단계에서는 무작위로 조음기가 움직이게 되며, 이러한 움직임으로 인하여 청각적 피드백과 체성감각 피드백이 세련화된다. 다음 학습 단계에서는 개별 말소리와 관련된 청각적인 목표를 습득하게 된다. 이러한 청각적인 목표를 습득할 때에는 특정 말소리를 들을 때 말소리 산출과 관련된 말소리 영역(speech sound map)의 세포도 같이 활성화되도록 훈련되며, 이러한 정보는 말소리 산출과 관련된 말소리 영역과 대뇌 청각영역의 투사지역에 저장된다. 그 결과, 특정 말소리를 습득 후 이를 듣거나 산출할 때 말소리 영역과 대뇌 청각영역의 세포 모두가 활성화되는데 이와 관련된 것이 거울 뉴런(mirror neuron)이다.

말소리와 관련된 청각적인 목표가 습득되면 말 산출이 가능하다. DIVA 모델에 따르면 말 산출은 브로카 영역에 위치한 말소리 영역의 세포가 활성화되는 것으로 시작된다. 말소리 영역이 활성화되면 운동명령이 피드포워드 조절 체계와 피드백 조절 체계, 두 가지 경로를 통하여 운동피질로 전달된다. **피드백 조절체계**는 청각적 피드백 체계와 체성감각 피드백 체계, 두 가지 하위 조절체계로 구성되는데 발화 초기단계에서는 청각적인 피드백만을 사용할 수 있다. 하지만 지속적인 말 산출 시도를 통하여 피드포워드 피드백(feedforward feedback) 정보도 세련화되며 이후에는 청각적 피드백 없이도 적절히 말 산출을 하게 된다. 이후에는 말소리와 관련된 체성감각 피드백도 사용하게 된다.

DIVA 모델의 또 다른 특징은 DIVA 모델의 주요 요소와 뇌의 해부학적 부위를 관련지어서 설명한다는 것이다. 〈그림 13-3〉은 DIVA 모델의 주요 구성요소와 관련된 뇌의 영역을 나타내고 있다(Guenther & Perkell, 2004). 예를 들어 'a'는 전운동영역(premotor area)과 일차운동영역을 연결하고 있다. 이 통로는 조음기의 피드포워드 조절과 관련이 있다. 'b'는 원심성 신경복사(efference copy)를 전운동 영역에서부터 청각영역과 체성감각영역인 BA 22, BA 1, 2, 3, 그리고 모서리위이랑(supramarginal gyrus)인 BA 40 등으로 전달한다. 원심성 신경복사는 운동과 관련된 감각 정보를 포함한다. 특히 BA 22로 전달된 정보와 'd'를 통하여 수집된 청각적 정보를 이용하여 청각영역에서는 목표와 실제 말소리를 비교하게 된다. 만약 둘 사이에 차이 혹은 실수가 감지되면 이를 'f'를 통하여 소뇌로 전달하며, 이러한 실수를 보정할 수 있는 정보가 'g'를 통하여 전달된다.

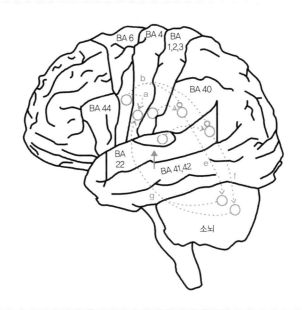

그림 13-3 DIVA 모델과 관련된 뇌 영역

출처 : Guenther, F. H., & Perkell, J. S. (2004). A neural model of speech production and its application to studies of the role of auditory feedback in speech. In B. Maassen, R. Kent, H. Peters, P. van Lieshout, & Hulstijn(Eds.). *Speech motor control in normal and disordered speech*(pp. 29-49). Oxford, UK: Oxford University Press

3. 심리언어학적 모델

심리언어학적 모델은 메시지를 언어적인 구조로 변환시키는 과정 중에서 핵심을 단어 인출로 보고, 어떻게 단어 인출이 나타나는지 설명하고자 한다. 심리언어학적인 모델은 크게 두 단계로 이루어지는데 첫 단계는 의미 정보와 통사 정보를 포함하는 렘마를 검색하는 단계이다. 두 번째 단계는 검색된 렘마를 음절과 운율적인 정보를 포함하는 단어 형태로 인코딩하는 과정이다. 심리언어학적 모델들은 연결주의 모델과 관련이 있는 경우가 많다. 이 장에서는 여러 심리언어학적 모델 중 Dell과 Levelt가 제시한 모델을 설명하고자 한다.

우선 Dell(Dell, 1986; Dell, Chang, & Griffin, 1999)에 따르면 심상 어휘집(mental lexicon)은 여러 곳으로 퍼져나가는 활성화가 나타나는 네트워크이다. 특히 네트워크는 의미 자질(conceptual features), 렘마, 형태소, 음운적인 자질 등의 정보를 포함하는 여러 노드(node)로 이루어져 있다. 어휘 선택은 의도된 생각을 나타내는 의미적인 자질을 활성화시키는 것으로 시작된다. 이후 선형적인 방식으로 계속해서 활성화가 나타나게 되어 가장 많이 활성화되는 노드를 순차적으로 선택하여 렘마, 형태음운론적인 인코딩, 음운적인 인코딩 등이 선택된다. 순차적으로 선택하는 데 걸리는 시간은 말 속도와 관련되어 있다.

Dell은 여러 모델을 제시하고 있는데 〈그림 13-4〉는 이 중 하나인 **실어증 모델** (aphasia model)을 나타낸다. 이 모델은 실어증 환자와 일반인이 그림 이름 말하기에서 보이는 오류 형태를 설명하기 위하여 고안되었다. 〈그림 13-4〉에는 총 세 가지의 층위가 나타나 있는데, 이들은 각각 의미 자질, 단어, 그리고 음운 층위이다. 각 개별 단어는 단어 층위에서 하나의 유닛에 해당하며, 단어 층위는 의미 자질 층위와 음운 층위, 양방향으로 자극을 줄 수 있다. 렘마의 선택과정은 두 단계로 이루어지는데, 첫 단계는 우선 의미 자질을 활성화하여 단어를 선택하는 과정이며, 두 번째 단계는 단어와 관련된 음운 형태를 선택하는 과정이다.

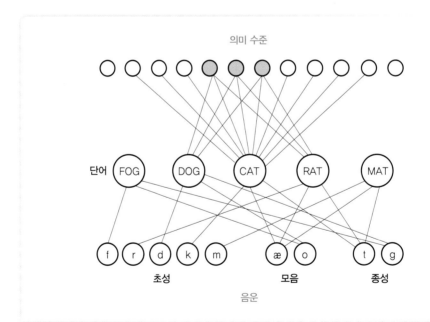

그림 13-4 실어증 모델

출처 : Dell, G. S., Chang, F., & Griffin, Z. M. (1999). Connectionist models of langauge production: Lexical access and grammatical encoding. *Cognitive Science*, *23*, 517-542.

목표 단어가 적절히 발화되기 위해서는 세 층위 모두가 적절히 선택되어야 하지만 이러한 선택과정이 항상 완벽하지는 않다. 활성화 시 나타나는 잡음에 의해 목표 단어와 의미, 음운형태, 혹은 두 가지 영역 모두에서 목표 단어와 유사한 단어가 활성화되어 선택될 수 있다. 그 결과 나타날 수 있는 오류 형태는 총 다섯 가지인데, 'cat'이 목표 단어인 경우 'cat'과 의미적으로 관계가 있는 'dog'를 말한 경우(의미적 오류), 'cat'과 음운 형태가 비슷한 단어인 'mat' 혹은 'cap'을 말한 경우(형식적 오류), 의미적으로 관계도 있으며 음운 형태도 유사한 단어인 'rat'을 말한 경우(혼합 오류), 'pen' 혹은 'log'처럼 관계가 없는 단어를 말한 경우(비관계 오류), 'lat'처럼 단어가 아닌 발화를 한 경우(비단어 오류) 등이다. 오류는 단어 선택 단계와 음운 형태 선택 단계 모두에서 나타날 수 있으나 실어증 모델에서 가장 자주 나타나는 오류는 단어 선택 단계에서 나타난다.

또 다른 대표적인 심리언어학적인 모델은 WEAVER++이다(Levelt, 2001; Roelofs, 1997). 이 모델 중 단어 형태의 인코딩 부분을 WEAVER(Word-form Encoding by Activation and Verification)라고 하며 렘마 검색을 포함하는 전체 모델을 WEAVER++라고 한다(그림 13-5 참조).

우선 렘마 검색 과정을 설명하면 다음과 같다. 단어, 특히 내용 단어(content word)를 산출하기 위해서는 먼저 심상 어휘집에서 적절한 아이템을 선택하는 어휘 선택이 필요한데, 이 과정에서는 어휘의 개념에 집중하여야 하며 이와 함께 관점 바꾸기(perspective taking)가 동반되어야 한다. 예를 들어 '말' 그림을 보고 그 이름을 말하는 경우, 화자는 그 그림의 개념에 집중하여 '말', '종마', '동물' 등과 같이 다양한 수준에서 정보를 제공할 수 있다. 하지만 화자는 또한 특정 의사소통 목적에 적절한 수준의 정보를 판단하여 아이템을 선택하여야 하는데, 이러한 과정이 관점 바꾸기이다. 〈그림 13-6〉은 관점 바꾸기를 설명하고 있는데, 어휘 개념(lexical concept)은 대문자로 표시되어 있다. 이와 같은 개념 바꾸기 과정에서는 여러 개의 어휘 개념이 활성화될 수 있으며, 활성화된 각각의 개념은 심상 어휘집에서 해당하는 어휘 아이템, 즉 렘마를 활성화시킨다. 그림에서 렘마는 이탤릭체로 표시되어 있다. 렘마에는 통사적인 특성과 관련된 정보가 포함되는데, 예를 들어 'horse'는 가산 명사이며, 단수형/복수형 등으로 표시될 수 있다는 정보 등이 포함된다. 활성화된 여러 렘마 중 가장 적절한 렘마가 경쟁을 통해서 선택된다.

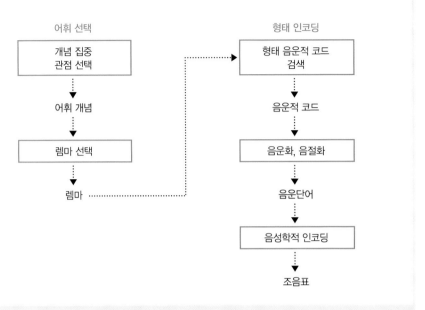

그림 13-5 WEAVER++ 말 산출 모델

출처 : Levelt, W. J. M. (2001). Spoken word production : A theory of lexical access. *Proceedings of the National Academy of Sciences, 98*, 13464-13471.

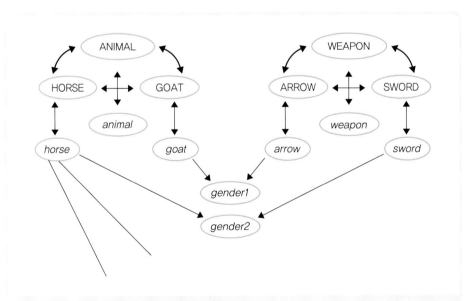

그림 13-6 WEAVER++모델의 어휘 선택 네트워크

출처 : Levelt, W. J. M. (2001). Spoken word production : A theory of lexical access. *Proceedings of the National Academy of Sciences, 98*, 13464-13471.

렘마가 선택되면 이후 형태 인코딩 작업이 시작된다(그림 13-7 참조). 이전 어휘 선택과정에서는 여러 렘마가 활성화될 수 있었으나 인코딩 작업에서는 오로지 선택된 렘마만 활성화되며, 어휘 선택이 되지 않은 렘마의 인코딩 작업은 수행되지 않는다. 렘마는 하나의 개념을 나타내기에 하나의 형태소일수도 있지만 많은 경우 다수의 형태소로 이루어진 코드로 이루어진다. 대표적인 경우가 복수형을 나타내는 경우이며, 이와 같은 경우에는 두 형태소 ⟨horse⟩와 ⟨ɪz⟩에 대하여 각각의 음운적 코드가 검색된다. 음운적 코드(phonological code)는 여러 음운이 순서대로 나타난 형태인데, 이 순서에 따라서 운율화(prosodification) 혹은 음절화 과정이 나타난다. 음절화는 상황에 따라 달라질 수 있다. 예를 들어 하나의 형태소, /horse/만 있는 경우에는 /hɔ:rs/가 첫음절을 구성한다. 하지만 복수형인 경우, 즉 /horses/에서 /hɔ:rs/는 첫음절을 구성하지 못하며 대신 /hɔ:r/가 첫음절을, /sɪz/가 두 번째 음절을 구성한다. 즉 렘마의 음절 구성은 머릿속에 저장되어 있는 것이 아니며 즉석에서 생성되는 것이다. 이

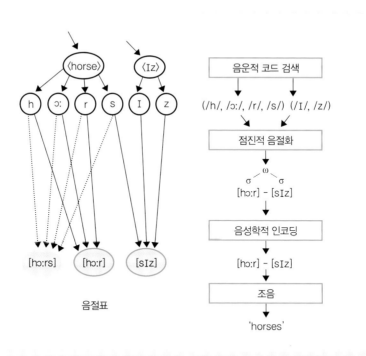

그림 13-7 WEAVER++의 형태 인코딩 네트워크

출처 : Levelt, W. J. M. (2001). Spoken word production: A theory of lexical access. *Proceedings of the National Academy of Sciences, 98*, 13464-13471.

러한 음절화 과정의 결과물로 음운 단어(phonological word, ω)가 생성된다.

음절이 구성되면서 마지막 단계인 음성학적 코딩이 시작된다. WEAVER++에 따르면 매우 자주 사용되는 음절은 그 동작이 저장되어 '심상적 음절표(mental syllabary)'를 구성한다. 음절화 과정이 진행되면서 음운 단어의 음절 패턴이 심상적 음절표에서 선택되어 해당 음운 단어에 적절한 '조음표(articulatory score)'가 생성되어 수행된다. 조음표는 형태 인코딩의 결과물이며, 어휘 선택과정의 마지막 산물이다. 조음표가 화자의 여러 말 산출기관의 협응을 통하여 실행되면 말이 산출된다.

4. 분석 프로그램

4.1 CSL과 관련 프로그램

CSL(Computerized Speech Lab)은 현재 음성과 말 분석에서 가장 널리 사용되는 기기 중 하나다. 우선 CSL을 이용하여 대상자의 말 샘플을 디지털로 녹음할 수 있는데, 이 경우 표본채취율(sampling rate)을 설정하여야 한다. 나이키스트의 정리(Nyquist theorem)에 의하면 분석하고자 하는 주파수의 최소 두 배 이상의 주파수로 표본화하여야 하기에 가청 주파수 대역인 20,000 Hz까지 녹음하려면 표본채취율을 44,100 Hz로 선택한다. 하지만 연구 목적에 따라 관심 있는 주파수 대역이 달라지면 표본채취율도 달라질 수 있다.

이렇게 CSL 혹은 외부에서 녹음된 자료를 대상으로 CSL을 이용하여 음성파형과 스펙트로그램을 살펴볼 수 있다(그림 13-8 참조). 스펙트로그램 설정 시 연구 목적에 따라 전술하였던 바와 같이 협대역(narrow band)과 광대역(wide band)을 선택한다. 더불어 LPC 스펙트럼(Linear Predictive Coding Spectrum)을 이용하여 모음의 포르만트 분석을 실시할 수 있다.

또한 CSL에 기반한 다양한 분석 프로그램이 있는데 대표적인 프로그램이 음성의 다양한 음향학적 분석치를 제공하는 MDVP(Multi-Dimensional Voice Program)이다. MDVP가 제공하는 수치는 매우 다양한데 이들을 크게 기본주파수 관련 측정치, 장-단기 기본주파수 변이 관련 측정치, 장-단기 음성 강도 변이 관련 측정치, 잡음 관련 측정치, 진전(tremor) 관련 측정치, 음성 일탈 관련 측정치, 하모닉스 관련 측정치,

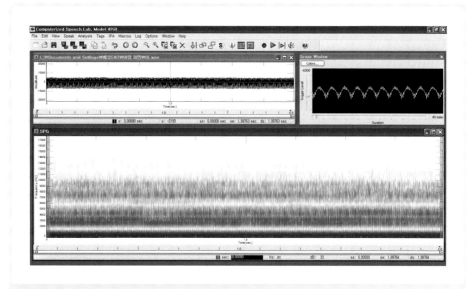

그림 13-8 CSL을 이용한 성인 여성의 /이/ 분석 화면(음성 파형과 스펙트로그램)

음성의 불규칙성 관련 측정치 등으로 나누어볼 수 있다. 또한 MDVP는 이러한 측정치의 결과를 그래프로도 제시해주는데 초록색 원은 정상 범위를 나타낸다(그림 13-9 참조). 예를 들어 〈그림 13-9〉의 우측은 음성장애 성인의 MDVP 결과를 나타내는데 정상 범위를 넘어서는 측정치는 붉은색으로 표시된다.

이 외에도 대상자가 산출할 수 있는 강도와 음도의 영역대를 살펴보는 VRP(Voice Range Profile), 피치(pitch)를 실시간으로 보여주는 RTP(Real-Time Pitch), 말운동장

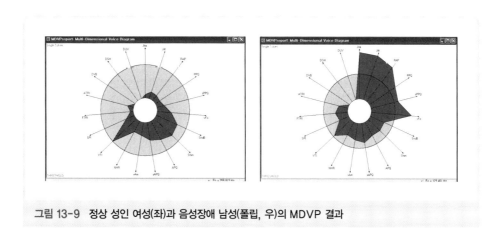

그림 13-9 정상 성인 여성(좌)과 음성장애 남성(폴립, 우)의 MDVP 결과

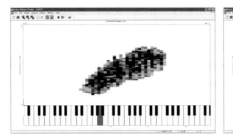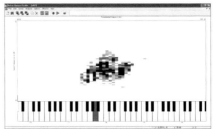

그림 13-10　정상 성인 여성(좌)과 파킨슨씨 병 여성(우)의 VRP 분석 화면

애와 관련된 말수행 분석을 하는 데 사용될 수 있는 MSP(Motor Speech Profile) 등 매우 다양한 프로그램이 있다. 〈그림 13-10〉은 정상 성인 여성과 파킨슨씨 병 여성의 VRP 분석 화면이다. 정상 성인 여성과 비교, 파킨슨씨 병 여성의 음성 강도와 음도의 영역대가 매우 제한적이라는 점을 알 수 있다. 이러한 프로그램은 말 분석과 관련된 평가 뿐 아니라 시각적 피드백 기기로 치료에 적용할 수 있다.

4.2　무료 음성분석 프로그램 및 기타 분석 기기

연구와 임상에는 전술한 CSL 이외에도 음향 분석을 위하여 무료 분석 프로그램을 사용할 수 있는데 대표적인 것이 Praat(Boersma, 2001)과 TF32(Milenkovic, 2020)이다. Praat 프로그램과 설명은 http://www.fon.hum.uva.nl/praat/에서 찾아볼 수 있다. Praat은 CSL과 유사하게 음성을 녹음하고 이렇게 녹음된 음성을 대상으로 파형, 스펙트로그램, 스펙트럼 등을 제공한다. 위 CSL과 같은 발화 자료를 Praat을 이용하여 분석한 화면이 〈그림 13-11〉이다. 또한 MDVP와 유사하게 다양한 음향분석 수치를 보이스 리포트의 형태로 제공한다(그림 13-12 참조). 이와 더불어 Praat은 간단한 소리 합성 및 편집 기능도 제공한다.

TF32는 데모프로그램으로 Praat과는 달리 말 녹음이 가능하지는 않지만 말 분석이 가능하다. 프로그램과 설명서는 http://userpages.chorus.net/cspeech/에서 다운받을 수 있다. 위 CSL과 Praat에서 분석한 발화 자료를 TF32를 이용하여 분석한 결과가 〈그림 13-13〉에 제시되었다. 제일 위부터 /이/의 파형, 음도(pitch trace), 스펙트로그램, 스펙트럼 등이 차례대로 제시되었다. 또한 TF32도 간단한 말 분석 지표를 제

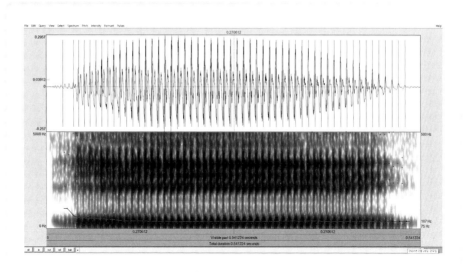

그림 13-11 Praat을 이용한 /이/ 분석 화면

시하는데 이는 〈그림 13-14〉에 제시되어 있다.

이외에도 다양한 기기를 사용하여 음성과 말의 특성을 객관적으로 분석할 수 있다. 전술한 바와 같이 전기성문파형검사(Electroglottography, EGG)는 전기 저항을 이용하여 성문의 폐쇄를 시각적으로 제시한다. 이를 이용하여 성대 기능을 간접적으로 평가할 수 있다. 또한 Nasometer는 비음치를 측정하기에 공명장애를 평가하는 데 사용된다. 호흡 및 발성과 관련된 공기역학적 자료를 수집하기 위해서는 PAS(Phonatory Aerodynamic System) 혹은 Aerophone을 사용한다.

맺음말

이 장에서는 발화 산출과 관련된 몇 가지 이론을 간략히 살펴보았다. 이 장에서 소개한 여러 이론들 이외에도 피드백 이론 등 다양한 말 산출 관련 이론이 있으며, 독자는 다음과 같은 점들을 고려하여 여러 다양한 말 산출 이론을 살펴보고 평가하는 것이 필요할 것이다. 좋은 이론은 현상을 잘 설명하고, 예측할 수 있으며, 이론을 증명할 수 있는 실험 가능한 가설을 제공할 수 있어야 한다. 하지만 이 장에서는 정상적인 말 산출과 관련된 여러 이론을 간략히 살펴보았을 뿐, 이러한 이론들이 다양한 말 현상을 어떻게 설명하는지에 대해서는 깊게 설명하지 않았다. 예를 들어 동시조음, 말 실

Pitch:
Pitch:
Median pitch: 106.920 Hz
Mean pitch: 108.378 Hz
Standard deviation: 4.205 Hz
Minimum pitch: 105.083 Hz
Maximum pitch: 126.853 Hz
Pulses:
Number of pulses: 49
Number of periods: 48
Mean period: $9.233829E-3$ seconds
Standard deviation of period: $0.324433E-3$ seconds
Voicing:
Fraction of locally unvoiced frames: 0   (0 / 45)
Number of voice breaks: 0
Degree of voice breaks: 0   (0 seconds / 0 seconds)
Jitter:
Jitter (local): 0.533%
Jitter (local, absolute): $49.204E-6$ seconds
Jitter (rap): 0.178%
Jitter (ppq5): 0.285%
Jitter (ddp): 0.533%
Shimmer:
Shimmer (local): 3.513%
Shimmer (local, dB): 0.391 dB
Shimmer (apq3): 0.490%
Shimmer (apq5): 0.837%
Shimmer (apq11): 2.055%
Shimmer (dda): 1.471%
Harmonicity of the voiced parts only:
Mean autocorrelation: 0.982207
Mean noise-to-harmonics ratio: 0.022025
Mean harmonics-to-noise ratio: 21.834 dB

그림 13-12 Praat의 보이스 리포트 예

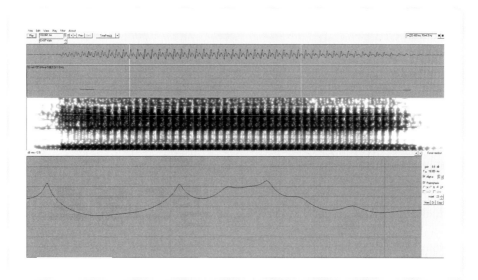

그림 13-13 TF32를 이용한 /이/ 분석 화면

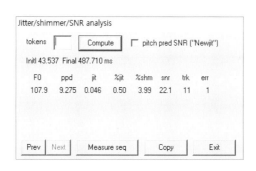

그림 13-14 TF32를 이용한 /이/의 jitter/shimmer 분석 화면

수 등과 같은 다양한 현상을 여러 이론들이 어떻게 설명하는지 살펴보고, 각 이론의 장점과 단점을 살펴보는 것이 추가적으로 필요할 것이다.

정상적인 말 산출 과정뿐 아니라 다양한 의사소통장애를 여러 이론이 어떻게 설명 하는지 역시 추가적으로 살펴보아야 할 것이다. 전술하였듯이 말 산출의 실어증 이 론은 실어증 환자는 단어 선택 단계에서 주로 오류를 보인다고 가정하였으며, 실어증 환자가 보이는 다양한 이름 대기 오류를 설명하였다. 또한 말더듬을 DIVA 모델을 이 용하여 설명하고자 한 시도 역시 있었다(Max et al., 2004). Max와 동료들은 말더듬는 사람은 피드백 조절체계에서 차이를 보인다고 가정하고 이러한 차이가 어떻게 말더듬으로 나타날 수 있는지를 DIVA 모델을 이용하여 설명하고자 하였다. 특히 이들은 말더듬의 핵심 행동뿐 아니라 발생 시기 등과 같은 다양한 말더듬 관련 특성 역시 어떻게 설명될 수 있는지 살펴보고자 하였다. 즉 이처럼 여러 의사소통장애의 다양한 특성들을 여러 이론들이 어떻게 설명하는지 살펴보아야 할 것이다.

또한 이러한 이론들이 어떠한 방식으로 연구될 수 있는지 살펴보아야 할 것이다. 전술하였듯이 말 실수 등을 통하여 이론의 타당성이 연구되기도 하였지만 그 밖에도 반응 시간, 뇌 활동 등과 같은 다양한 방식을 통하여 그 타당성이 연구되기도 하였다. 각각의 이론들이 모두 같은 방식으로 연구될 수는 없겠지만 유사한 실험 방식에서 다른 결과를 예측할 수도 있을 것이다. 더불어 한국어 자료에 대해서는 이러한 이론이 어떻게 적용될 수 있는지에 대한 연구자료 역시 살펴볼 필요가 있다.

마지막으로는 음성과 말 분석을 객관적으로 하기 위한 다양한 기기가 있기에 이를 효율적으로 사용할 수 있어야 할 것이다. 이 장에서는 기초적인 몇 가지의 기기와 프로그램만 소개하였는데 이후 이러한 기기뿐 아니라 다양한 여러 기기를 임상과 연구에서 적절히 사용할 수 있도록 노력하여야 할 것이다.

말지각

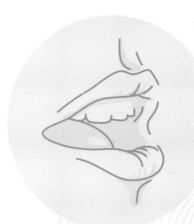

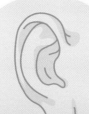

머리말

말은 인간이 동물과 구별되는 중요한 특성들 중의 하나로 인간의 의사소통 수단으로 오랜 기간 잘 사용되어 왔다. 성대에서 만들어진 소리가 인간의 조음기관을 거치면서 말로 생성되면 생성된 말은 공기의 진동에 의한 압력의 변화를 통해 귀를 통하거나 직접 두개골을 자극해서 대뇌로 전달되면 그 말이 무엇을 뜻하는지에 대한 지각이 일어난다. 앞의 장들에서 말지각이 일어나기 전의 과정에서 발생하는 말의 생성(speech production)과 전달(transmission)의 기본적인 메커니즘, 음향학적 특성, 말의 분석과 그와 관련된 다양한 주제들을 다루어 왔다. 말의 생성과 전달은 말지각이 완성되어야 본연의 의무를 다하게 된다. 서문에서 언급한 바와 같이 말과학은 말의 생성, 전달, 그리고 지각의 세 단계로 이루어지는데, 말의 생성과 전달은 앞에서 구체적으로 설명되었고 이 장에서는 마지막 단계인 말지각을 다룸으로써 말과학을 완성하고자 한다. 말은 인간의 생각과 행동을 이어 주는 다리로 말소리에는 인간의 생각, 정서의 상태, 사회적 환경, 교육의 정도, 그리고 성품 등의 다양한 특성들이 포함되어 있고 다른 한편으로 한 번 생성된 말은 거꾸로 화자의 생각과 행동을 구속하기도 한다. 이처럼 말과 사고는 아주 밀접하게 관련되어 서로에게 상당한 영향력을 행사한다. 그러므로 말을 어떻게 지각하는지는 인간의 언어적 의사소통의 핵심이다. 이 장에서는 인간의 말지각과 관련된 다양한 이론들과 그것에 영향을 미치는 다양한 변인들(음향학적인 요인, 청각부호화, 범주지각, 청각장면 분석)을 소개하고 많은 환경적인 정보 중 필요한 정보를 선택적으로 주의(selective attention)하여 기억에 저장하는 현상으로 말 따라하기 과제, 작업 기억, 청각 변화에 대한 부주의 현상에 대한 연구 동향과 결과들을 설명할 것이다. 그리고 마지막으로 말지각에 지대한 영향을 미치는 말지각과 시각의 통합, 즉 시청각의 통합 부분을 다루고자 한다.

1. 말지각의 이론

일반적으로 이론은 어떤 현상들에 대한 사실들을 설명하고 해석하는 방법이나 준거로 현상들이 일어나는 기본적인 원리와 원칙에 대한 가정이나 가설들을 제시한다. 즉, 이론은 현상이나 사실을 바라보는 관점(perspective)을 나타낸다. 기존의 현상이나 가설들로 설명할 수 없는 다른 보기들(examples), 변칙 현상이나 이전에 관찰되지 않았던 새로운 보기들이 하나씩 생겨나고 그것들이 점점 쌓이면 기존의 이론들은 새롭게 진화하거나 과거에 존재하지 않던 새로운 패러다임, 즉 새로운 이론이 만들어진다. 이러한 현상을 오래전에 토마스 쿤은 과학혁명의 구조에서 패러다임의 변화로 설명했다. 다른 분야와 마찬가지로 말지각의 분야에서도 말지각에 대한 새로운 현상들을 설명하기 위한 이론들이 지속적으로 개발되고 발전되어 왔다(김명자, 홍성욱, 2013). Ferrand(2007)에 따르면, 말지각 이론은 선형성(linearity)과 분절(segmentation), 화자의 표준화(speaker normalization), 지각의 기본 단위(basic unit of perception), 그리고 특화(specialization)의 원칙들을 토대로 발전되었다고 한다. 먼저 선형성의 원칙은 단어의 특정한 소리는 특정한 음소(phoneme)를 나타내기 때문에 음향적인 말소리와 언어적인 음소 단위는 일대일의 대응 관계를 나타내지만 분절의 원칙은 말소리는 특정 음소와 일치하는 개별적인 단위로 나눌 수 있다는 것을 나타낸다. 그러나 특정 음소의 음향학적인 특징은 맥락(context)과 동시조음(coarticulation)에 따라 다양하게 변화하여 음소들 간의 음향학적 경계가 이 원칙들에서 말하는 것처럼 분명하게 존재하는 것은 아니다. 다음으로 화자의 표준화는 화자마다 소리와 단어를 산출하는 방식, 즉 음고(pitch), 음량(loudness), 강세(stress), 그리고 말 속도(speech rate) 등과 나이와 성별 등과 같은 피험자 변인들이 다름에도 불구하고 청자(listeners)가 그것들을 어떻게 같은 것으로 인식하는지를 나타낸다. 말지각의 기본 단위는 음향 -음성적 특성(acoustic-phonetic features), 변이음(allophones), 음소(phonemes), 음절(syllables), 단어(words), 구(phrases), 절(clauses), 그리고 문장(sentences) 등을 나타내는데, 청자가 이들 단위들 중에 어떤 것에 주의를 기울이는가에 따라 말지각은 크게 차이가 날 수 있다. 작은 단위에서 큰 단위로 올라가면 갈수록 말지각에 미치는 상황과 맥락의 효과는 점차 커질 수 있다. 마지막으로 특화에서 말지각은 다른 동물과 구별되는 인간의 독특한 전문화된 과정으로 설명한다. 그러나 최근 인간들과 비슷하게 동물들도 범주지각(categorical perception)이 가능하다는 증거들이 나타나 말지각은 인간 특유의 특화된 과정은 아니라고 한다. 말지각에는 지각적 자석 효과(perceptual magnetic effect)라는 현상이 발생하는데, 이것은 말지각이 인간 고유의 능력임을 보여 주는 것으로 한 범주의 가장 대표적인 실례, 즉 원형(prototype)이 존재하고 이 원형 쪽으로 원형과 비슷한 소리들이 마치 자석처럼 가까이에 모여드는 현상으로 원형 주위를 둘러싸는 소리들 간의 차별 능력이 떨어진다는 것을 보인다. 위의 네 가지 원칙들을 토대로 Ferrand(2007)는 말지각의 이론들을 세 가지 중요한 범주로 구별하고 있다. 첫 번째는 능동과 수동의 범주로 능동이론은 말지각과 산출이 서로 연결(link)되어 있어 말의 산출 방식에 대한 지식은 말지각을 촉진시키는 하나의 중요한 요인임을 강조하는 반면, 수동이론은 말지각의 감각적인 면, 즉 청자의 여과기, 즉 필터의 메커니즘을 강조한다. 두 번째는 상향(bottom-up)과 하향(top-down)의 범주로 상향이론은 음향신호(acoustic signal) 안의 소리에는 필요한 모든 정보가 포함되어 있다는 것을 전제하는 반면, 하향이론은 더 높은 수준의 언어적·인지적 조작이 소리의 확인과 분석에 결정적인 역할을 한다고 본다. 마지막으로 자율(autonomous)과 상호작용(interactive)의 범주로 음향학적 신호들은 귀를 통해 뇌에 전달되면서 많이 변형되어 해석되고 이해되는데, 자율이론은 이 과정에서 일련의 방법, 즉 음성에서 의미적 단계, 구문론적 단계, 그리고 의미론적 단계로 처리된다고 주장하는 반면 상호작용이론은 정보 처리는 몇몇 단계 또는 모든 단계들이 직접 또는 간접으로 관련된다고 주장한다.

위의 원칙들을 토대로 말지각 이론은 크게 운동 이론, 음성불변성 이론, 직접적인 실재론, TRACE 모델, 로고젠 이론, 코호트 이론, 퍼지논리 모델, 그리고 모국어자석 이론으로 설명될 수 있다(Ferrand, 2007).

1.1 운동 이론

운동 이론(motor theory)은 미국 예일대학교의 해스킨스(Haskins) 실험실에서 개발된 이론으로 말지각과 산출의 연결을 강조하는 것으로 사람이 말을 산출할 수 있기 때문에 지각할 수 있다고 한다. 이 이론에 따르면 음향 신호는 후설화(tongue backing)와 원순화(lip rounding)와 같이 개인이 선천적으로 지각할 수 있는 조음동작의 측면에서 지각된다고 한다. 따라서 청자는 실제적인 움직임(actual movements)을 지각하는 것이 아니라 완벽한 말의 산출을 결과하는 성도의 운동을 통제하는 일종의 추상적인 조음 계획(abstract articulatory plan), 즉 동작(gesture)을 지각한다는 것이다. 이 동작은 동일한 목적을 성취하는 운동 양식의 일가(a family of movement patterns) 중 하나이며 말산출의 기초 단위라는 것이다. 그러므로 이 동작들은 인간에게서만 존재하는 뇌의 특화된 음성 모듈(specialized phonetic module)에서 접근이 가능한 변화하지 않는 신경운동명령(neuromotor commands)으로 청자들은 변화하는 음향신호로부터 기본적인 음소를 위한 의도된 몸짓을 인출한다고 주장한다. 이 이론을 반박하는 증거로는 약 10개월이 되지 않은 유아들은 모국어의 다양한 음소들을 잘 구별할 뿐만 아니라 자신들이 들어보지도 못한 세계의 모든 언어들의 음성적 대조(phonetic contrast)를 수행할 수 있다는 것이다.

1.2 음성불변성 이론

음성불변성 이론(acoustic invariance theory)은 각각의 특이한 음소는 그것에 상응하는 음향학적 특성의 세트와 연결된다는 것으로 음소들이 만들어질 때마다 동시조음과 맥락의 효과와 관계없이 음향적인 특성의 핵심이 존재하는데 이 핵심은 청자가 들어오는 소리를 비교할 수 있는 하나의 형판(template)의 측면에서 고려될 수 있다. 즉, 청자는 입력되는 소리와 저장된 형판의 유사성에 기초하여 그것들이 얼마나 일치하는지를 판단한다는 것이다. 따라서 청자들은 들어오는 소리의 본질적인 특징들을 추상화함으로써 그것의 동일성에 따라 판단한다는 것이다.

1.3 직접적인 실재론

직접적인 실재론(direct realism)은 1980년대 발전된 것으로 말지각은 인간의 특화된 독특한 과정이 아니라 다른 동물들의 시지각(visual perception)과 같이 감각자극에서 뇌까지 대상이나 사건들을 재구조화하고 해석하는 것이 아니라 직접적으로 그것들을 지각한다는 것이다. 다른 이론들에서 설명하는 것처럼 말지각은 성도의 동작, 즉 조음기관에 의한 성도의 위치와 압축의 정도에 의해 이루어지기보다는 음향 신호를 직접적으로 지각함으로써 이루어진다고 주장한다. 시지가의 관점에서 책에 대힌 지긱은 책을 구성하고 있는 색깔, 선, 크기, 표지의 그림, 그리고 글의 크기와 같은 측면들로 이루어지는 것이 아니라 책을 직접적으로 지각한다.

1.4 TRACE 모델

TRACE 모델(TRACE model)은 말지각에서 다양한 정보들은 서로 통합되거나 평행선을 이루면서 마치 네트워크를 구성하는 것처럼 음성 특징(phonetic features), 음소,

그리고 단어들은 서로 밀접하게 연결되어 상호 피드백을 제공함으로써 모형화될 수 있다고 주장한다. 말지각의 기본 단위들은 상향과 하향으로 연결되거나 양방향으로 연결되어 있어 한 수준에서 어떤 특징이나 단어가 제시되면 그 연결이 억제될 수도 있지만 그 수준에서 다른 경쟁적 특징이나 단어가 억압되면 그 연결이 활성화될 수도 있다. 그러므로 이 이론은 특화된 메커니즘에 의존하지 않고 말지각과 단어 인지를 설명하려고 하는 통합적이고 상호작용적인 모델이라고 할 수 있다.

1.5 로고젠 이론

한 사람의 어휘 속에 존재하는 각 단어와 연결된 일종의 신경처리장치를 말하는 로고젠에 기초한 **로고젠 이론**(Logogen theory)은 말지각의 음향–음성의 측면보다는 로고젠에 의한 단어 인식(word recognition)을 강조하는 상호작용적 이론이다. 이 이론에서 단어에 대한 모든 정보들은 로고젠에 포함되어 있는데, 만약 그 정보가 적절한 신경활동에 의해 감지되고 확인되면 로고젠이 활성화되어 단어 인식이 이루어진다고 가정한다.

1.6 코호트 이론

코호트 이론(Cohort theory)은 자율과 상호작용 단계를 통해 단어 인식이 이루어진다고 가정하는 이론이다. 자율단계에서는 단어 인식의 초기에서 일어나는 단계로 음향–음성 정보가 그 단어에 대해 사람의 기억 속에 존재하는 모든 단어들, 즉 코호트를 활성화시키는 반면 상호작용단계는 대화의 문맥뿐만 아니라 청자의 언어와 인지지식을 토대로 코호트에 있는 부적절한 단어들을 제외시키는 과정이다. 이 두 단계를 거치면서 단어에 대한 인식이 이루어진다는 것이다.

1.7 퍼지논리 모델

퍼지논리 모델(Fuzzy logical model)은 음소확인(phoneme identification)을 강조하는 것으로 음소를 확인하는 데는 세 가지 중요한 단계들을 거친다고 가정한다. 첫 번째 단계는 하나의 소리 간격에서 음소의 특성들(features)이 존재하는지를 0~1까지의 퍼지 값(fuzzy values)에 의해 평가하는 단계로 0의 값은 그 특징이 존재하지 않는 것을 나타내는 반면에 1의 값은 존재하는 것을 나타내고 0.5는 그 존재가 애매할 때 나타난다. 두 번째 단계는 기억 속에 존재하는 음소의 원형을 토대로 음소의 특징들을 비교하는 단계이며, 마지막 단계는 음소 양식의 분류화(pattern classification) 단계로 후보 음소들이 입력되어 있는 음소들과 가장 잘 맞는지를 평가하는 단계이다. 그러므로 이 이론은 인간에게 고유한 말지각의 특성화된 과정을 전제로 하지 않고 말지각의 범주화도 반드시 필요한 것이 아니지만 말지각은 계속적으로 평가된 음소의 특성들의 통합에 의해 일어난다고 주장한다.

1.8 모국어자석 이론

모국어자석 이론(native language magnet theory)은 말지각을 설명하는 데 큰 영향력을 행사하는 이론으로 한 언어의 음성적 범주는 원형을 토대로 조직되는데, 이 원형은 같은 음성 범주의 다른 구성원들을 동화시키는 지각의 자석(perceptual magnets)처럼 기능한다고 가정한다. 즉, 원형에 가까운 같은 범주의 다른 구성원들의 차이는 무시되는 반면에 다른 범주와의 구성원들과는 경계가 분명하여 그 차이가 지각된다는 것이다. 생후 유아들은 세상에 존재하는 다양한 언어의 음소들을 구별하는 것이 가능하지만 모국어에 노출되면 모국어를 원형으로 음소의 범주가 재조직되어 더 이상 모국어 이외의 다른 언어의 음성의 대조가 불가능하게 된다는 것이다. 이 이론에 관한 많은 증거가 유아들을 대상으로 한 말지각 연구에서 제시되었다.

2. 말지각에 영향을 미치는 요인

위에 설명한 말지각에 대한 이론들은 연역적인 방법으로 보편적이고 일반적인 원리나 가설에서 개별적이고 구체적인 사실들을 추론하는 반면에 귀납법은 개별적이고 구체적인 사실들을 근거로 보편적이고 일반적인 원리가 가설을 추론할 수 있다. 이 부분에서는 말지각에 영향을 미치는 요인들, 즉 말의 음향학적 특성(sound of speech), 말의 음향부호화(auditory coding of speech), 범주지각(categorical perception), 동시조음의 지각(perception of coarticulation), 그리고 청각 장면 분석(auditory scene analysis)을 귀납적으로 설명하고자 한다(Darwin, 2010).

말지각에 영향을 미치는 말의 음향학적 특징은 내재적인 요인(intrinsic factors) 과 외재적인 요인(extrinsic factors)으로 구별되는데, 전자는 방언(dialect), 후두의 환경(laryngeal settings), 화자의 성도(vocal tract)가 움직이는 방법 또는 조음운동 (articulatory movement), 그리고 동시조음(coarticulation)과 같은 변인들을 지칭하는 반면에, 후자는 말 명료도(speech intelligibility)에 영향을 미치는 소음, 교실의 음향학 적 환경, 필터, 산울림 현상(echoes), 그리고 잔향(reverberation)과 같은 변인들을 말 한다.

앞 장들에서 설명하였듯이 말의 음향학적인 특성은 스펙트로그래프(spectrograph) 의 발명과 더불어 급속도로 발전하였으며, 그 장비를 통해 자음과 모음의 음향학적인 특성이 드러날 수가 있었다. 일반적으로, 자음은 성도의 방해가 발생하는 위치를 나 타내는 조음 위치, 방해의 유형을 나타내는 조음 방법, 그리고 발성 시 기류 조절 유 형을 나타내는 발성 방법에 따라 구별되지만 모음은 혀의 높이, 위치, 그리고 입술의 모양 등에 따라 구별된다. 이러한 자음과 모음의 음향학적인 특성에 비추어 어떻게 정상적인 말(normal speech)이 나뭇잎이나 바람 등의 바스락거리는 소리(whisper) 또 는 환경 소음과 같은 다른 소리들과 다르게 지각되는지를 밝혀낼 수 있었다. 사람의 말소리는 성대(vocal cords)에서 만들어지는데, 해부 또는 생리학적으로 성대는 후두 (larynx)의 앞뒤를 가로지르고 'v'자처럼 이루어져 있는 2개의 점막 주름으로 이루어 져 있고, 허파에서 만들어진 공기가 이 주름을 통해 후두를 지나가면서 목소리가 만 들어진다. 이때 만들어진 목소리는 무의미한 소리이지만 혀, 턱, 입술 등을 포함하는 성도(vocal tract)를 통과하면서 의미 있는 말소리로 변화한다. 이런 과정에서 성도는 필터의 역할과 기능을 하게 된다. 즉 혀, 턱, 그리고 입술의 운동은 성도의 형태를 변 화시키고 성도의 공명 주파수(resonant frequency) 또는 포르만트(formant)의 변화를 유도한다. 즉, 성도의 공명 주파수에 가까운 주파수는 증폭시키는 반면에 멀리 떨어 지는 주파수는 증폭시키지 않는다. 일반적으로 성인 남성의 성도의 길이는 $17.5\,cm$ 정도로 상대적으로 $100\,Hz$의 광대역폭(broad bandwidth)을 가지므로 공명 주파수 또 는 포르만트 공명(formant resonance)은 $1,000\,Hz$마다 일어난다. 영어 mud에서와 같 이 모음 /ʌ/를 발음할 경우 후두에서 입술까지의 단면적이 일정하기 때문에 그것의 포르만트는 대략 500, 1,500, 2,500 Hz에서 만들어진다. 그러나 일반적으로 혀, 턱, 그리고 입술을 움직이면 성도의 단면적이 변화하게 되고 그것은 포르만트 주파수의 변화로 이어진다. 말의 음향학적인 특성에 대한 기존의 연구들에 따르면 팔의 움직임으로 신호를 전달하는 수기신호(semaphore)와 같이 혀, 턱, 그리고 입술을 포함하는 성도의 움직임에 의해 초래되는 포르만트의 변화가 음향적인 말소리에 반영되고 그 말소리를 사람이 듣는다는 것이다. 그러므로 포르만트의 변화는 음성적인 메시지를 전달하는 중요한 변인이 된다.

다른 한편으로 기존의 많은 연구자들은 어떻게 말의 연속적인 흐름을 구체적인 언어적인 음소 단위로 나눌 수 있는지를 지속적으로 고민하여 왔다. 즉, 연속적인 말소리를 특정 음소와 일치하는 개별적인 단위로 나누는 방법을 찾는 데 노력해 왔다. 그러나 이러한 노력은 동시조음을 만나면 더욱 한계에 부딪히게 된다. 대부분의 자음은 모음과의 결합에 의해 소리가 결정되는데, 자음의 전후에 어떤 모음이 위치하는지에 따라 자음의 음향학적 특성은 변화하게 된다. 예를 들면 /s/의 음향학적인 특성은 뒤에 오는 모음의 소리에 의해 달라지는데, stru에서는 뒤에 나타나는 /u/의 소리에 의해 원순화(lip rounding)가 되는 반면 stri에서의 /s/는 뒤에 나타나는 /i/의 소리에 의해 평순화(lip spreading)된다. 동시조음은 이처럼 /s/와 같은 특정 음소의 음향적 특성은 이웃하는 모음의 특성에 영향을 받기 때문에 /s/ 자음의 불변하는 음향 목표(invariant acoustic targets)가 존재한다는 이론의 토대를 약화시킨다.

게다가 단어의 지각은 의사소통의 맥락(communication context)에 의해 영향을 받는데, 음소 하나를 잘라서 그것을 발음하는 것과 같이 예견할 수 있는 맥락에서 말하는 단어는 예견할 수 없는 맥락에서 말하는 단어보다 명료하다. 화자들 간의 말의 차이는 성도(vocal tract)의 길이의 차이에 기인하는데, 성인 남자의 성도는 성인 여자의 성도보다 약 12~15 % 길고 인두(pharynx)도 더 길지만 어린이의 성도는 가장 짧다. 이러한 차이의 결과로서 남녀 성인과 어린이에 의해 만들어지는 포르만트 주파수도 상당한 차이가 나타난다.

2.2 말의 청각부호화

뇌가 말을 지각할 때 받아들이는 청각 정보는 귀의 주파수 특징에 의해 영향을 받는다. 말이나 소리가 귀에 도달하면 귀의 구조와 특성에 따라 마치 필터처럼 선택적으로 주파수에 반응한다. 해부학적으로 귀는 말초계(peripheral system)에 속하며 외이(outer ear)와 중이(middle ear)의 전도성 기제(conductive mechanism)와 내이(inner ear)가 포함되는 감각성 기제(sensory mechanism)로 구성된다. 말초계에 속하는 귀에 전달된 말이나 소리는 청신경(auditory nerve)을 포함하는 중추신경계(central neural system)에 따라 뇌에 전달된다. 뇌에 전달되기 전에 말이나 소리는 귀의 다양한 해부학적인 구조와 기능에 따라 여러 번의 필터 과정을 거치게 된다.

첫 번째 필터 과정은 외이에 의해 결정된다. 귓바퀴(pinna)나 외이도(external ear canal)를 포함하는 외이는 1.5~5 kHz의 광범위한 주파수 범위에서 반응하고 약 2.6 kHz에서 약 15~20 dB의 이득을 가지는 공명 주파수를 보여 주고 있다(최철희, 2014; Pickles, 1988). 이는 말의 음향학적인 특성과 불가분의 관계가 있는데, 일반적으로 모음은 저주파수의 에너지를 가지는 반면 자음은 고주파수의 에너지를 가지고 있다. 고주파수의 에너지를 가지고 있는 자음이 모음보다는 훨씬 더 말 명료도(speech intelligibility)에 큰 영향을 미친다. 따라서 외이는 말 명료도에 중요한 자음의 소리를 더욱 증폭시킨다.

두 번째 필터 과정은 중이에 의해 만들어진다. 해부학적으로 중이는 공기로 가득 찬 낮은 임피던스(impedance)를 가진 외이와 액체로 가득 찬 높은 임피던스를 가진 내이 사이에 위치한다. 이 해부학적인 위치 때문에 중이는 공기로부터 내이의 와우 속의 액체로까지 말이나 소리를 효율적으로 전달하는 기능을 가진다. 중이는 외이와 와우의 임피던스의 차이를 조절해 주는 역할을 담당한다. 중이의 임피던스 차이 조절 기능은 고막의 면적과 등골발판(stapes footplate)의 면적의 비율에 의한 압축 효과(condensation effect 또는 areal ratio), 추골(malleus)과 침골(incus)의 길이 차이에 의한 지렛대 효과(lever action effect), 그리고 고막의 원추형 모양에 의해 발생하는 안전 띠 효과(buckling effect)에 의해 만들어지며 결과로 발생하는 이득은 약 32.9 dB이 된다(최철희, 2014). 게다가 기본적으로 중이는 0.5~4 kHz의 대역통과필터(band-pass filter)의 특징을 보이고 약 1 kHz에서 30 dB의 이득을 보인다. 특히 중이는 입력과 출력의 증가 비율이 일정한 선형성(linearity)의 특징을 보인다(Pickles, 1988). 이러한 중이의 선형성은 중이의 두 가지 근육, 즉 고막장근(tensor tympanic muscle)과 등골근(stapedius muscle)의 수축에 의해 파괴되는데 근육의 수축은 저주파수의 소리의 전달을 약화시켜 큰 강도의 소리로부터 내이를 보호하는 기능을 수행한다.

세 번째의 필터 과정은 내이의 와우와 청신경에 의해 만들어진다. 와우와 청신경은 선형성을 나타내는 중이와는 달리 비선형성(nonlinearity)을 보인다. 비선형적인 특징으로 와우는 작은 소리는 증폭시키고 큰 소리는 증폭의 양을 줄이는 자동강도 조절장치처럼 작동한다. 이것을 와우증폭기(cochlear amplifier)라고 한다(Choi, 2010; Choi, 2011). 게다가 비선형적인 특성은 청신경의 시간적인 적응 방식에서도 나타나는데 말이나 소리가 제시되고 난 후에 청신경의 자극률은 급격하게 하락한다. 일반적으로 와우와 청신경은 Q_{10}[Q = 공명 주파수(resonant frequency)/대역폭(bandwidth)]로 불리는 질 요소(quality factor)를 가지는 필터은행(filterbank)처럼 기능한다(Darwin, 2010). 다른 말로, 대역폭이 공명 주파수의 10분의 1에 해당하는 필터를 Q_{10}이라 부른다. 따라서 청각부호화는 남성의 목소리에서와 같이 1 kHz 이하의 낮은 주파수에서는 전통적인 협대역 스펙트럼(narrowband spectrum)과 고주파수에서는 광대역 스펙트럼(broadband spectrum)과 비슷하다. 즉, 청각 스펙트럼 정점들(peaks)은 낮은 주파수 지역에서는 목소리의 조화음(harmonics)에 대응하지만 높은 주파수 지역에서는 포르만트에 대응한다. 와우와 청신경의 Q_{10}이 나타내는 청각부호화가 조화음과 대응하는지 아니면 포르만트와 대응하는지는 아직까지 분명하지 않다. 게다가 말 합성(speech synthesis)에 있어서도 포르만트가 중요한 통제변인으로 사용되어 왔지만 말지각에 있어 그 포르만트의 중요성은 여전히 불명확하다. 말소리의 근원을 나타내는 기본주파수(F0)가 같지만 포르만트가 다르면 서로 다른 소리로 지각되고, 기본주파수가 다르고 포르만트가 같으면 동일한 소리로 지각된다. 이것은 포르만트가 말지각에 미치는 긍정적인 효과를 나타낸다. 그러나 말 인식(speeech recognition)에 사용된 알고리즘은 포르만트를 거의 사용하지 않는데 그 이유는 포르만트는 성도의 전이함수의 정점이기 때문에 그것의 물리적 존재는 음원의 주파수 주위에 있는 에너지에 의존한다. 이것은 상대적으로 포르만트가 말지각에 별다른 영향을 미치지 않는다는 것을 나타낸다.

2.3 범주지각

범주지각은 하나의 범주에 유사한 소리들을 넣어 묶을 수 있는 능력을 말하며 한 범주의 소리들을 다른 범주의 소리들로부터 차별할 수 있는 능력을 나타낸다. 일반적으로 소리를 구별할 수 있는 능력은 두 가지의 소리들이 같은 또는 다른 음소 분류로 들을 수 있는지에 의해 예측된다. 유사한 소리들을 구별할 수 있는 능력은 개별적으로 소리를 분류하는 능력의 범위를 훨씬 넘어선다. 일반적으로, 범주지각은 인간에게만 존재하는 인간 특유의 본성으로 생각되었지만 최근의 연구들은 이것은 인간에게만 국한되는 능력이 아님을 증명하고 있다. 말이 아닌 소리들에 대한 범주지각은 친칠라와 원숭이의 일종인 마카크에게서도 보인다. 친칠라는 인간과 유사한 방법으로 유성음과 무성음의 연속선상에서 유성파열음에서 무성파열음을 분류할 수 있었고(Kuhl & Miller, 1978), 마카크는 파열음의 유성음의 경계과 조음의 위치 경계에서 최고의 차별 능력을 보여 주었다(Kuhl & Padden, 1982; 1983). 동물들의 청신경은 유성파열음과 무성파열음을 구별하는 말의 시간적인 특징에 따라 다른 반응들을 보여주었다. 언어의 진화 과정에서 범주지각은 극적인 변화를 보여 주는데, 영어를 모국어로 사용하는 화자는 /r/과 /ℓ/의 소리를 잘 구별하지만 성인의 한국 사람들은 그것들을 전혀 구별하지 못한다. 이것은 급격한 **음성 공간의 재구조화**(restructuring of phonetic space) 때문이다. 생후 첫 해에 유아들은 모든 소리들을 잘 차별하지만 점차 자신들의 언어에 적응하면서 그 능력을 사용하지 않기 때문에 성인이 되었을 때 그 차별 능력은 퇴행하게 된다. 이러한 재구조화 현상이 뇌의 어떤 수준이나 부분에서 일어나는지는 아직도 밝혀지지 않고 있다.

2.4 동시조음의 지각

일반적으로 동시조음은 한 특정 음운이 그 음운의 앞이나 뒤에 위치한 다른 음운에 의해 영향을 받는다는 것을 나타낸다. 말소리에 동시조음이 미치는 영향은 크게 두 가지 기전으로 설명될 수 있다. 하나는 말에만 존재하는 특이기전(mechanism specific to speech)이고 다른 하나는 청각 대조(auditory contrast)를 향상시키는 적응과 같은 기전(adaptation-like mechanism)이다.

동시조음의 기전 중 구어의 특이기전은 /alda/, /alga/, /arda/, 그리고 /arga/와 같은 음절에서 선행 음소들(/ℓ/ 또는 /r/)이 후행음소들(/d/ 또는 /g/)에게 미치는 영향을 조사함으로써 밝혀질 수 있었다(Darwin, 2010; Mann, 1980). 일반적으로 음소 /ℓ/은 음소 /r/보다는 전방화(front in the mouth)되기 때문에 후행음소 /g/를 전방화시키는 반면 음소 /r/은 음소 /ℓ/보다는 원순화(rounding)되기 때문에 후행음소를 원순화시킨다. 이러한 효과는 포르만트 전이에서도 분명하게 관찰된다. 즉, 선행

음소 /ℓ/은 /g/의 전이를 마치 /d/와 같이 만든다. 선행음절 /al/ 뒤에 /da/와 /ga/의 음절이 위치한 합성된 말소리를 들었을 때 청자들은 개별적으로 /da/와 /ga/를 듣거나 선행음절 /ar/이 위치되었을 때보다 그 소리들을 더욱 /ga/로 들었다. 이러한 연구 결과들은 영어를 모국어로 사용하는 사람들에게 해당되는 것이었다. 그러나 영어를 모국어로 사용하지 않는 아시아 계통이나 한국 계통의 사람들을 대상으로 위의 실험을 해 본 결과 비록 그들은 음소 /r/과 /ℓ/을 구별할 수 없어 그 차이를 들을 수는 없지만 선행음소 /r/과 /ℓ/이 후행음소 /d/와 /g/에 미치는 효과는 영어를 모국어로 사용하는 사람들과 아무런 차이를 보이지 않았다. 이러한 효과는 한 언어에 특이한 것이기보다는 개별 언어를 넘어서는 인간의 보편적인 특성으로 생후 4개월에 형성된다(Fowler et al., 1990). 말소리 특이기전이 정말 인간의 보편적인 특성인지를 확인하기 위하여 네 마리의 메추라기에게 제3포르만트(F3) 전이가 다른 합성된 비구어(non-speech)를 사용하여 /ga/로부터 /da/를 구별하도록 한 연구의 결과는 인간을 대상으로 한 것과 아주 유사하였다(Darwin, 2010; Lotto et al., 1997). 게다가 변조된 비구어(modulated non-speech)와 안정된 비구어(steady non-speech)를 사용한 다른 연구에서도 같은 결과가 제시되었다(Lotto et al., 1998). 그러므로 이들은 동시조음의 구어특이기전(speech specific mechanism, Darwin, 2010)은 인간의 보편적인 특성이 아니라 일종의 청각대조기전(general auditory contrast mechanism)으로 구어 환경에 대한 청신경의 빠른 적응 때문에 발생하는 현상으로 설명하였다.

그러나 이러한 청각 적응의 효과가 모든 동시조음의 지각을 설명하기에는 한계가 있다. 이 장의 뒷부분에서 더욱 구체적으로 설명하겠지만 맥걸크 효과(McGurk effect)가 이 청각 적응의 한계를 단적으로 보여 준다(Darwin, 2010; McGurk & MacDonald, 1976). 맥걸크 효과는 한 음절의 지각에 있어 청각보다는 시각의 중요성을 부각시킨 것으로 시각적으로 하나의 음절을 보는 것이 청각적으로 들려지는 한 음절의 지각을 변화시킨다는 것을 나타낸다. 즉, 시각적으로 /ga/를 보여 주고 청각적으로 /ba/를 들려주면 /ba/는 /da/로 지각된다는 것이다. 한 집단에게는 청각적으로 정상적인 선행음절 /al/과 /ar/과 후행음절 /da/와 /ga/를 들려주었고, 다른 집단에게는 두 음절 사이의 경계가 애매하지만 시각적으로 /al/과 /ar/을 조음하는 얼굴을 보여주었을 때 두 집단들이 보여준 결과들은 의미 있는 차이가 없었다(Darwin, 2010; Fowler et al., 2000). 그러므로 동시조음의 지각은 청신경의 빠른 적응의 결과로 보기는 어렵다. 게다가 오랜 세월 동안 말지각의 연구를 선도해 온 해스킨스 실험실은 말지각은 여전히 비구어(non-speech)의 지각과는 다르다는 것을 나타내는 많은 증거들을 보여 주고 있다. 일부 증거들이 동시조음의 지각이 청각 적응의 효과가 아니라고 것을 보여 주고 있지만 청각신호가 와우, 뇌간(brainstem), 그리고 중뇌(midbrain)에서 다양한 변형(transformations)이 이루어지는 것처럼 말신호도 이러한 영향에서 벗어날 수 없다. 와우로부터 대뇌피질까지 다양한 수준에서 일어나는 다양한 변형들은 자연환경에서 말이나 소리의 공통적인 지각의 문제들을 해결하는 데 상당한 도움이 된다는 것을 부정할 수는 없다.

2.5 청각장면 분석

시각적으로 여러 가지 장면들을 기억에 저장하였다가 필요할 때 특정 장면만을 구별하여 분석하는 것처럼 청각장면 분석은 여러 사람들의 말소리로부터 특정한 한 사람의 말소리를 분석하는 것을 말한다. 이러한 분석 능력을 가진 동물 중 가장 두드러진 동물은 펭귄이다. 펭귄은 단체생활을 하는 동물로서 집단으로 새끼들을 양육하고 기르는데, 새끼에게 먹이를 공급하기 위하여 사냥을 떠날 경우 공동 유치원에 새끼를 맡기고 사냥에서 돌아와 비슷한 수많은 새끼 펭귄들 속에서 소리로 자신의 새끼를 정확하게 찾아서 먹이를 제공한다.

여러 사람들의 말소리에서 특정한 사람의 말소리를 분석하여 구별하는 능력은 특정한 한 사람의 말 명료도를 판별하는 것과는 실질적으로 아주 다르다. 한 사람의 말 명료도 분석에서는 중요하지 않은 특징들이 청각장면 분석에서는 중요할 수도 있다. 이러한 특징들은 배경소음에서 말의 특색을 감지하는 데 사용되고 또 다른 사람으로부터 한 사람의 말의 주파수 요소를 구별하는 데 많은 도움을 준다.

일반적으로 배경소음은 말소리 지각에 방해가 되는 차폐(masking) 기능을 한다. 배경소음의 차폐의 정도는 실질적으로 배경소음의 유형에 따라 변화한다. 즉, 배경소음의 주파수 특성이 말소리의 것과 비슷하면 할수록 말소리 지각은 힘들어지지만 반대로 주파수 특징이 현저히 다르면 말소리 지각은 훨씬 용이해진다. 일반적으로 배경소음은 협대역(narrow-band) 주파수 특징을 보이는 반면 말소리는 광대역(broad-band) 주파수 특징을 가진다. 게다가 배경소음에서의 말소리 지각은 머리 음형(head shadowing)과 양이의 상호작용(binaural interaction) 효과에 영향을 받는다. 소음의 고주파는 고주파수의 소리에 영향을 미치는 머리 음형 효과에 의해 귀에 도달할 경우 약해지고 소음의 저주파수는 양이의 상호작용에 의해 더욱 잘 감지된다.

말지각에 있어 청각장면 분석에 영향을 미치는 중요한 요인들로는 조화성 (harmonicity), 개시 시간(onset time), 그리고 공간적인 차이(spatial difference) 등이 있다(Darwin, 2010). 대부분의 말소리는 기본주파수에서 성대의 주기적인 진동 때문에 조화음의 구조, 즉 조화성을 가진다. 일반적으로 사람들이 말을 할 때는 말소리의 기본주파수가 변화하고 두 사람이 동시에 말을 할 경우 두 사람의 기본주파수는 다르다. 즉, 기본주파수가 다를 경우에는 말지각이 용이하지만 기본주파수가 비슷하면 말지각이 훨씬 어려워진다. 즉, 귀에 의해 구별될 수 있는 말소리의 조화음들이라 할지라도 기본주파수의 차이가 적다면 두 말소리를 구별하기는 상당히 어렵다. 게다가 말소리 지각은 말소리 개시 시간에 큰 영향을 받는데, 말소리 개시 시간이 비슷하면 할수록 말지각이 어려워진다. 즉, 여러 소리가 함께 시작되는 소리들이 다른 시간에 시작되는 것보다 지각이 어렵다. 마지막으로 음원이 공간적인 위치의 차이, 즉 방위각(azimuth)에서 차이가 날 경우 말지각은 더욱 용이해진다. 음원의 공간적인 위치의 차이는 말이나 소리가 양이에 도달하는 시간의 차이와 양이에 도달하는 강도의 차이, 즉 양이 간 시간 차이(interaural time difference, ITD)와 양이 간 강도 차이(interaural intensity difference, IID)를 야기하고 이는 소리의 위치 분별(localization)과 측 분별(lateralization)에 공헌한다.

3. 청각 주의

인간을 둘러싸고 있는 일상생활의 환경 속에서 일어나는 여러 사건에 대한 엄청난 양의 정보가 존재하지만 그 정보를 처리할 수 있는 인간의 용량에는 한계가 있기 때문에 선택적으로 처리할 수밖에 없다. 즉, 어떤 정보들에게는 주의를 집중해서 정보를 여과하거나 선택적으로 기억에 저장하지만 관련이 없거나 관심이 적은 정보들은 무시하거나 버린다. 인지심리학이나 인지신경과학에서의 가장 기본적인 질문 중의 하나가 "인간은 어떻게 어떤 정보에는 선택적으로 주의를 기울이고 다른 정보들은 버리는가?"이다. 이러한 질문은 인지심리학의 오랜 연구 주제가 되어 왔고 제2차 세계

대전 이후 많은 퇴역군인의 가장 큰 불평 중의 하나였다. 게다가 청각장애를 가진 많은 사람도 빈번하게 같은 말지각의 어려움을 호소하고 있다. 이러한 문제는 직접 또는 간접으로 선택적인 주의(selective attention)와 관련되어 있다. 말을 분명하게 지각하기 위해서는 필요한 청각 정보들을 선택적으로 주의하는 것은 반드시 필요하다. 따라서 이와 관련된 분야에서 오랫동안 축적되어 온 연구 결과들을 간략하게 제시하고 최근 주목을 받고 있는 선택적인 주의와 관련된 연구 주제들을 설명하고자 한다.

3.1 말 따라하기 과제

1953년에 콜린 박사가 처음으로 소개한 이후 인지심리학에서는 말 따라하기 과제(speech shadowing task)는 지속적인 연구방법론으로 사용되고 있다. 말 따라하기 과제는 말 음영효과(speech shadowing effect)로도 알려져 있는데, 양이이음청취(dichotic listening)로 한쪽 귀에 제시된 청각 메세지를 큰 소리로 따라하게 하고 동시에 다른 쪽에 제시된 메시지는 무시하도록 하는 방법이다. 예를 들면, 한쪽 귀에 제시된 여자의 목소리는 따라하고 다른 쪽 귀에 제시된 남자의 목소리는 무시하도록 하는 방법이다. 이 방법을 통해 연구자들은 말 따라하기를 하는 중 다른 쪽 귀에 제시된 주의를 기울이지 않은 메시지의 내용을 잘 지각하는지를 알아보고자 하였다. 연구에 참가한 피험자들의 3분의 1은 말 따라하기 과제를 수행하면서 다른 쪽의 귀에 제시된 주의를 기울이지 않은 메시지의 내용을 지각하였지만 대부분의 참가자들은 언제 주의를 기울이지 않은 귀에 제시된 말의 화자가 같은 성의 다른 화자로 대체되었고 또는 영어 화자로부터 독일어 화자로 대체되었는지를 지각하지 못하였다. 이러한 관점에서 주의는 입력 정보를 여과하거나(filter) 선택하는 도구(selective device)라는 것이다(성현란 외, 2001). 즉, 감각기관에 유입되는 수많은 입력 정보들 중에 '주의'라는 여과기, 즉 필터를 거친 정보들은 지각되어 우리의 행동에 영향을 미친다는 것이다. 이것을 조기선택모형(early selection model)이라고도 하고 또는 칵테일 파티효과(cocktail party effect)라고도 한다(Moray, 1959). 칵테일 파티에 초대되어 참석했을 경우, 조기 선택 모델에 따르면 바로 앞이나 옆에 있는 사람의 이야기에 주의를 기울이게 되지만 그 외 다른 사람들의 목소리에 주의를 기울일 수가 없다. 즉, 주의를 기울인 사람의 목소리의 물리적 특성을 여과시키므로 그 목소리는 잘 지각을 할 수 있다는 것이다. 그러나 현실에서는 주의를 기울이지 않는 자극에 대해서도 정확하지는 않지만 지각될 수도 있는데, 조기 선택 모델은 이러한 지각의 형태를 설명하지 못하는 한계가 있다. 즉, 칵테일 파티 상황에서 주의를 기울이고 있지 않은 어떤 사람이 화자의 이름을 불렀을 때는 즉각 이 사실을 지각할 수 있어 그 쪽으로 주의를 돌릴 수 있다. 이것은 초기 선택 모델과는 달리 반응 단계 직전에 존재하는 여과기에 의해 상당한 수준의 물리적 · 의미론적 분석이 일어난다는 것을 증명한다. 이것을 **후기 선택 모델**(late selection model)이라 부른다. 다른 한편으로 말 따라하기 과제에 있어 여과기의 위치는 초기와 후기로 조정되는 것이 아니라 가변적일 수도 있다는 주장도 제기되었다. 즉, 말의 물리적 속성은 초기에 여과되지만 의미적 정보는 중추적인 수준에서 나중에 여과되기도 한다. 이처럼 여과기는 항상 같은 방식으로 작동되는 것이 아니라 특정 정보에는 빨리 작동될 수도 있고 더 민감하게 작동될 수도 있다는 것이다 (Spence & Santangelo, 2010). 이것을 선택적 주의에 대한 **지각부하이론**(perceptual load theory)이라고 한다. 이 이론에 따르면 한 개인의 주의의 자원들(attentional resources)은 입력하는 특정 감각 정보의 처리에 항상 충분하게 배치되기 때문에 참가자의 우선적인 과제가 급하지 않는 상황에서는 다른 자극들을 처리할 수 있는 여유분이 있다는 것이다. 즉, 작은 부하(low-load)의 상황에서는 후기선택이 나타나지만 과부하(high-load) 상태에서는 초기 선택이 일어난다는 것이다. 분명하게 지각부하이론은 왜 선택적 주의가 초기나 후기에 일어나는지를 잘 설명해 주지만 그들의 연구는 시각적인 선택적 주의에 국한되었다. 이러한 한계를 극복하기 위하여 또 다른 연구가 수행되었는데, 이 연구의 참가자들에게는 그들 앞에 놓인 스피커를 통해 약한 또는 강한 목소리로 말해진 1~3음절들로 구성된 일련의 단어들을 빠르게 제시하였더니 낮은 부하 상황(low-load conditions)에서는 참여자들은 가능한 빨리 각 단어의 강도를 구별할 수 있었지만 높은 부하 상황(high-load condition)에서는 각 단어가 두 가지 음절들로 구성된 것을 구별하지 못하였다. 이 실험은 지각부하이론이 시각뿐만 아니라 청각의 선택적 주의를 잘 설명한다는 것을 나타낸다.

3.2 작업기억과 선택적 주의

기억에 관한 정보처리이론에 따르면 기억은 **감각등록기**(sensory register), **단기기억** (short-term memory), 그리고 **장기기억**(long-term memory)으로 구성되고 감각등록기에서는 환경 내의 새로운 자극 정보를 감각적 자료 그 자체로 유지시키는 단계로 매우 짧은 기간 동안 남아 있다가 곧 사라지지만 단기기억은 감감등록기에서의 정보가 주의를 받게 되면 7±2 청크(chunk)의 제한된 정보가 단기기억에 저장되는데, 청크의 크기는 사람에 따라 다르고 여러 항목을 함께 묶음으로써 더 큰 정크로 만들어 기억할 수도 있다(성현란 외, 2001). 단기기억은 **작업기억**(working memory)으로 불리기도 하는데, 모든 의식적이고 지적인 활동이 여기에서 일어나며 단기기억은 **기억폭**(memory span)으로 측정되어 왔다. 단기기억에 저장된 정보들은 반복이나 암기 등에 의해 장기기억에 저장되어 필요할 때 인출된다. 기억의 정보처리이론에서 작업기억을 나타내는 단기기억은 칵테일 파티 효과에서와 같은 선택적 주의와 밀접한 관련이 있다는 사실이 최근 인지심리학의 연구들에 의해 밝혀지고 있다.

사람이 시끄러운 환경에서 자기 자신의 이름과 같은 아주 적절한 자극은 갑자기 주의를 끌 수 있는 환경을 나타내는 칵테일 파티 현상(cocktail part phenomenon)에서 약 33 %의 피험자들이 주의를 기울이지 않고 부적절한 메시지에서도 자기 이름을 들을 수 있다고 보고되었다(Moray, 1959). 또 다른 연구에서는 34.6 %의 피험자들이 부적절한 메시지에 제시된 자신들의 이름을 들었다고 보고하고 있다(Wood & Cowan, 1995). 이러한 환경에서 부적절한 메시지에서 그들의 이름을 지각한 피험자들은 상대적으로 낮은 작업기억 용량(working-memory capacities)을 가지고 있으므로 주의를 분산하게 만드는 정보들을 차단하고 억제하는 데 어려움을 가진다는 사실이 밝혀졌다(Conway et al., 2001). 이것은 작업기억과 선택적 주의의 밀접한 상관관계를 나타낸다. 작업기억이 복잡한 인지과정에서 목표에 적절한 정보(goal-relevant information)를 능동적으로 유지하는 기능을 하긴 하는데 만약 이 작업기억의 용량이 제한되면 인지 실행을 제한하는 효과를 보일 수 있다는 것이다.

선택적 주의에 있어서 작업기억 용량의 중요성은 Conway 등(2001)의 연구에 의해 밝혀졌는데, 이들은 하나의 수학연산과 그와 관련 없는 단어의 결합으로 이루어진 IS (6 + 4)/2 = 5 ? DOG와 같은 컴퓨터 화면을 보여 주고 참가자들에게 등식을 크게 말하고 그 등식이 참인지를 '예' 또는 '아니요'로 대답하면서 각 단어를 말하도록 하였다. 컴퓨터로 제시가 끝나면 반응지에 모든 단어들을 써 내려가도록 하여 정확한 일련의 순서로 회상된 단어의 누적수로 참여자들은 높은 작업 기억 용량을 가진 피험자들(high-span subjects)과 낮은 작업기억 용량을 가진 피험자들(low-span subjects)로 구별되었다. 이들에게 같은 목소리의 크기로 녹음된 단음절이 제시되었고 적절한 메시지는 분당 60단어 제시율로 단조로운 여성의 목소리로 330개의 단음절의 단어들이 제시된 반면 부적절한 메시지로는 단조로운 남자의 목소리로 300개의 단음절의 단어들이 제시되었다. 부적절한 메시지는 주의를 기울인 메시지가 제시되고 난 후 30초 후에 제시되었고 부적절한 메시지에 삽입된 피험자들의 이름을 제외한 단어의 제시 순서는 동일하였다. 약 4~5분 동안의 말 따라하기(shadowing) 후에 피험자들은 부적절한 메시지에 관한 질문지에 답하도록 요구되었다.

결과는 높은 작업기억 용량을 가진 피험자들의 20 %와 낮은 작업기억 용량을 가진 피험자들의 60 %가 부적절한 메시지에서 자신들의 이름을 들었다고 보고했지만 자신들의 이름을 말한 높은 작업기억 용량을 가진 피험자들과 이름을 말하지 못한 높은 작업기억 용량을 가진 피험자들의 말 따라하기 오류(errors in shadowing)는 서로 비슷한 반면에 자신들의 이름을 말한 낮은 작업기억 용량을 가진 피험자들의 말 따라하기 오류는 자신들의 이름을 말하지 못한 낮은 작업기억 용량을 가진 피험자들의 것보다 현저히 높았다. 이것은 낮은 작업기억 용량을 가진 피험자들이 말 따라하기 과업을 수행하는 데 더 큰 어려움을 가진다는 것을 설명한다. 그러므로 작업기억 용량은 하나의 중요한 인지 특성이고 인지적인 실행의 질에 큰 영향을 미친다.

작업기억과 연결된 인지행동의 기본적인 측면은 주의를 분산시키는 정보를 제지하고 억제하는 능력이다. 즉, 높은 작업기억 용량을 가진 사람들은 낮은 작업기억 용량을 가진 사람들보다 이런 능력이 훨씬 크다는 것이다. 그러므로 주의를 분산시키는 정보들을 억제하는 능력은 작업기억의 내용과 용량을 규제한다고 할 수 있다.

3.3 청각 변화를 청취하지 못하는 현상

말지각에 있어 청각정보 처리의 한계를 나타내는 또 다른 중요한 보기는 단순하거나 복잡한 청각 자극을 보여 주는 화면(auditory displays)을 사용하여 청각 변화를 감지하지 못하는 현상(auditory change deafness)에 관한 연구이다. 청각 변화를 지각하지 못하는 이 현상은 말 자극의 물리적 속성의 변화에 대한 인지 결핍을 나타내는 것으로 주의적 실명(attentional blindness) 또는 주의적 기억 상실(attentional amnesia)을 나타낸다.

한 연구는 말 따라하기 과제 수행 중에 다른 귀에서 메시지를 제시하는 화자의 성별이 바뀌었는데도 연구의 피검사자 중 57 %가 그것을 지각하지 못했다는 것을 보고

했다(Vitevitch, 2003). 이것은 두 화자의 목소리를 물리적으로 구별하지 못하기 때문에 발생하는 문제가 아니라 선택적 부주의의 결과일 수 있다는 것이다. 즉, 연구의 참가자들은 실제적으로 화자의 목소리가 변화함을 지각하였지만 목소리의 변화가 일어난 시점과 그들이 들은 것에 대한 연구자의 질문 사이에 상당한 시간 간격이 있기 때문에 그것을 망각했을 수도 있다.

이러한 문제는 또 다른 연구에서 더욱 실험적으로 조사되었다(Eramudugolla et al., 2005). 이 연구의 참여자들은 그들이 듣는 청각 화면에 어떤 변화가 있는지 없는지를 확인하게 되는데 먼저 4, 6 또는 8개의 청각 대상들(트럼펫, 피아노, 여자, 암탉 등)로 구성된 청각화면이 5초 동안 제시되고 후에 약 500 ms 동안 백색소음이 제시되고 마지막으로 또 다른 5초 동안 앞에 제시된 것과 같지만 하나의 그림이 빠져 있거나 다른 그림으로 대치된 청각 화면을 보여 주고 두 번째 화면에서 빠져 있거나 대치된 그림을 찾도록 요청되었다. 연구 결과는 청각 변화를 탐지하는 참여자들의 정확성 또는 민감성은 화면에서 보이는 대상의 수가 증가되었을 때 극적으로 하락된다는 것을 보여 주었다.

반면에 화면 속의 항목이 미리 변화되었다는 것을 나타내는 단서, 즉 빠진 대상이 첼로이면 '첼로'의 단서를 제공하였을 때는 화면의 대상의 수와 관계없이 거의 완벽하게 정답을 보여 주었다. 이것은 단서가 제공되지 않았을 경우에 관찰된 참여자들의 실행의 하락은 다른 문제가 아니라 주의력의 문제라는 것이다. 게다가 첫 번째와 두 번째 화면들 사이에 제시되는 백색소음의 시간 간격의 차이(temporal gap) 그리고 제시된 청각 대상들의 친숙함(familiarity) 등도 청각 변화의 부주의 현상에 영향을 미칠 수도 있다. 청각 변화의 부주의 현상에 대한 연구들은 사람들은 복잡한 청각 장면에서 제시된 대부분의 청각정보들을 인식하지 못할 수도 있음을 분명히 제시하고 있다.

4. 청각과 시각의 상호작용

인간의 뇌가 정보를 처리할 때 청각적인 정보는 아주 중요하지만 뇌는 반드시 그 청각적인 정보에만 의존하여 정보를 처리하지 않는다. 청각적인 정보와 더불어 몸짓이나 손짓과 같은 비청각적인(non-auditory stimuli) 자극이 제공되면 인간의 지각은 더욱 분명하게 된다. 이러한 몸짓, 손짓, 그리고 동작과 같은 비청각적인 자극은 시각을 통해 뇌의 정보수집기관에 전달되어 정보를 처리하는 데 유용하게 사용된다. 그러나 다양한 비청각적인 신호의 제시는 한 사람의 청지각(auditory perception)에 도움이 되기도 하지만 그렇지 않을 수도 있다.

예를 들면, 비청각적인 자극을 시각적으로 제시하는 것은 청지각과 청각탐지 (auditory detection)를 향상시키지만 다른 한편으로 청지각을 억제(inhibition)하거나 복화술 효과와 같은 청각적 착각(auditory illusion)을 제공할 수도 있다(Spence & Soto -Faraco, 2010). 그러므로 말소리에 대한 지각을 종합적으로 이해하기 위해서는 반드시 시각적인 정보가 어떻게 뇌의 정보처리 단계에서 사용되고 뇌의 청각처리능력에 어떻게 영향을 미치는지 파악하는 것이 아주 중요하다. 뇌가 정보를 처리하는 단계에서 두 가지 다른 감각 양식(two sensory modalities), 즉 청각과 시각이 어떻게 상호작용하는지는 말지각에 대한 중요한 단서를 제공한다. 말지각에 있어 청각과 시각의 상대적인 공헌은 감각의 우월성, 복화술 효과, 맥걸크 효과, 그리고 콜라비타 효과로 설명할 수 있다(Spence & Soto-Faraco, 2010). 다음에 이어지는 절에서 구체적으로 살펴보자.

4.1 감각의 우월성

뇌에서 처리되는 일상생활에 관한 다양한 정보들은 다감각 양식(multisensory modalities)을 통해 수집되어 뇌로 전달된 음향학적 특성을 가지고 있는 신호는 청각적으로 처리되고 다른 동작, 몸짓, 그리고 손짓과 같은 신호들은 시각적으로 처리된다. 따라서 다감각 양식들로 얻어진 정보의 단서들(cues)은 수렴적이고 중복적이므로 하나의 감각지각이 다른 감각지각보다 전체 말지각에 공헌하는 정도가 높거나 낮은지를 판단하기 힘들다.

한 감각이 다른 감각과 갈등이 되는 상황에서 하나의 감각기관이 전체 말지각에 미치는 상대적인 공헌도는 연구될 수 있고 한 감각 형식이 다른 감각 형식보다 우월한지, 즉 **감각의 우월성**(sensory dominance)도 밝혀질 수 있다. 일반적으로 시각 양식이 청각 양식보다 다감각 대상과 사건에 대한 인간의 지각에 더 큰 영향을 준다고 알려져 있지만 이것은 항상 옳은 것은 아니다.

4.2 복화술 효과

인형극에서 입을 움직이지 않고 한 사람의 화자가 다양한 소리로 이야기하는 화술을 복화술이라고 한다. 이러한 복화술은 원래 고대 시대에서 예언자, 마법사, 그리고 주술사들이 사용하여 온 화술로서 우리나라에서는 굿을 하는 무당이나 봉산탈춤에 등장하는 취발이가 입을 움직이지 않고 여러 가지 목소리로 바꾸어서 마치 신이 내린 것처럼 또는 다른 사람처럼 말하는 것이다. 영화관에서는 스크린 뒤에 있는 스피커에서 소리가 나오는데 마치 영화의 주인공이 목소리를 내는 것처럼 들려지는 것도 **복화술 효과**(ventrilloquism effect)의 실례이다. 이 효과로 사람들은 영화의 시각적인 자극에 현혹되어 소리가 어디에서 들려오는지를 변별하지 못하게 된다. 이 효과는 이처럼 청각과 시각의 공간적인 정보가 엇갈리거나 대립될 때 청각보다는 시각이 말지각을 지배하게 된다는 것을 보여 준다.

4.3 맥걸크 효과

말지각에서 청각은 시각과 상호작용한다. 이 상호작용에 근거하여 **총체적 의사소통**(total communication)이 언어청각장애에 중요한 대안으로 부각되고 있다. 총체적 의사소통방법은 청각과 시각의 통합을 근거로 한다. 청각과 시각이 말 생산에 미치는 상대적인 공헌도는 맥걸크와 맥도날드에 의해 개발된 청각과 시각의 갈등 방법에 의해 증명되었다(McGurk & MacDonald, 1976). **맥걸크 효과**(McGurk effect)는 우리의 눈으로 보는 것이 어떻게 우리의 귀로 듣는 것에 영향을 미치는지를 청각과 시각의 갈등 구조를 사용하여 보여 준다. 그들의 연구에 참여한 피험자들은 특별한 유성음 음절인 /ba/를 듣는 동시에 또 다른 음절인 /ga/의 입술 모양을 나타내는 음절을 눈으로 보게 된다. 대부분의 참가자들은 듣거나 보지도 않은 다른 음절인 /da/를 들은 것으로 판단한다. 이와 같이 사람들이 귀로 듣는 음절은 눈으로 보는 입술 운동에 의해 조절될 수 있다는 것이 맥걸크의 효과이다.

이 효과는 기본적으로 귀로 듣고 눈으로 보는 것이 서로 조화롭지 않을 때 발생하며 청각과 시각의 통합(audiovisual integration)이 말지각에 영향을 미친다는 것을 나타낸다. 게다가 많은 다른 증거들이 청각피질은 귀로 말소리를 듣는 것에 의해 활성화될 뿐만 아니라 입술 운동과 다른 얼굴의 움직임을 눈으로 지켜봄으로써 활성화된다는 것을 보여 주고 있다. 그 후 맥걸크 효과는 말이 아닌 다른 영역들, 즉 현악기와 인간의 정서 판단에 광범위하게 적용되었고 한 문장의 정서적인 음에 대한 사람들의 판단도 극단적인 행복이나 공포를 나타내는 표정에 의해서도 조절될 수 있다는 것도 밝혀졌다(de Gelder & Vroomen, 2000). 따라서 말지각에 있어 청각과 시각의 통합은 아주 중요하며 두 감각들이 통합될 때 말지각에 미치는 효과는 더욱 클 것이다.

4.4 콜라비타 효과

말지각에 있어 청각에 대한 시각의 우월성은 **콜라비타 효과**(Colavita effect)에 대한 연구에서도 증명되었다(Spence & Soto-Faraco, 2010). 이 연구의 참가자들에게 일련의 음(tone)과 플래시(flash)가 예측 불가능하게 제시되는데, 그들은 음을 들으면 하나의 버튼을 누르고 플래시가 반짝이면 또 다른 버튼을 누르도록 지시를 받는다. 그러나 실험 중간중간 예측할 수 없는 시간에 음과 플래시가 동시에 제시되었을 때 대부분의 참가자는 음에 버튼을 누르기를 실패했고 대신 아주 가끔 몇몇은 시각 반응 버튼을 눌렀다. 이 문제에 대해 많은 후속 연구가 수행되었는데 그 연구들은 소리의 제시는 시각 자극에 대한 참가자들의 인식을 가속화시켰지만 실제로 시각 자극의 제시는 소리에 대한 그들의 반응을 지체시킨다고 보고했다(Sinnett et al., 2008).

맺음말

이 장에서는 말지각은 어떻게 이루어지고 어떤 요인들이 그것에 영향을 미치는지를 살펴보았다. 말지각의 기본적인 원리와 원칙들은 말지각 이론들을 통하여 설명하고자 하였다. 말지각 이론으로 운동 이론, 음성불변성 이론, 실재론, TRACE 모델, 로고젠 이론, 코호트 이론, 퍼지논리 모델, 그리고 모국어자석 이론 등을 소개하면서 말지각 현상과 사실을 바라보는 다른 관점들을 설명하였다. 다른 한편으로 귀납적인 방법으로 말지각에 영향을 미치는 구체적인 요인들로 말의 음향학적 특성, 말의 청각부호화, 범주지각, 동시조음의 지각, 그리고 청각장면 분석을 언급하였다. 현대사회에는 전에는 볼 수 없었던 엄청난 양의 정보가 쏟아지는데, 그것을 처리하는 인간의 용량에는 한계가 있어 인간은 부득이하게 선택적으로 주의를 기울여 정보를 저장하거나 무시해버린다. 구체적으로 인간은 어떻게 어떤 정보에는 주의를 기울이고 다른 정보들은 버리는지를 말 따라하기 과제, 작업기억, 그리고 청각 변화에 대한 부주의 현상으로 설명하였다. 마지막으로 말지각에 있어 청각과 다른 감각인 시각은 끊임없이 상호작용을 하여 통합을 이루도록 도와주는데, 그것이 어떻게 가능하고 불가능한지를 우월성, 복화술 효과, 맥걸크 효과, 그리고 콜라비타 효과로 설명하였다. 이 장에서 설명한 말지각과 관련된 많은 정보가 말지각에 대한 독자들의 이해를 돕는 데 큰 도움이 되었기를 바란다. 그러나 아쉬운 것은 제한된 지면 때문에 말이 처리되고 표상되는 뇌의 위치에 대한 설명들을 제공할 여유가 없었다는 것이다.

참고문헌

강석한 역 (2007). 음성음향분석론. 서울: 박학사.

강옥미 (2003). 한국어음운론. 서울: 태학사.

고도흥 (2009). 언어기관의 해부와 생리. 서울: 소화.

고도흥, 김현기, 김형순, 양병곤, 정 훈, 유재연, 황영진, 허승덕, 안종복, 이옥분, 하승희, 이현정, 한지연, 전희정, 박희준, 박소형, 장효령, 심희정, 신희백 (2015). 음성언어의 측정, 분석 및 평가. 서울: 학지사.

인터넷한겨레. 공명으로 빌딩이 무너진다?(http://legacy.www.hani.co.kr/section-010100020/ 2005/04/0101000202005041416606001.html)

구희산 (1995). 영어와 한국어 낱말 운율의 음성학적 연구. 응용언어학, 8, 123-140.

권미선, 김정완, 이현정, 최현주, 하지완 역 (2014). 말운동장애 진단과 치료(제2판). 서울: 박학사.

기초물리학교재편찬위원회 (2004). 기초물리학. 서울: (주)북스힐.

김명자, 홍성욱 역 (2013). 과학혁명의 구조. 서울: 까치글방.

김병욱 (2005). Global online education for speech science competency (GOESSC) multimedia instructional software. Kay Elemetrics Corp.

김성태, 표화영, 권순복 역 (2014). 음성장애 이론과 실제. 서울: 박학사.

김수진, 신지영 (2015). 말소리장애. 서울: 시그마프레스.

김인묵 역 (2004). 의학물리. 서울: 범한서적주식회사.

김향희 (2009). 언어병리학의 신경해부. 서울: 시그마프레스.

김향희 (2012). 신경언어장애. 서울: 시그마프레스.

남기창 (2004). 음성, 성문 및 호흡의 통합 검사 장치 개발. 연세대학교 박사학위 논문.

남도현, 최홍식 (2004). 호흡과 발성. 서울: 군자출판사.

대한후두음성언어의학회 (2012). 후두음성언어의학 I, II. 서울: 일조각.

대한후두음성언어의학회 (2016). 후두음성언어의학 발성의 이해와 음성치료. 서울:범문에듀케이션

문승재 (2007). 한국어 단모음의 음성학적 기반연구. 말소리, 62, 1-17.

성철재 (1992). 표준한국어 악센트의 실험음성학적 연구: 청취 테스트 및 음향분석. 말소리와 음성과학, 21, 43-89.

성현란, 이현진, 김혜리, 박영신, 박선미, 유연옥, 손영숙 (2001). 인지발달. 서울: 학지사.

심현섭 (2003). 음질(Voice Quality)에 관한 청지각적 훈련자료개발을 위한 기초연구. 제19회 대한음성언어의학회 학술대회논문집, 198-200.

신우봉 (2015). 제주 방언 단모음과 어두 장애음의 음향 음성학적 연구. 고려대학교 대학원 박사 학위 논문.

신지영 (2014). 말소리의 이해(개정판). 서울: 한국문화사.

신지영 (2014). 한국어의 말소리. 서울: 박이정.

이승훈, 정원혁, 최홍식, 김수찬, 임재중, 김덕원(2005). 음성, 성문 및 호흡 통합 검사 시스템의 개발. 음성과학, 12, 77-94.

이정학, 이경원, 이재희, 방정화 (2014). 청각학용어집. 서울: 학지사.

이정학, 이경원 (2005). 보청기평가. 서울: 학지사.

이현복 (1973). 현대 한국어의 ACCENT. 서울대학교 문리대학보, 19권

이현복, 성철재, 정일진, 이승미, 진남택 (1993). 한국어의 운율리듬에 관한 연구: 길이리듬을 중심으로. 1993년도 제5회 한글 및 한국어 정보처리 학술발표 논문집, 111-117.

이호영 (1996). 국어음성학. 서울: 태학사.

이호영 (1997). 국어운율론. 서울: 한국연구원

일반물리학 교재연구회 역 (2002). 일반물리학. 서울: 광림사.

장혜진 (2011). 국어 어두 장애음의 음향적 특성과 지각 단서. 고려대학교 대학원 박사학위 논문.

장혜진, 신지영 (2006). 대구 방언 20대 화자의 단모음의 세대 간 차이에 대한 음향 음성학적 연구. 말소리, 57, 15-30.

장혜진, 신지영 (2007). 대구 방언 20대 화자의 단모음 실현 양상에 나타난 표준어 지향성의 성별적 차이. 한국어학, 36, 289-314.

장혜진, 신지영 (2010). 어두 폐쇄음의 발성 유형 지각에서 나타나는 방언 간 차이: 서울 방언과 대구 방언의 비교를 바탕으로. 한국어학, 49, 369-388.

정일진 (1997). 표준어 단순 모음의 세대 간 차이에 대한 실험음성학적 분석 연구. 말소리, 33-34, 111-125.

조성문 (2003). 현대 국어의 모음 체계에 대한 음향음성학적인 연구. 한국언어문화, 24, 427-441.

조장희, 김영보(2011). 뇌영상으로 보는 뇌과학. 서울 : Newton Highlight 82.

최성희 (2006). 정상인과 음성질환자의 호흡의 동적 기능 및 호흡-발성 협응 기능 평가: 음성, 성문 및 호흡 통합검사장치 활용. 연세대학교 박사학위논문.

최성희(2020). 연인두기능장애 환자의 언어치료효과: 사례보고. Korean J Cleft Lip Palate 2020;23(1):35-42.

최성희, 남도현, 김덕원, 김영호, 최홍식 (2006). 성악가와 훈련받지 않은 일반인의 음도, 강도, 성구 변화 시 발성 및 호흡 조절 특성. 대한후두음성언어의학회지, 17(2), 115-126.

최성희, 최홍식 (2006). 음성, 성문 및 호흡 통합검사장치를 이용한 정상인과 음성질환자의 호흡-발성의 시간적 협응 관계 평가. 제80차 대한이비인후과학회 학술대회 논문집.

최성희, 남도현, 최홍식 (2006). 정상인과 음성질환자의 호흡 패턴 및 호흡 기능의 운동학적 특성. 언어청각장애연구, 11(3), 129-152.

최예린 (2010). 한국 남성의 단모음 [아, 에, 이, 오, 우]에 대한 음향음성학적 기반연구. 한국콘텐츠학회논문지, 10, 373-377.

최철희 (2014). 청각기관의 해부 및 생리. 김규상 외, 청각학 개론(pp. 27-52). 서울: 학지사.

최홍식 (1994). 성대진동검사 II. 대한음성언어의학회 제2회 학술대회 심포지움 학술발표 논문집.

최홍식, 김기령, 김광문, 김경수, 조규종 (1990). 전기 Glottography의 임상적 이용. 대한이 비인후과학회지, 33(3), 537-547.

한우재 (2014). 순음청력검사. 김규상 외, 청각학 개론(pp. 69-96). 서울: 학지사.

Ahmad, K., Yan, Y., & Bless, D. M (2012). Vocal fold vibratory characteristics in normal female speakers from high-speed digital imaging. *Journal of Voice, 26*(2), 239-253.

Andrade, D. F., Heuer, R., Hockstein, N. E., Castro, E., Spiegel, J. R., & Sataloff, R. T. (2000). The frequency of hard glottal attacks in patients with mus\-cle tension dysphonia, unilateral benign masses and bilateral benign masses. Journal of Voice, 14(2), 240-246.

American National Standards Institute. (1996). *American National Standard Specification for audiometers (ANSI S3.6-1996)*. New York: American National Standards Institute, Inc.

American Speech-Language-Hearing Association. (2005). *Pure-tone threshold audiometry* [*Guidelines*]. Retrieved from www.asha.org/policy.

Browman, C. P., & Goldstein, L. (1989). Articulatory gestures as phonological units. *Phonology, 6,*

201–251.

Bozch, K. R. (2004). *Communicative disorders: Related to cleft lip and palate.* (5th ed.) Austin, TX: Pro -Ed.

Casey, D. M., & Emrich, L. J. (1988). Passavant's ridge in patients with soft palatectomy. *Cleft Palate Journal, 25*(1), 72–77.

Childers, D. G., Alaska, Y. A., Hicks, D. M., & Moore, G. P. (1987). *Vocal fold vibration: An EGG model.* Boston: College-Hill Press.

Cho, T., Jun, S., & Ladefoged, P. (2002). Acoustic and aerodynamic correlates of Korean stops and fricatives. *Journal of Phonetics, 30,* 193–228.

Choi, C-H. (2010). Mechanisms of active process and amplification in cochlea. *Korean Journal of Audiology*(대한청각학회지), *14,* 81–87.

Choi, C-H. (2011). Prestin and motility of the cochlear outer hair cell. *Korean Journal of Audiology*(대한청각학회지), *16,* 202–210.

Choi, C-H., Kim, K-H., & Chon, K. S. (2012). Analysis of the Resonant Frequency of the External Ear Canal (귀 외이도의 Resonant Frequency에 대한 분석). New Physics(새물리), *62,* 222–226.

Choi, S. H., Joo, M.S., Chae, H.R., & Choi, C. H. (2019). Phonatory onset and vibratory characteristics based on phonatory type using 2D kymography and high speed videolaryngoscopy in normal speakers. Commun Sci Disord. 24(4):1054–1065.

Choi, S.H., Kim, H. H., Choi, C. H., Seo, H. N., & Park, C. R. (2018). Characteristics of Tongue Pressures Based on Swallowing Tasks in Korean Healthy Older Adults. Audiol Speech Res. 14(3):194–203.

Conway, A. R. A., Cowan, N., & Bunting M. F. (2001). The cocktail party phenomenon revisited: The importance of working memory capacity. *Psychonomic Bulletin & Review, 8,* 331–335.

de Gelder, B. & Vroomen, J. (2000). The perceptions of emotions by ear and eye. *Cognition and Emotion, 14,* 289–311.

Darwin, C. (2010). Speech Perception. In C. J. Plack (Ed.), *The Oxford Handbook of Auditory Science: Hearing* (pp. 207–230), New York: The Oxford University Press Inc.

Dell, G. S. (1986). A spreading activation theory of retrieval in sentence production. *Psychological Review, 93,* 283–321.

Dell, G. S., Chang, F., & Griffin, Z. M. (1999). Connectionist models of language production: Lexical access and grammatical encoding. *Cognitive Science*, *23*, 517–542.

Durrant J. D. & Lovrinic, J. H. (1995). *Bases of Hearing Science.* Baltimore: Williams & Wilkins.

Eramudugolla, R., Irvine, D. R. F., McAnally, K. I., Martin, R. L., & Mattingley, J. B. (2005). Directed attention eliminates 'change deafness' in complex auditory scenes. *Current Biology*, *15*, 1108–1113.

Ettema, S. L., & Kuehn, D. P. (1994). A quantitative histologic study of the normal human adult soft palate. *Journal of Speech and Hearing Research*, *37*, 303–313.

Ferrand, C. T. (2007). *Speech Science: An integrated Approach to Theory and Clinical Practice.* Boston: Allyn and Bacon.

Fei, T., Polacco, R. C., Hori, S. E., Molfenter, S. M., Peladeau-Pigeon, M., Tsang, C., et al. (2013). Age-related differences in tongue-palate pressures for strength and swallowing tasks. Dysphagia, 28(4), 575–581.

Ferrand, C. T. (2011). *Voice disorders: Scope of theory and practice.* The Allyn & Bacon.

Flowers, C. R., & Morris, H. L. (1973). Oralpharyngeal movements during swallowing and speech. *Cleft Palate Journal*, *10*, 181–191.

Fowler, C. A., Best, C. T., & McRoberts, G. W. (1990). Young infants perception of liquid coarticulatory influences on following stop consonants. *Perception and Psychophysics*, *48*, 559–570.

Fowler, C. A., Brown, J. M., & Mann, V. A. (2000). Contrast effects do not underlie effects of preceding liquids on stop-consonant identification by humans. *Journal of Experimental Psychology: Human Perception and Performance*, *26*, 877–888.

Freed, D. B. (2012). *Motor Speech Disorders Diagnosis and Treatment*(2nd ed). Delmar, Cengage Learning.

Gauffin, J., & Hammarberg, B. (1991). *Vocal Fold Physiology.* Singular Publishing Group, Inc.

Gelfand, S. A. (1997). *Essentials of Audiology.* New York: Thieme.

Guenther, F. H. (2006). Cortical interactions underlying the production of speech sounds. *Journal of Communication Disorders*, *39*, 350–365.

Guenther, F. H., & Perkell, J. S. (2004). A neural model of speech production and its application to studies of the role of auditory feedback in speech. In B. Maassen, R. Kent, H. Peters, P. van

Lieshout, & Hulstijn (Eds.), *Speech motor control in normal and disordered speech* (pp. 29–49). Oxford, UK: Oxford University Press.

Hirano, M. (1974). Morphological structure of the vocal cord as a vibrator and its variations. *Folia Phoniatrica (Basel), 26*(2), 89–94.

Hixon, T.J., Watson, P. J., Harris, F. P., & Pearl, N. B. (1988). Relative volume changes of the rib cage and abdomen during prephonatory chest wall posturing. *Journal of Voice, 2*(1), 13–19.

Hixon, T. J., Weismer, G., & Hoit, J. D. (2008). *Preclinical Speech Science*. San Diego: Plural Publishing Inc.

Hoit, J., & Hixon, T. (1986). Body type and speech breathing. *Journal of Speech and Hearing Research, 30*, 351–366.

Kania, R. E., Hans, S., Hartl, D. M., Clement, P., Crevier-Buchman, L., & Brasnu, D. F. (2004). Variability of electroglottographic glottal closed quotients: necessity of standardization to obtain normative values. *Archives of Otolaryngology Head and Neck Surgery, 130*(3), 349–352.

Katz, M. I. (1992). Angle classification revisited 2 : A modified angle classification. *American. Journal of Orthodontic and Dentofacial Orthopedics, 102*(3), 277–284.

Kent, R. D., Ball, M. J., & Kent, R. (2000). *Voice quality measurement : Voice quality and electroglottography*. Vancouver: Singular.

Kent, R. D., & Read, C. (2002). *Acoustic analysis of speech* (2nd ed.). San Diego: Singular.

Kent, R. D., & Vorperian, H. K. (1995). Development of the craniofacial-oralaryngeal anatomy: A review. *Journal of Medical Speech-Language Pathology. 3*(3), 145–190.

Kuehn, D. P., & Moon, J. B. (1994). Levator veli palatini muscle activity in relation to intraoral air pressure variation. *Journal of Speech Hearing Research, 37*(6), 1260–1270.

Kuhl, P. K., & Miller, J. D. (1978). Speech perception ny the chinchilla: identification functions for synthetic VOT stimuli. *Journal of the Acoustical Society of America, 63*, 905–917.

Kuhl, P., & Padden, D. M. (1982). Enhanced discrimination at the phonetic boundaries for the voicing feature in macaques. *Perception and Psychophysics, 32*, 542–550.

Kuhl, P., & Padden, D. M. (1983). Enhanced discrimination at the phonetic boundaries for the place feature in macaque. *Journal of the Acoustical Society of America, 73*, 1003–1010.

Levelt, W. J. M. (2001). Spoken word production: A theory of lexical access. *Proceedings of the Na-*

tional Academy of Sciences, 98, 13464–13471.

Lotto, A. J., & Kluender, K. R. (1998). General constrast effects in speech perception: Effect of preceding liquid on stop consonant identification. *Perception and Psychophysics, 60*, 602–619.

Lotto, A. J., Kluender, K. R., & Holt, L. (1997). Perceptual compensation for coarticulation by Japanese quail (Coturnix coturnix japonica). *Journal of the Acoustical Society of America, 102*, 1134–1140.

Ludlow, C. L. (2005). Central nervous system control of the laryngeal muscles in humans. *Respiratory Physiology & Neurobiology, 147*, 205–222.

Manifold, J. A. Y., & Murdoch, B. E. (1993). Speech breathing in young adults : Effect of body type. *Journal of Speech and Hearing Research, 36*, 657–671.

Mann, V. A. (1980). Influence of preceding liquid on stop-consonant perception. *Perception and Psychophysics, 28*, 407–412.

Max, L., Guenther, F. H., Gracco, V. L., Ghosh, S. S., & Wallace, M. E. (2004). Unstable or insufficiently activated internal models and feedback-based motor control as sources of dysfluency: A theoretical model of stuttering. *Contemporary Issues in Communication Sciences and Disorders, 31*, 105–122.

McGurk, H., & MacDonald, J. (1976). Hearing lips and seeing voices. *Nature, 264*, 746–748.

Miller, J. D. (1984). Auditory perceptual correlates of the vowel. *Journal of Acoustical Society of America, Suppl. 1 76*, S79.

Michi K, Suzuki N, Yamashita Y, Imai S. (1986). Visual training and correction of articulation disorders by use of dynamic palatography: serial observation in a case of cleft palate. *J Speech Hear Disord,51*(3), 226–38.

Mitchell, H., Hoit, J., & Watson, P. (1996). Cognitive linguistic demands and speech breathing. *Journal of Speech and Hearing Research, 39*, 93–104.

Moon, J. B., & Kuehn, D. P. (1996). Anatomy and physiology of normal and disordered velopharyngeal function for speech. *National Center for Voice and Speech, 9*, 143–158.

Moore, B. C. J. (1995). *Perceptual Consequences of Cochlear Damage*. New York: The Oxford University Press Inc.

Moray, N. (1959). Attention in dichotic listening: Affective cues and the influence of instructions.

Quarterly Journal of Experimental Psychology, 11, 56–60.

Motta, G., Cesari, U., Iengo, M., & Motta, G. Jr. (1990). Clinical application of electroglottography. *Folia Phoniatrica (Basel). 42*(3), 111–117.

Mullin, W.J., Gerace, W. J., Mestre, J. P., & Velleman, S. L. (2003). *Fundamentals of sound with applications to speech and hearing.* Boston: Allyn and Bacon.

Murray, I. R., & Arnott, J, L. (1993). Toward the simulation of emotion in synthetic speech: A review of the literature on human vocal emotion. *Journal of the Acoustical Society of America, 93,* 1097–1108.

Orlikoff, R. F. (1991). Assessment of the dynamics of vocal fold contact from the electroglottogram: Data from normal male subjects. *Journal of Speech and Hearing Research, 34,* 1066–1072.

Preston, J.L., McAllister Byun, T., Boyce, S.E., Hamilton, S., Tiede, M., Phillips, E., Rivera-Campos, A., Whalen, D.H. (2017). Ultrasound Images of the Tongue: A Tutorial for Assessment and Remediation of Speech Sound Errors. J. Vis. Exp. (119), e55123, doi:10.3791/55123

Perkins, W. H., & Kent, R. (1986). *Functional anatomy of speech, language, and hearing : a primer.* Sand Diego : College-Hill Press.

Pickles, J. O. (1988). *An Introduction to the Physiology of Hearing,* New York: Academic press.

Raphael, L. J., Borden, G. J., & Harris, K. S. (2011). Speech science primer: Physiology, acoustics, and perception of speech. Baltimore, MD: Lippincott Williams & Wilkins. *Seminars in Speech and Language, 29*(4), 294–303.

Roelofs, A. (1997). The WEAVER model of word-form encoding in speech production. *Cognition, 64,* 249–284.

Ruscello, D. M. (2008). An examination of nonspeech oral motor exercises for children with velopharyngeal inadequacy.

Saliva, D. J. (2006). Variation in voice onset time for Korean stops: A case for recent sound change. Korean Linguistics: *Journal of the International Circle of Korean Linguistics, 13,* 1–16.

Seikel, J. A., Drumright, D. G., & Seikel, P. (2004). *Essentials of anatomy and physiology for communication disorders.* Clifton Park, NY: Thomson Delmar Learning.

Seikel, J. A., King, D. W., & Drumright, D. G. (2010). *Anatomy & Physiology for speech, language, and hearing*(4th ed). Delmar. Cengage Learning.

Shaw, E. A. G. (1974). *Handbook of Sensory Physiology*. New York: Springer.

Shprintzen, R. J., McCall, G. N., Skolnick, M. L., & Lencione, R. M. (1975). Selective movement of the lateral aspects of the pharyngeal walls during velopharyngeal closure for speech, blowing, and whistling in normals. *Cleft Palate Journal, 12*(1), 51–58.

Sinnett, S., Spence, C., & Soto-Faraco, S. (2008). The co-occurrence of multisensory competition and facilitation. *Acta Psychologica, 128*, 153–161.

Song, Y. (2014). Characteristics of maximal tongue and lip strength and tongue endurance scores according to age and gender in healthy Korean adults. Phonetics and Speech Sciences, 6(2), 97–106.

Speaks, C. E. (2005). *Introduction to Sound*. Seoul: Delmar Cengage Learning.

Spence, C., & Santangelo, V. (2010). Auditory attention. In C. J. Plack (ed.) *The Oxford Handbook of Auditory Science: Hearing* (pp. 207–230), New York: The Oxford University Press Inc.

Steele, C. M., Bailey, G. L., & Molfenter, S. M. (2010). Tongue pressure modulation during swallowing: Water versus nectar-thick liquids. Journal of Speech, Language, and Hearing Research, 53(2), 273–283.

Stevens, K. N. (1998). *Acoustic phonetics*. Cambridge, MA: MIT Press.

Titze, I. R. (1991). Phonation threshold pressure : A missing linkage glottal aerodynamics. *National Center of Voice and Speech*, 1–4.

Titze, I. R. (1994). *Principles of voice production*. Prentice Hall; Englewood Cliffs.

Titze, I. R. (2007). The human instrument. *Scientific American Magazine*, 1–5.

Titze, I. R. (2011).Vocal fold mass is not a useful quantity for describing F0 in vocalization. *Journal Speech Language Hearing Research. 54*(2), 520–522.

Van Den Berg (1958). Myoelastic-aerodynamic theory of voice production. *Journal of Speech Hearing Research, 1*(3), 227–44.

Vitevich, M. S. (2003). Change deafness: The inability to detect changes between two voices. *Journal of Experimental Psychology: Human Perception and Performance, 29*, 333–342.

Watson, P., & Hixon. T. (1985). Respiratory kinematics in classical (opera) singers. *Journal of Speech and Hearing Research, 28*, 104–122.

Wilkworth, A., Davis, P., Adams, R., & Ellis, E. (1995). Breathing patterns during spontaneous speech. *Journal of Speech and Hearing Research, 38*, 124–144.

Witzel., M. A., & Posnick, J. C. (1989). Patterns and location of velopharyngeal valving problems : Atypical findings on video nasopharyngoscopy. *Cleft Palate Journal, 26*(1), 63–67.

Woo, S. T., Park, Y. B., Oh, D. H., & Ha, J. W. (2017). Preliminary study of Korea electopalatography (EPG) for articulation treatment of persons with communication disorders. J Sensor Sci Tech, 28(3), 299–304.

Wood, N. L., & Cowan, N. (1995). The cocktail party phenomenon revisited: Attention and memory in the classic selective listening procedure of Cherry (1953). *Journal of Experimental Psychology: Learning, Memory, & Cognition, 21*, 255–260.

Zemlin, W. R. (1986). *Speech and hearing science : Anatomy and physiology*(3rd ed.). Prentice-Hall.

찾아보기

저자 소개

최철희

한양대학교 교육학 학사 및 석사
미국 위스콘신대학교–매디슨 의사소통장애학과 학부과정 이수
미국 애리조나대학교 언어청각치료학과 석사
미국 캔자스대학교 청각언어치료학과 박사
미국 베일러의과대학 이비인후과 박사후과정
미국 HEI(Hough Ear Institute), 오클라호마 의학연구재단, 오클라호마대학
    보건과학대학 교수
대구가톨릭대학교 의료보건산업대학원장, 가톨릭 청각음성언어센터장,
    생체모방감각제어연구소장
(현) 대구가톨릭대학교 언어청각치료학과 교수, (사)한국청각언어재활학회 이사장,
    보건복지부 발달재활서비스 자격관리위원장

최성희

이화여자대학교 보건교육학 학사
연세대학교 보건학 석사
미국 애크런대학교 언어청각치료학과 학부과정 이수
미국 위스콘신대학교–매디슨 언어병리학 석사
연세대학교 언어병리학 박사
미국 위스콘신대학교–매디슨 의과대학 이비인후과 박사후과정
연세대학교 의과대학 강남세브란스병원 정신과 언어치료사
연세대학교 의과대학 신촌/강남 세브란스병원 이비인후과 음성클리닉 언어치료사
연세대학교 의과대학 음성언어의학연구소 수석연구원
(현) 대구가톨릭대학교 언어청각치료학과 교수

이경재

서울대학교 언어학 학사
연세대학교 언어병리학 석사
미국 멤피스대학교 언어병리학 박사
신 · 언어임상연구소 언어치료사
미국 오클라호마주립대학교 초빙 조교수
(현) 대구가톨릭대학교 언어청각치료학과 교수